我是如何爱中医的

蒋戈利的中医多维创新之道

蒋戈利 * 著

中国中医药出版社

·北京·

图书在版编目（CIP）数据

我是如何爱中医的：蒋戈利的中医多维创新之道 / 蒋戈利著 . —北京：
中国中医药出版社，2017.9
ISBN 978-7-5132-4414-5

Ⅰ . ①我… Ⅱ . ①蒋… Ⅲ . ①中医临床—经验—中国—现代 Ⅳ . ① R249.7

中国版本图书馆 CIP 数据核字（2017）第 217655 号

中国中医药出版社出版

北京市朝阳区北三环东路 28 号易亨大厦 16 层
邮政编码 100013
传真 010-64405750
赵县文教彩印厂印刷
各地新华书店经销

开本 787×1092 1/16 印张 16.5 字数 291 千字
2017 年 9 月第 1 版 2017 年 9 月第 1 次印刷
书号 ISBN 978 - 7 - 5132 - 4414 - 5

定价 49.00 元
网址 www.cptcm.com

社 长 热 线 010-64405720
购 书 热 线 010-89535836
维 权 打 假 010-64405753

微信服务号 zgzyycbs
微商城网址 https://kdt.im/LIdUGr
官 方 微 博 http://e.weibo.com/cptcm
天猫旗舰店网址 https://zgzyycbs.tmall.com

如有印装质量问题请与本社出版部联系（010-64405510）

作者简介

  蒋戈利 湖南江华人，瑶族；基于少年磨
难、平生所学和独立思考，而精于医道仁术，
兼修诗文史哲；探幽杏林而妙于针灸技艺，兼
顾科技政经，逐渐形成了鲜明的多元文化素
养、多彩人生特质和独特的人生角色、悠远的
人生理想。

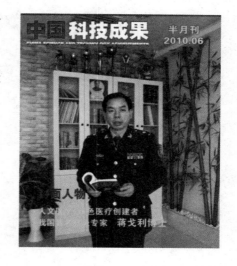

  人生角色：中医针灸学博士，马克思主义
哲学博士；现实完美主义者，自然人本主义学
者，学术型自由诗人；包容超越型医学模式思
维方式、人文整体思维范式、人文整体医学模式、人文整体医学体系创立者；脊柱
中心论、人文绿色诊疗学、人体斑痣医学、人文针灸学、脊柱源性疾病学等新理论
新学科新技艺的创建与推行者。

  科研成果：完成或参与完成国家八五攻关课题、国家973项目等各级各类科研
立项15项，荣获科技进步奖、医疗成果奖20余项。攻克中风性延髓麻痹、病态窦
房结综合征等世界医学难题多项；研发人体斑痣检诊法、对称平衡检诊法、三步针
罐疗法、四步针药疗法和三维一体调神针法等创新诊治技术50余项；原创观念、
概念与技术等医学哲学术语240余个。

  主要著作：发表论文论著200余篇，编著出版《汉英双解针灸辞典》《针灸治
疗学》《平衡医学》《人文整体医学的理论与实践》等科技专著15部，《杏林春秋》
《感悟与感恩》《当代思想文化自觉》《杏林正道》《启迪与启示》等医学哲学诗文集
10部。创作励志养生类诗词歌赋1500余首。

人生理想：传扬人类神奇医学→创建、传授人文中医针灸医学；融通东西方医学之精华→创建、传播人文整体医学体系；建构人类医学崭新模式→创建、推行人文整体医学模式；创建哲学思维新体系→建立、推广人文整体思想体系；圆融人间大同梦想→建树、广播人类生命健康新信仰。

全方位创新中医学之道

　　21世纪以来，在中华民族逐步崛起与伟大复兴的时代大背景下，随着首部《中华人民共和国中医药法》颁布与实施，具有悠久历史、富于文化底蕴和临床诊疗优势的中医学，迎来了千载难逢的历史性发展机遇。与此同时，当今世界，现代科技、现代医学迅猛发展，人类的健康需求、疾病谱系正发生着重大变化，人类医学模式、医疗保健方式正面临着重大变革，使得我国的传统中医药学面临空前的挑战。这就是新世纪中医药学和中医药界所处的基本时代特征。

　　基于重大发展机遇与严峻挑战并存的时代特征，面临学科萎缩、消亡还是壮大、振兴的转折境遇，当今中医药学者应该如何审时度势、明智作为，中医药业界应该如何顺势而为、科学运营，现代中医药学何去何从，如何适应时代，振兴发展？这是不容回避的时代叩问，也是探寻传扬创新中医学之"道法"的根源所系。

　　从学科顶层高度而言，诸如中医药如何实现自身的时代蜕变与发展，中医药学怎样明智地融会现代医学与现代科技，中医药模式如何迎接、适应人类医学模式变革浪潮？这些事关中医药学全局问题及其科学解答之道，是赋予当代中医药学者精英的历史使命。

　　从学科发展现状而言，诸如如何客观地评判传统中医药的精华与糟粕，如何正确处理好中医药的继承与创新，如何科学界定中医药现代化的方向、路径，又如何正视与改变中医药领域在政策导向、行政管理和评价体系，以及医疗、教学和科研等方面的诸多失误，如何整体性地有效防患或防止自闭保守、过度西化等。这些直接影响中医药固有特色和优势发挥、关乎现代中医药兴衰存亡的问题及其解决之法，是中医药从业者、研究者们，务必高度重视、认真研究的现实而重大课题。

　　纵观当今中医药学研究状况，我认为包括中医药学术创新发展有如下两个层次四个方面的内容：

一个层次是"中医药学术研究"，包含"学问"研究与"技术"研发两个方面。"学问"研究，不仅是指对中医药学已有理论、方法论的研究阐发，更重要的是指中医药学的新理论、新方法论的原创性研究；"技术"研发，则是指基于中医药理论的诊疗技术或方法的研究发明与运用。

另一个更高的层次，是"中医药学科创新"，大体上可分为"创新中医药"研究与"中医药创新"研究。所谓"创新中医药"，是指通过全方位多维性的系列理论和技术创新或某一特别重大的研究突破，整体性地推动中医药学的变革与发展；"中医药创新"，则是指中医药学科的某一领域、某一方面或某一具体研究课题的理论或技术创新。

当今中医药学科，如前所述，正处于重大发展机遇与严峻挑战并存的时代。面临萎缩、消亡与壮大、振兴的转折境遇，不仅需要着眼于学科固有领域的"中医药创新"研究，以丰富学科内涵、提升医疗服务水平；更需要着眼于时代性、历史性和全球化的"创新中医药"大研究，以实质性地推动中医药学科的划时代进步，整体性地增强中医药的学科生命力和竞争力，促进中医药学科的长远发展。

令人鼓舞、让人欣慰的是，近30年来，我的入室弟子蒋戈利博士在"创新中医药学"的整体性、全方位研究方面，不畏艰辛、甘于寂寞，精勤不息、坚持不懈，卧薪尝胆、勇于探索，学贯医哲、大胆创新，融合中西医、创新中医学，继《人文整体医学的理论与实践》（2016年）之后，又著就出了"用忠爱传扬创新中医学"的力作——《我是如何爱中医的》。本书基于他多年的原创性理论研究和实用性诊疗研发，以独特的视角与笔触，在深刻阐释中医药学与"忠爱"的内在渊源、科学传扬创新中医药学的前提与方略的基础上，从中医基础理论、中医基本理论、中医生理学、中医病生理学、中医检诊学、人文针灸学等十二个方面，较充分地阐述了对中医药学的多维立体创新。概而论之，本书全方位创新中医学的路径和特点（即创新之道），可概括为以下五个方面：①用忠爱诠释中医人的时代使命；②从医学哲学的高度建构新理论；③从全方位、多维度拓展学科体系；④基于医疗效能创建诊疗新体系；⑤基于中医学固有优势寻求振兴的战略战术。

一方面，作为一位一直扎根于临床一线的中医针灸医生，蒋戈利博士不仅研发出一系列的诊法、疗法和功法，还大胆地建构起诸如"身、心、灵、境四维生命观/健康观""七脏系统论""脊柱中心论"等原创性的中医学新理论，诸如"'我主人随'中西医融合理念""振兴中医药学'四化战略'""人文整体医德观"等导向性的学科观念，确实难能可贵。另一方面，蒋博士构建的多种理念、理论，研发的系列诊疗方法，经过多年的实践验证或临床运用，产生了良好的效果和反响，体现出相当的学科性、实用性。随着进一步的推广应用与逐步完善，会越来越体现出应有的理论指导价值、临床实用价值，也会逐步体现出"多维立体创新"研究模式对中医药学研究与发展的借鉴意义和促进作用。

尤为值得一提的是，作为他的博士导师，我对他的治学风格、从医经历和成长轨迹甚为了解。虽然他毕业后立志拓展军队中医药事业，但长期以来我们一直保持联系，互动良好。他的敬师勤学、自律自强、坚韧求索等良好品质，为他忠爱中医、学习中医、研究中医、创新中医奠定了心性基础。客观而言，他算是一位学科专业思想牢固的"现代铁杆中医"，是我最得意的门生之一。

总之，基于《我是如何爱中医的》的学科属性、学术价值，和尊师善学、爱才惜才的师生情谊，故欣然为之序。

国医大师、中国工程院院士　石学敏

2017 年 8 月 12 日　于天津

目 录

科学发展中医亟须多维创新驱动

一、中医药的振兴发展有赖怎样的创新创造

中华传统医药学，是数千年来民众健身防病实践经验的积累升华，和历代医药精英贤达们代代传扬、不断发展的医药理论与医疗技艺的文化自觉和知识体系。它是华夏民族生命智慧认知与防病治病经验的结晶，是中国生命科学和医药文明的文化宝库，也是不断吸纳、融会各时代自然科学和人文学科新理论、新技术的结果，更是当今世界唯一得以完整传承、历久弥新，而且仍然具有广泛运用前景的传统医学体系和模式。

然而，近100多年来，随着西方近现代自然科技的迅猛发展，西方生物医学应运而生，并因不断引入先进科技而获得快速发展。因鸦片战争，国门洞开，西方文化科技大势入侵，西方医药也随即传遍中华大地，并取得我国医学领域的主导地位，传统中医药学因此不断受到冲击、排挤，甚至濒临被废止、被消灭的窘境。如此一来，中医药学的理论不断遭受质疑、怀疑，甚至批判；中医学的医药技术，日益遭受国人的误会误解、冷淡轻视，甚至废止遗弃；中医药的医疗阵地持续遭受挤压分割而日渐萎缩；中医药界逐步失去了原有的自主性、话语权，而益趋边缘化。有鉴于此，极大地损害了国人对中医药的信赖，极大地消磨了中医药人的自信心，也逐渐形成了中医业界人士的从属心理和中医药学界的从属地位。面对如此困境，或迫于生存，抑或为了适应不利形势，一方面出现了中医药业界的抗争、自省与志新，另一方面出现了中西医的互参、结合。万幸的是，有赖于中医药理论的真理性，有赖于中医药医疗的有效性，也有赖于西医药的局限性，更有赖于伟人毛泽东的慧眼识珠、中国共产党和新中国历届政府的重视支持，才有了当今中医药复兴、振兴的良好态势与前景。

基于中医药学悠远的传统型、古朴的"原始性"和以上所述的"相对弱势"现实，又面对现代医学的"绝对强势"现实和现代科技经济迅猛发展的时代背景，现今的中医药学，要想求得更好的生存与发展，要想扭转劣势、走出窘境，还望振兴自强、屹立于世界医学之林，求得更广阔、更有为地服务于中国人民和世界人民的机会，赢得应有的学科地位，唯有适时地抓住中华民族再次崛起的历史性机遇，科学正确地实施"创新驱动发展"的国策战略，进行重大的创新创造，方能真正促进中医药的实质性发展，否则，中医药的前景难卜、命运堪忧。

那么，对于古朴、传统的中医药来说，什么才是科学、正确的发展方向？什么才是有利于中医药学整体发展的创新呢？怎样才能做到，既能"顺承、传扬"中医药学固有的理论精华与技术优势，又能"科学吸纳、融会消化"现代医学的"营养成分"和时代科技的成果呢？如何才能消解长期以来形成的中医药人的"从属心态"，做

到"理智、理性";又如何才能走出以往中医药"低点位、局灶性"的创新幽谷,以便"站得更高、看得更清",力求"高点位、整体性"的创新驱动呢?对此,我们应当基于人学、哲学的人本主义高度,以强烈的中华文化自信、中医药科学自信,不仅仅要做局部的、点位性的创新,更迫切、更重要的是要做全局的、整体性的创新。简要地讲,就是不仅需要"中医药创新",更需要"创新中医药",亦即"多元立体地创新中医药学的研究,多维整体地促进中医药学的发展!"

二、应以思想家的境界创新中医学思维路径

基于自身艰辛坎坷的人生历练和急剧变化转型的社会经历,本人自觉不自觉地向"思想家"的境界逐渐精进,基本的递进脉络为:①少年时期的特殊经历与坎坷磨难,促使本人对人生的"思虑";②青年时代的学习生涯与科研历程,使本人学会了对医学的"思考";③长期而丰富的中西医临床医疗实践,促进本人对人文绿色医学的"思索";④中年时期的哲学研究与新医学模式的探究,形成了本人对医疗方式、医学观念的"思维路径"。本人对人学本质、哲学思维方式和医学哲学真谛、创新中医学思维的探索,以及原创性的理论研究成果,铸就了本人类似"思想家"的独特内涵与风格。

近十年来,陆续创建了"人乃多元文化载体"特性论、包容超越型思维、人文整体辩证认识论、人文整体医学模式、人文整体世界观/人生观、身、心、灵三维人体观、身、心、灵、境四维生命观/健康观、人文整体医学观/医疗观、人文科技观、人文整体医德观、中西医融合理念、现代中医药"四化振兴战略"等一系列新理论。从而为在中医药学固有的理论内涵与临床优势基础上,从基础理论、中医生理学、中医病生理学、诊疗学以及养生保健等各方面或层次,多维立体地创新中医药学,为传扬、进化沿用了数千年的中医药医学模式,提供了全新的思维路径。

在此仅介绍一下近年创建的人文整体医疗观和医德观,以窥见基于传统中医文化所形成的医学思想内涵:

1. 人文整体医疗观 在人文整体医学观指导下,竭力实现医学本质特性和人文关怀精神的复归、复位和复兴,按照以"生物—情志—社会—生态"为基本特征的"人类人文整体医学"新模式的要求,逐步建立起以"人体—人文—科技—生态"为认知主体,以"生理—心理—情志—灵性"为调治内容,以"人文关爱—绿色无害—自然生态—整体快捷"为诊疗原则,以"身、心、灵三维整体康复"为调治目的的人文整体医学医疗体系。进而,实现以中华传统文化和中国传统医学为基础的人类医学划时代进化与升华。

2. 人文整体医德观　自觉履行孙思邈大医精诚精神与希波克拉底誓言，遵守国际医学职业准则，坚持"精专与博学相宜、自然科学与社会科学并举"的治学原则，树立"以人为本、科技为用"的人文科技观念，践行"仁—义—礼—智—信"人性良知和"信—达—雅—善"医疗执业观，持续追寻并努力实践"以更人文的言行、更精妙的技艺、更快捷的进程，实行更和谐的医患互敬互动，实施身—心—灵—境四维整体调治与维护，力求更显著、更理想的诊疗效果"的大医梦。

这一全新的医德观念，有利于复归、复位和复兴医学的人学本质，有利于遏制、逆转和消解医学的异化倾向，有利于营造德才兼备的人文整体医德风尚。

三、应以战略家的胸怀构思振兴中医大战略

近现代以来，尽管国家领导人给予了充分肯定，指出"中医药是个伟大的宝库""中医是打开中华文化宝藏的钥匙""中西医平等并重""积极支持促进中医药发展"早已成为基本国策，《中国人民共和国中医药法》也颁布实施，但在我国医学领域，尤其是中医药界，对"现代中医药的基本发展战略"这一关乎中医药学存亡、兴衰的重大问题，迄今仍没有令人信服的、公认的答案。

近百年来，关于中医药何从何去、中医药是否科学、中西医结合汇通、中医药现代化等基本命题的研究探讨，尚处于"蜻蜓点水、点面敲击"研究层面，仍处于"百家争鸣、莫衷一是"状态，还处于"区域探究、各抒己见"的战术方面，甚至仍有"将中医药绝对完美化""中医药是伪科学，应当取缔消化""中医药现代化就是西医化""中医药现代化就须绝对科技化、度量化和标准化"等"雾霾"倾向。

多年来，基于笃爱中医学的初衷和中医药发展的现状，站在医学哲学的高度，遵循人类医学发展之规律，顺应科技经济全球一体化发展潮流和新世纪人类对人文、绿色、整体、精准医疗的需求，基于对中医药科学"继往开来"的追寻，努力以"战略家"的气魄与胆略，提出并论证了既尊崇历史，又重视现实，更着眼未来发展的大战略——现代中医药"四化振兴战略"。这一具有划时代意义新战略的核心内涵是：

（1）核心观念与文化内核的回归战略——整体人文化；
（2）技能优化与科技语境的适应战略——时代科技化；
（3）自然绿色与环境契合的优化战略——绿色生态化；
（4）领域拓展与普适广济的传扬战略——全球大众化。

本人坚信，如能践行包容超越型思维方法，充分激发中医药同仁的医学文化自信，充分发挥中医药同道的聪明才智，充分借力中华再度崛起强大的历史性机遇，采取务

实精神、科学方法和严密实施，逐步实现这一立体性的新战略，就一定能够实现中医药学的时代优化与伟大复兴。

四、应以理论家的智慧拓展中医学基础理论

从内容上看，中医基础理论涵盖中医基本理论（如元气论、阴阳理论、五行理论等），中医生理学理论（如藏象理论、经络理论等），和中医病生理学理论（如外感六淫、七情内伤等）。客观而论，中医基础理论的构建方式具有鲜明特点：①将圣贤贤哲的宇宙观念巧妙地引入医学，形成天人相应的生命观、人体观和疾病观等医学理论；②基于朴实的解剖认识和自然认识，用取类比象的方法论，更加藏象学说、经络理论等中医生理学理论；③基于"有诸于内必显之外"的哲理认知，和自然六气太过或不及的失衡变化，升华为中医病生理学内涵。

本人不忘初心、谨守本分，尽力以"理论家"的心路风格，一方面充分借鉴传统中医学理论构建方式，另一方面研究借鉴古今中外的哲学、医学智慧，基于自身的医疗实践体悟，进行了一系列的多元理论创新与构建，以期拓展中医学基础理论。主要的拓展路径与内容有如下三个方面或层次。

1. 人文整体思维创新中医基础理论 一方面基于长期的富于理论升华的医疗实践，一方面经过攻读哲学博士期间的理论创新历练，本人建构了"人文整体思维范式"。在此基础上，陆续创建了以下系列医学新理论，实现了"高点位、整体性"的理论创新，从而大大地促进了中医基础理论的发展：①多元文化载体论，升华了中医人学的核心内涵；②身、心、灵三维人体观，极大地进化了中医学的身心二元论；③身、心、灵、境四维生命观/健康观，科学地升华了中医学的标志性观念——整体观念；④身、心、灵、境诊疗模式，显著地发展了中医学的核心理论——辨证论治；⑤人文整体观念，大胆地进化了中医学的"王冠"理念——天人合一；⑥人文整体医学模式，划时代地拓展了中医药学模式；⑦人文整体医德观，极大地丰富了以"大医精诚"为核心的中医学医德理论。

2. 蒋氏新理论对中医生理学的拓展 作为中医针灸学博士，本人自当对中医生理学理论有较精深的认识；作为现代医学学者，对人体解剖学、现代生理学，也应有相当的了解；作为临床医疗实干家，我们必然对人体生命科学有深切的体悟。中西医生理学发展至今，已经相当成熟了，再要对其进行创新或拓展，实属不易；而对于我们工作在基层医院的中医针灸医生来说，就更不容易了。

常言道"海水不可斗量""凡人不可小看"。本人认为，作为炎黄子孙，我们应当

具备足够的担当精神；作为国医传人，我们应当具足应有的创新勇气。于是，凭着自己的勤奋与"天赋"，陆续构建起了如下系列的新理论，对中医生理学做出了科学实用的拓展：①"八脏系统"论（即心肝脾肺肾五脏加脑、脊、灵），科学地充实、拓展了传统的中医五脏学说；②四腔一柱论（即颅腔、胸腔、腹腔、盆腔和脊柱），对传统中医的三焦理论做了现代拓展；③蒋氏双心论（即血脉之心、灵慧之心二分法），对中医学的心神学说做出了最新的科学解读；④蒋氏经络新概念（即经络的"物质、能量、信息"三要素论），对传统经络定义进行了富于现代科学内涵的升华；⑤脊柱中心论，不仅拓展了传统中医学的督脉理论，也提升了现代医学对脊柱生理学的认识。

3. 蒋氏新理论对中医病生理学的拓展　本人不仅对中医生理学理论做出了以上创新与拓展，在中医病生理学的开拓性、原创性理论研究方面，也创建了一系列新学说、新理论，诸如：①"颈椎病变与脑血管病相关"学说；②"全息失衡标志与脊柱—脏器病变相关"论；③"人体斑痣与经络脏器病变相关"学说；④"蒋氏舌下全息失衡标志与脊柱—脏器疾病相关"学说；⑤"耳部全息失衡标志周身疾病反应"论；⑥"蒋氏手背全息失衡标志周身疾病反应"论。这些学说或理论，均源自亲身的临床实践，源自对各类患者病变体征的大样本观察或观测及理论升华，具有非常显著的临床实用价值和病生理学意义，是对中医望诊理论的丰富与发展。

五、应以发明家的精勤丰富中医诊疗学内涵

医疗就其本质而言，就是一种用心用情、动脑动手防治病患病痛，增进维护人体身心健康的人性服务，具有脑体结合的操作特性，中医针灸医疗尤为如此。再就是，无论是中医的理论推演，还是中医的诊疗调治，都有一个鲜明的特点，那就是"从外度内、调外治内"，这也是中医药学最显著的特色优势之一。因此，我们在新诊疗方法或技术研发中惊喜地认识到了这一奥秘，也卓有成效地发挥了这一奥秘的神奇作用。由此，本人以爱迪生为楷模，以一个发明家的敏锐与勤奋，在临床实践中，观察、摸索、总结、研发，又反复验证、改进和完善，研究发明了一系列简便灵验的检诊方法、调治疗法，丰富了中医诊疗学的内涵，增添了传统中医诊疗新优势。

近十年来，我们以"源于临床、基于实效、提升疗效"为研究创新策略，从以下三个维度进行拓展，取得了一系列实质性的进展或成果。

1. 创新检诊法对中医检诊学的拓展　①对称平衡检诊法对传统中医望诊的拓展；②人体斑痣检诊法对传统中医望诊的拓展；③手背斑痣检诊法对第二掌骨侧诊法的拓展；④舌下全息观测法对中医舌诊的深化与拓展；⑤耳部病变标志检诊法对耳穴检诊

法的拓展。

2. 创新针法对传统针灸治疗学的发展　中医针灸医学是本人的精专领域，在传统针灸学基础上，从针灸调治原理研究、针刺新穴点位发现与运用、选穴配方方式的改进、刺灸拔罐方法研发和系列蒋氏专病针法研创等五个方面进行了系统构建，创建了人文针灸学。其中，蒋氏专病新针法就多达 50 种，包括现已广泛推广应用的三步针罐疗法（针对脊柱及脊柱源性疾病）、益气复脉针法（针对心脉病证）、醒脑通经针法（针对脑血管病）和人文太极针法（针对心理情志疾病）等。

3. 创新功法对中医养生保健学的拓展　将丰富的医学科普、人文理念、文化内涵和仿生学原理运用于新功法的创新，注重正念、运动、呼吸和环境的高度融合、协调与统一，发明了极具中医内涵的新型医疗健身功法。如：①人文心灵静升功法，丰富了中医养心法内涵；②人文呼吸运动功法，改进了中医保健气功法；③人文仿生健身功法，深度发展了传统中医的五禽戏。

此外，创建了情志新疗法（如情境解析法、情志对治法、身、心、灵解病疗法等），极富特色地拓展了中医身心诊疗学内涵。

六、应以工程师的手笔创建新学说和子学科

多元综合型创新创造，是多维立体地促进中医药学发展的基础与前提。要实施多元综合创新创造，不仅须具备深邃的思想和长远的眼光，还须具有博大的胸怀与心智，更须兼具包容的气度与非凡的胆识。要实现多维立体地促进一个古朴而相对固化定型的医学体系，不仅要有一招一式的技法的研发，还要有系列理念与学说的构建，更要有诸多学术领域的拓展和子学科的开创。这犹如一座庞大的古建筑的修缮与扩建，既要凸显原有的建筑风格，还需有科学严密的规划与设计，更需要精工巧匠的实施与构筑。

作为一位复合型学者，本人深知要整体性地创新中医药学所需具备的条件和能力。因此，多年来我卧薪尝胆，以惊人的毅力、非凡的精气神，夜以继日、坚持不懈，含辛茹苦、潜心研究，广拜名师、博采众长，苦思冥想、静心觉悟，在实践中追寻创新的源泉、在知行中升华创造的溪流……以设计师的灵感，描绘创新中医的点、线、面；以工程师的手笔，勾勒系列新思维，凝聚系列新观念，创建系列新学说，建构系列新学科，为创建医学新模式、新体系，添砖加瓦铺路搭桥。

我们构建的新学说前文已略有陈述，在此简要介绍本人创建的几个中医临床子学科：①人文绿色诊疗学，对中医诊疗固有特色的升华；②人文整体针灸学，对传统针

灸学的拓展与升华；③脊柱源性疾病学，对中医骨伤学科的拓展升华；④中西医融合心脏康复学，对中医心病学的拓展；⑤人体斑痣诊疗学，对现代中医诊疗学的新发展；⑥人文整体肺病学，对中医肺病学的发展。

七、应以企业家的风格铸就学科跃进的风采

众所周知，实践是理论的源泉和载体。那么，创新的医疗实体就应是医学创新、发展的载体与舟舰。在此，谨基于本人引领的全军中医针灸康复医学中心的成长历程、自身的医学人生内涵，简要介绍一下基于以上"中医创新、创新中医"系列理论建树和技术成果的医疗专科建设、创新学科发展实绩，以及"零高度起步、腾飞式推进"专科经营发展模式，所形成的"专科创业、学科跃进"医疗经营管理哲学与学术、社会影响。这样既可验证多维立体地创新中医学的实效性、可靠性，也可反映出现代中医传人及其素养的真实感、多元性。

1. 专科的建立与跃进成长　1994 年，本人医学博士毕业后特招入伍，从象牙塔迈向军营，来到空军天津医院。投入军队中医药事业后，并努力学习以"企业家"的风格进行医学专科的经营管理，践行"零高度起步、腾飞式推进"的建科兴科模式。经过 20 年艰苦卓绝的努力，将一个弱小的理疗科（5 位人员，平均年龄 53 岁，年收益6 万元），发展成为全军唯一的中医针灸康复技术中心、国家中医药管理局脊柱病中心和全军研究型学科建设单位。专科人才队伍 45 人（增长 9 倍），医疗年收益 3200 万元（增长 533 倍）。确立了"包容、尊重、学习、创新、超越"专科理念，"便捷高效与人文关怀并举并重"的建科兴科方略，形成了以 12 条经典共识为核心内涵的专科经营哲学。

2. 学科的风格与学术影响　学科崇尚"中西医融合"理念，践行"人文科技"医疗价值观，遵循"中医创新与创新中医并行推进"科研原则。以人文针灸为技术主导，集中医药、现代医药、康复理疗、推拿按摩和心理调治于一体，以脊柱疾病、脑血管病、心血管病和心理情志病证等重大疾病为优势病种，技术特色鲜明，疗效优势明显，享有国际知名度。临床中医针灸发展水平，居全军领先、全国先进地位；医学哲学研究、医学模式建构和人文整体医学研究等方面，处于世界领先水平。

3. 应具备的素养与正能量　爱党爱国、献身医学，婉拒出国机会、潜心军医事业，甘于寂寞、勤奋自律，理性大度、忍辱负重。崇尚"精专与博学相宜、自然科学与社会科学并重"治学原则，恪守"自励励他""我之所能惠及大众"的人生信念，学贯中西、兼修文史哲，专注医教研、经常慈善行。近年来，本人引领同仁历时一年多的

"红军长征一带一路巡回演讲义诊"活动，以实际行动践行了时代价值观，体现出了当今中医学者应有的淳厚的仁心大爱；以精湛的创新技艺服务革命老区民众，播撒浓浓的医疗正能量，产生了良好的社会影响。所得到的成就和事迹，受到《科技中国》《中国科技成果》《科技文摘报》《今日中国》《中华英才》等众多高端媒体关注和报道。

4. 所具有的医学人生觉悟　经过长期的医学医疗历练，本人在医学研究、学科管理和医疗服务等方面，均有富于哲理的人生感悟和文化自觉。以下这些堪称经典的医学人生悟语，想必对医学同道，尤其是中医药同仁，具有一定的启迪或借鉴意义：

（1）三大生命法则：对称平衡法则，矛盾相适法则，因果相生法则。

（2）临床疗效法则：道法决定心法，心法决定疗法，疗法决定疗效。

（3）创新超越法则：心念→概念→理念→理论→创新→超越。

（4）医疗管理方法：思想政治工作能促进医教研，政治思想工作可确保行政安全，二者相辅相成能促使医疗事业的持续高效发展。

（5）自信行医信条：你若给予我时间，我能给予你疗效；你若给予我信任，我能促进你健康。

（6）科研创新品位：临床科研应"求真务实，切勿随波逐流"；临床课题应"探寻实在，切勿蛮赶时髦"；科研成果应"实用灵验，可重复可转化"。

21 世纪是中医药学全面复兴、整体振兴的时代，全体中医药同仁应振奋自身与学科的精气神，克服、消除长期以来的"自卑从属"心理，增强医学文化自信、医学理论自信、医疗科技自信和复兴发展自信，充分利用中华再度崛起强大的历史性机遇，践行包容超越型思维方式，以务实精神、科学方法不断创新创造，逐步实现具有划时代意义的振兴中医药"四化战略"，多维立体地推动中医药的历史性新跃进，我们就一定能够——

　　实现富于东方智慧、具有中国特色的
　　　　中华传统中医药文化的大复兴与大振兴。
　　实现富于理论包容、具有技能优势的
　　　　中国传统中医药科学的时代化与全球化。

蒋戈利

2017-03-21 于津门西子湖畔杏林雅斋

1

第一章

人类医药与『爱』的不解之缘

一、"爱"的文字考据与意涵新解

为了更好地阐述"爱"的真谛，更真切地探究"爱"与中医学的渊源，更清晰地了解我们忠爱与创新中医学的初心本义，让我们借此机会，依据自身的学习研究与相关研究资料①②，首先对"爱"古今意涵做一番考据与解读[1-2]。

在说文解字当中，繁体的"爱"（即"愛"）是由"爪"（爫）、"秃宝盖"（冖）、"心"、"友"四部分组成。愛，从受、从心、从夊，受即接受，夊即脚即行走表示付出，心的接受与付出就是爱。夊是常见的脚部件，常见于夏、处等字。要想明白"爱"的实质内涵意义，就应从"爪""秃宝盖""心""友"四个组成部分，分别所包含的意义进行考据、分析。

1. "爪"字的含义考据

（1）"爪"字是个象形字　①在甲骨文中就像一只指尖朝下的"爪"形；②在金文中的形体与甲骨文相反，是指尖朝上；③在小篆中的形体，已接近现代楷书的形体，是由甲骨文演变而来；④"爪"是现代楷书的写法，与小篆的形体相似。"爪"字本为鸟兽的脚趾，如虎爪、猫爪等。

（2）"爪"字的本义为手爪　如汉代五言古诗《上山采蘼芜》："新人虽言好，未若故人姝。颜色类相似，手爪不相如。"

（3）"爪"字本为名词，又可以引申为动词　如柳宗元《种树郭橐驼传》："爪其肤，以验其生枯。"意思是：抓下一块树皮，以察其死后。这里的"爪"实际上就是动词"抓"。

"爪"字常用作部首字。在汉字中，凡由"爪"组成的字大都与手的动作有关，且大都出现在一个字的上部，写作"爫"，如采、孚、妥、受等等。古人曰："仰手曰掌，覆手曰爪。"

2. "冖"字的含义考据

（1）"冖"字（读作 mì），是个象形字　①在甲骨文中就像覆盖东西的幕布或大巾之形；②在金文中的形体与甲骨文大体差不多；③在小篆中的形体与甲骨文、金文相似。"冖"是现代楷书的写法，即所谓的"秃宝盖"。

（2）"冖"字的本义是覆盖，其形体为"一"的两端下垂行《说文》："冖，覆也。

---

[1] http://tieba.baidu.com/p/743072953.

[2] http://wenda.so.com/q/1369931457061801.

从一下垂也。"

"⼍"字常用作部首字。在汉字中，凡由"⼍"组成的字大都有"覆盖"之义。如冠、冥、幂等等。

3. "心"字的含义考据

（1）"心"字是个象形字　①在甲骨文中就像一颗心的形状；②在金文中的形体略有变化，但仍像"心"的形状；③在小篆中的形体却变得不太像心的形状了。"心"是现代楷书的写法。

（2）"心"字的本义就是心脏《说文》："心，人心，土藏，在身之中。象形。"

（3）"心"又可以引申为"心思"、"心意"如《诗经》："他人有心，予忖度之。"

（4）心脏在人的胸部中间，故又可以引申为"中心""中央"之义　如李白《送綦十少府》："流水折江心。"这个"折江心"就是弯曲于江流之中央。

"心"字也常用作部首字。在汉字楷书中，当"心"出现在一个字的左边时，写作"忄"；当"心"出现在一个字的下部时，写作"心"。凡由"心"组成的字大都与内心的活动有关。如忆、思、想、念等。

4. "友"字的含义考据

（1）"友"字是个象形字　①在甲骨文中是两只右手靠在一起的形状（犹如现在的旧友重逢，二人都伸出右手，紧紧相握，表示友谊）；②在金文中仍是两只右手靠在一起的形状；③在小篆中却是两只右手一上一下的靠在一起的形状。在现代楷书中的写法，却是把小篆上部的右手变成了一只左手，这样书写方便，形体美观。

（2）"友"字的本义就是"朋友""友好"　如《荀子·性恶》："择良友而友之。"

（3）凡"友好"，大都互相亲近，因此"友"字从"友好"之义，又可以引申为"相亲近"。如《三国志·蜀志·先王传》："瓒深与先生相友。"

在上古，"朋"和"友"是有区别的，"同门曰朋"，即师从同一个老师的人称为"朋"；"同志曰友"，即志同道合之人称为"友"。

基于以上的文字考据，让我们对"爱"字有了更丰富的理解，进一步认识到"爱"所蕴涵的深邃道理，至少可以概括为如下几点：①"爱"蕴涵着鲜明而丰富的文字意涵和人性特征；②"爱"是一种知行合一（心、手和足三者协调互动）仁善之举；③"爱"以"心"为中心，是一切德善、仁义思想智慧的源泉；④"爱"是志同道合者之间的心心相印，是一切友善、亲密人际关系的基础与桥梁。

二、"爱"的本义阐释与类型界定

1. "爱"的基本含义解读 通过前文的文字考据，我们认识到"爱"蕴涵着鲜明而丰富的文字意涵和人性特征，为了更清晰地了解"爱"的具体含义，在此对其含义做一简略归类。

（1）对人或事物有深厚真挚的感情（love）恒久善待，且富于恩慈。相关词义有爱幸（喜爱宠幸）、爱乐（喜爱）、爱敬（亲爱恭敬；喜爱敬重）、爱劳动、爱祖国、爱人民、爱护环境等等。例如：《尔雅》："惠，爱也。"《说苑·说丛》："爱施者，仁之端也。"《法言》："君子自爱，仁之至也。"《孝经》："爱亲者，不敢恶于人。"《战国策》："父母之爱子也，则为之计深远。"杜牧《山行》："停车坐爱枫林晚，霜叶红于二月花。"

（2）男女间的有情（love）两情相悦，男欢女爱，即所谓的爱情。例如：《战国策·齐策》："孟尝君舍人，有与君之夫人相爱者。"《古诗四首》："结发为夫妻，恩爱两不疑。"

（3）喜好（like；be fond of）如：杜牧《阿房宫赋》："秦爱纷奢，人亦念其家。"宋·周敦颐《爱莲说》："晋陶渊明，独爱菊。"清·袁枚《祭妹文》："爱听古人节义事。"

（4）爱护（care for）如：《史记·陈涉世家》："吴广素爱人。"《三国志·方伎传》："好自将爱，一年便健。"又如：爱人以德（按照道德标准去爱护帮助他人）；爱物（爱护万物）。

（5）爱惜，珍惜（treasure；cherish）如：《礼记·表记》："爱莫助之。"宋·文天祥著《指南录后序》："国事至此，予不得爱身。"柳宗元《驳复仇议》："不爱死，义也。"《论语·八佾》："尔爱其羊，我爱其礼。"

（6）贪（be greedy for）如：《宋史·岳飞传》："文臣不爱钱，武臣不惜死，天下平矣。"

（7）舍不得；吝惜（stint grudge）如：《孟子·梁惠王上》："齐国虽褊小，吾何爱一牛。"

（8）友爱（friendly affect）如：《左传·隐公三年》："兄爱弟敬。"

（9）怜悯、怜恤、同情（take pity on）如：《左传·僖公二十二年》："若爱重伤，则如勿伤；爱其二毛，则如服焉。"

2. "爱"的基本定义阐释 "爱"最佳的定义可以表述为：是一种发乎人内心的主动友善的情感，以真心对待某个体（可以是人、物件或神），使整体得到快乐。简而言

我是如何爱中医的——蒋戈利的中医多维创新之道

之，爱即主动使整体得到快乐。

其可以用来形容爱慕的强烈情感、情绪或情绪状态。在日常生活里，其通常指人际间的爱。可能因为其为情感之首位，所以爱是美术里最普遍的主题。爱有时亦会被形容为强迫观念—强迫行为症。

爱是与生俱来的，所以可以认为是人性的特质。换言之，爱是作为人必须具备的本质之一。虽然世界各民族间的文化差异，使得一个普适的爱的定义难以道明，但并非不可能成立。爱可以包括灵魂或心灵上的爱、对法律与组织的爱、对自己的爱、对食物的爱、对金钱的爱、对学习的爱、对权力的爱、对名誉的爱、对别人的爱，数之不尽。不同人对其所接受的爱有着不同的重视程度。爱本质上为抽象概念，可以体验但难以言语。

3. "爱"的基本类型界定 古往今来，人们对"爱"的内容和类型讨论，往往因不同的视角、视野，因不同的认知方式、层次，有各种各样的认识与阐释，真乃仁者见仁、智者见智，又百家争鸣、丰富多彩。对生活中的爱，比较一致的认识是将"爱"分为亲情之爱、友情之爱、手足之爱、恋人之爱四类。

本人认为，基于人文整体思维范式，综合以上对"爱"的含义解读、定义阐释和类型区分，我们可以对"爱"的基本类型，做出以下比较全面而明确的界定，亦可称之为"爱的五种分类法"：

（1）宗教、信仰之爱 诸如对各种宗教的"神""主"或绝对精神象征的敬爱，对各种主义、信念或理想追求的笃信，对国家、民族和血统的热爱，对民族始祖、英明领袖和圣贤英雄的崇敬等。

（2）自我生命、尊严之爱 亦即自爱，这是人之所以称其为人的基本属性，是人生命最基本的本能，也是人的自我生存、自我实现、自我奋斗与实现的源动力。例如《法言》："君子自爱，仁之至也。"《三国志·方伎传》："好自将爱，一年便健。"

（3）人与人群之间的爱 亦即"爱他与他爱"的社会性的爱，这类"爱"包括亲爱、情爱和友爱三类，可进一步区分为四种：①长幼亲情之爱；②兄弟姊妹（手足）之爱；③亲朋之间的友爱；④男女性别情爱（爱情）。如，《说苑·说丛》："爱施者，仁之端也。"《孝经》："爱亲者，不敢恶于人。"等。

（4）喜好、贪图之爱 亦即人的物欲、贪财的本性。例如，《宋史·岳飞传》："文臣不爱钱，武臣不惜死，天下平矣。"《论语·八佾》："尔爱其羊，我爱其礼。"宋·周敦颐《爱莲说》："晋陶渊明，独爱菊。"

（5）学问、技能行为之爱 亦即对某些特定学问学科、技艺技能、劳动劳作等的强烈兴趣、执着追求。如，常言道："精诚所至、金石为开。"

4. 各家对"爱"的深邃感悟

不同的职业、不同的角度，对"爱"有不一样的认识与体验。哲学家说，爱是一种特殊材料制成的媒介物，它使人容颜焕发，青春常在；文学家说，爱是一首激动人心的抒情诗，让人心潮涌动，热情澎湃；医学家说，爱是一剂千古难觅的心理良药，令人经络疏通，忧愁不在；教育家说，爱是一种无与伦比的教育手段，使人学业有成，精神百倍。

对爱的深邃感悟，往往能激发出人的智慧，揭示出深刻的哲理，从而给人予启迪与升华。例如：爱是收获，而不是支出；爱是激情，而不是疲倦；爱是热情，而不是冷漠；爱是习惯，而不是即兴；爱是愉快，而不是悲伤；爱是愉快，而不是发泄；爱是振奋，而不是消沉；爱是创造，而不是停滞；爱是真爱，而不是溺爱；爱是过程，而不是结果！爱是一个人与另一个自己信任的人心灵的接触；爱是永恒，爱是一生的相随……爱是人间最美好的东西。

三、"爱"的真谛解读与创新认识

以上通过对"爱"的文字考据和内涵阐释，让我们深刻认识到：一方面"爱"字的创造，体现出中华祖先独特的语言能力与思想智慧；另一方面"爱"的含义，既浅显、又深邃，既具体、又抽象，有越探究越感深奥、越琢磨越觉丰富之感，最终得出一个颇让人无奈的结论——爱本质上是一个抽象概念，可以体验，但难以言语！

虽然本人竭尽脑力，望文生义般地追寻一番"爱"所蕴涵的深邃道理，悟出了如下四项新认知：①"爱"蕴涵着鲜明而丰富的文字意涵和人性特征；②"爱"是一种知行合一（心、手和足三者协调互动）人善之举；③"爱"以"心"为中心，是一切德善、仁义的思想智慧的源泉；④"爱"是志同道合者之间心心相印，是一切友善、亲密人际关系的基础与桥梁。但本人认为，这些仍算不上是"爱"真谛，那么，什么是"爱"的真谛呢？作为一位从事医学实践、从事医学哲学研究的学者，应当如何从更高广的境界、更深邃的层面揭示"爱"的真谛呢？

为避免"闭门造车""孤陋寡闻"，在独立探寻"爱"的真谛之前，还是让我们先来了解一下古今中外对"爱"的真谛的典型认知吧。

对此，流传了千百年的西方《圣经》有一个经典的诠释，就叫"爱的真谛"。经文（中英文）如下："爱是恒久忍耐，又有恩慈；爱是不嫉妒，爱是不自夸，不张狂，不作害羞的事，不求自己的益处，不轻易发怒，不计算人的恶，不喜欢不义，只喜欢真理；凡事包容，凡事相信，凡事盼望，凡事忍耐；爱是永不止息。（Love is patient; love is kind; love is not envious or boastful or arrogant or rude. It does not insist on its own way; it is not irritable or resentful, it does not rejoice in wrongdoing, but rejoices in the truth. It bears all things, believes all things, hopes all things, endures all things. Love never ends.)" 真可谓"内涵丰富而深刻",但如今看来,未免有些繁杂笼统,让人难得要领。

对此,近年流行一首传遍中外的影视歌曲,就叫"爱的真谛"。歌词为:"成全了别人,牺牲了自己,这才是爱的真谛;照亮了别人,点燃了自己,这才是爱的真谛……"这种"舍我成人"的奉献,确实道出了"爱"的勇气与无私,但未免过于悲壮,还有几分"狭隘"。

此外,还有难以穷尽的对"爱"的真谛的表述,例如:"爱是一种人类情感,动物也有爱,爱的真谛是真诚";"爱永远是生命的主题,也许只有包容和舍弃才是爱的真谛"。这些认知确实道出了"爱"的某些实质内涵,但有未免过于简单或简略。

本人运用人文整体思维范式[1],基于爱的人类学、历史学、哲学和科学作用与意义,进行条理化的探究,发现"爱"具有多重特性,提出了"爱的真谛"的四大新认知。现简要阐释如下,请读者们雅鉴、赐教!

1. 爱是生命成长与延续的本能特性　爱的这一天然特性,是人类个体的"人"之所以能成其为人的第一保障,是贯穿生命始终(即全过程)的先后天的基本天性。客观而言,爱的这一特性,包涵了"自爱"全部内涵,既包括胎儿期对来自母体营养的吸收、婴儿期对乳汁的吸吮的生命本能,也包括其后的为了自我生命的生存、成长的自我维护与保护行为,为了自我发展、自我完善、自我实现的自我修为与奋斗的言行。爱的这一天然特性,常常表现为对自我的尊重(自尊)、对自我爱惜(自爱)和对自己未来和前程的信心与意愿(自信),这既是人类个体赖以成长、成熟的基本保障,也是一个健康、健全个体的基本素质与正常表现。

反之,如果一个生命个体缺乏爱的这一特性,就难以称其为正常的"人"。如果缺少爱的这一特性,必然导致人性变异、人格缺陷或能力欠缺,也就难以成长为一个健康的"人"。如果一个人不知自爱、不能自爱,生命自然就无法生存、成长与延续。所以,我们认为"自爱"特性是"爱"的第一大真谛。

2. 爱是生命互助与共生的社会基础　人类社会的形成与发展,有赖于人类个体之间的相容共生与友善互助,亦即人的"爱他"特性。如果没有社会个体与个体之间、个体与群体之间、群体与群体之间的相互包容与助益,相互之间水火不容、你争我夺,那无可避免的就是相互孤立分离、或相互残杀,落得个你死我活,到最后自己也难以存活。如此一来,个体、群体都难以生存,人类也就自然消亡,社会就无从谈起。为

---

[1] 蒋戈利.医学观念的变革与人文整体医学模式的构建[D].天津:南开大学,2015.

此，我们发现爱的"爱他"特性，是家庭、群体、国家和人类世界等一切社会赖以形成与延续的基础，也是人类社会一切情感，如亲情、友情和爱情等，产生与维系的源泉与动力。

因此，源于爱的"爱他"特性的"互助共生"，是人类社会得以形成、发展的基础与前提；"爱他"特性的张力大小与彰显程度，决定着一个社会和一个社会历史阶段的社会文明程度。所以，我们认为"他爱"特性是"爱"的第二大真谛。

3. 爱是人性真善美的文化自觉与升华 纵观人类历史，古往今来，无论严肃、悲壮的真实社会现实，还是活泼、烂漫的文学艺术领域，无不存在、弥漫着"爱"的力量与结晶，无不浸润、渗透着对"爱"的觉悟与知行，无不展现、彰显着对"爱"的讴歌与赞美。我们不难发现，无论人文科学领域，还是自然科学领域，凡是有爱的存在与追求，就有真善美的显现与升华；凡是有爱的施展与助益，就有真善美的文化自觉与创新。其实，人真是个很复杂的动物，人与人之间的相处、人与事物之间对接，会产生很多种的关系，而很多种的关系又延伸出很多种的爱。真正的"爱"，无不张扬着"真、善、美"；所有的"真、善、美"，无不包含着赤诚的"爱"。

如：智慧之"爱"，揭示出君子之道："仁者不忧，知者不惑，勇者不惧。"数学之"爱"，算出了爱的结果："爱＋爱＝非常爱，爱－爱＝从头爱，爱×爱＝无限爱，爱／爱＝唯一爱。"爱过的人，道出了心灵的感念："爱就是无偿的付出，是心甘情愿的帮助，是彼此心灵的感应，既然选择了爱，就要真诚地对待他（她），珍惜他（她），在他（她）困难时予以支持，失败时与以鼓励，在他（她）开心时，一起快乐，悲伤时一起难过。而不是在拥有时无视它的存在，而在失去后才知道后悔莫及。"正爱着的人，咏出了千古绝唱："真心相守两不弃，爱恨缠绵两相依，难得无悔两坚持，寻找真爱两真谛。"

由此可见，"爱"的一大真谛，是真善美；人性真善美的文化自觉与升华，是"爱"的一种特性。

4. 科学的爱是尊重包容与创新发展 科学的"爱"与"爱"科学，是当今"科技引领时代发展、促进人类进步"背景下，人们尤其是科研人员必须面对与正视的关于"爱"问题。探究科学的"爱"与"爱"科学的真谛，对适应"科技主导生活"的当今社会，对正确地开展执业活动、科学研究，尤其是中医药的正确研究，具有重要意义。

包括传统中医药在内的人类科学技术，都是历代人类科技历史发展的结果，都是历代前贤科技智慧的结晶，我们必须给予充分的尊重与敬畏，必须进行必要的学习与传承。随着时代的发展、社会的进步，尤其是面临当今科技信息全球化、东西方文化科技相互渗透融合的背景，传统科学科技、特别是我国的传统医药科学科技，面临着严峻的冲击与考验，要想在日新月异的科技经济浪潮冲刷中得以生存与发展，不被革新浪潮所淹没或消解，就必须传扬固有学科精华基础上，进行符合时代发展和人类需求的创新创造，实现自身发展。这是当今中医药人的时代使命，也是"学科之爱"和"爱学科"的真谛，那就是"尊重包容、创新发展"。任何固步自封、盲目自信、不求志新，或妄自菲薄、崇洋媚外、全盘西化的观念和方法，都不是真正的、学科的"爱中医""发展中医"。

四、"爱"与"医药"的内在渊源

纵观人类医学发展史，医学一以贯之地体现着"人文关怀"的本质特性，践行"促进和维护人类的身心健康和生命活力"的根本宗旨[1]。可见，包含"爱"义的"护生命、除病痛、促健康"，正是医学本质特征与根本宗旨的核心内涵；医学的目的与"爱"的旨归是完全一致的，医学初衷源于"爱"，医疗本身就是"爱"的一种践行方式；"爱"与"医"具有不可分解之缘；"爱"与"医"的关系，是一种"体"与"用"的关系。我们可以从下几个层面，进一步简略地阐释"爱"与"医"的内在渊源。

1. "医疗"起始于人的自爱自卫天性　　不难想象，人类进化的初始阶段，原始的人们生活在原始的自然之中，为了生存与繁衍，人们首先必须采食于山水之间，必须采取原始的本能手段抵御疾病、护身疗伤，自发地采集食、物以充饥御寒，采用木、石以治病疗伤，便形成了最原始的"医疗"雏形。这种起始于"本能""自发"的医疗行为，用现代语言和思维观念阐释，其真正的源动力就是人的所具备的"自爱自卫"天性。如果不具备这种人本然具足的本能天性，就没有原始人类的生存进化，也更不可能产生的"医疗"肇端，以及基于原始医疗不断进化与升华而成的人类医学。

这一认知或论断，可以从东西方医学的起源历史，尤其是远古中医药针灸，得到充分地印证。如：针刺疗法肇始于"砭石"的应用；伏羲制九针，开创中医针灸医学；神农尝百草，开创中医药学等。

由起初的源自个体需要的"自爱自卫"性医疗形式，由"自爱"推演到"爱他"，也就是从"自我关怀"拓展成向提供社会化服务的医学"人文关怀"，便逐渐开启了后来的"爱他卫群"的部落族群医疗、民族医药……乃至东西方医学体系。所以，难怪有人在回答爱是什么时，无意间道出了（医学）爱的真谛——爱是"生病时对人的照顾"。

2. "医学"起源于生命呵护的人文关怀　　医学科学的目的与源自"爱"的人文关怀的旨归，是完全一致的。正如英国科学史专家斯蒂芬博士所言："医学是人道思想最

---

[1] 蒋戈利.感悟与感恩［M］.天津：天津人民出版社，2010：37.

第一章　人类医药与"爱"的不解之缘　　019

早产生的领域。"最初的医学，既不是谋生的手段，也不是专门的职业，而是一种人性天良的自然体现，是一种人文关怀的自然行为。治病救人是布施仁爱于他人的理想途径。神农尝百草，创医药，旨在怜爱部落的子民，救护病弱的生命。望诊齐桓公，催治已病，旨在预防病入膏肓。世界上第一家医院，是大罗马时期的一位慈善家，为护理贫病交加的患者，变卖自己的家产而创办的。三国时期的东吴名医董奉，心怀慈悲，对贫苦患者精心诊治，关怀备至，为人治病既不收费，也不受礼，更不吃请，只要求被诊治者在其门前空地上栽一棵杏树以作纪念，数载之后，杏树蔚然成林，独成一景。由此以来，"杏林"就成了象征医学人文关怀的千古佳话[1]。

在中国古代，医学被称为"仁术"，医生被赞誉为"仁爱之士"。"夫医者，非仁爱之士不可托也。"在崇尚仁政的中国古代社会，良相、良医具有同样的良善意义，良相可造福一国，良医能造福一方，所以宋代名相范仲淹曾发誓"不为良相，便为良医！"另一方面，随着佛教的传入，那种"大慈与一切众生乐，大悲拔一切众生苦"（《大智度论》）的誓愿，具有巨大的感召力。慈悲之心逐渐成为了中华民族美德的重要部分，也成为中国医学道德的支柱之一。唐代名医、中华药王孙思邈，在其名篇《大医精诚》中说："凡大医治病，必当安神定志，无欲无求，先发大慈恻隐之心，誓愿普救含灵之苦"[2]。要求医生要以慈悲为怀，一心赴救，不务名利，尽心尽力救治患者等。

在古代西方，被尊为"医学之父"的古希腊名医、欧洲医学奠基人希波克拉底，在2400多年前就特别强调医学的职业情操和人文关怀。他在著名的希波克拉底誓言中指出："我愿尽余之能力及判断力所及，遵守为病家谋利益之信条，并检束一切堕落及害人行为。……我愿意以此纯洁与神圣之精神，终身履行我职责。……我之唯一目的，为病家谋取幸福，并检点吾身，不作任何害人及恶劣行为。……倘若我严守上述誓言时，请求神赐予我生命与医术无上光荣，我苟违誓，天地鬼神共殛之。"1948年世界医学会（WMA）在希氏誓言基础上，制定了《日内瓦宣言》，作为医生的道德规范，其中特别强调："我庄严宣誓为服务于人类而献身！""我在行医中一定要保持端庄和良心。""我一定把患者的健康和生命放在一切的首位。""我决不让我对患者的义务受到种族、宗教、国籍、政党和政治或社会地位等方面考虑的干扰。""对于人的生命，自其孕育之始，就保持最高度的尊重[3]！"由此表明，"医"如同人的生命一样，自始至终都充满着"爱"。

3. 医学兴起有赖于"爱"的文化自觉 在人类发展历史上，"爱"一直是永恒不

［1］蒋戈利.杏林春秋［M］.廊坊：海军测绘出版社，2008：375.

［2］唐·孙思邈.千金要方［M］.北京：中医古籍出版社，1996：235.

［3］阮芳赋译.医学论［M］.北京：科学出版社，1986：143.

息的话题，历来是各个时代的人们关注的焦点，也是人类繁衍、生存和发展的基础[1]。同理，因为"爱"既能产生感应效应，能激发健康的意志，也能促使医患之间的互敬互动，成为一种治愈的力量，所以自古以来，"爱"就是人类医学产生、应用与发展的潜在动力，就是医学文化的潜在主题。纵观人类医学发展历史，基于生命健康、疾病防治，"爱"的文化自觉决定医学观念及模式的取向，促使医疗方式与技术的兴起；不同的医学思维范式和文化自觉，形成了不同的医学发展路径，催生了医学风格与医疗模式。如，中华传统文化自觉，逐渐形成了传统中医药模式；西方文艺复兴时期的文化自觉，逐步形成了西方的机械医学模式、生物医学模式。

当今基于"爱"的文化自觉，对中医药的振兴更具有重要的现实意义。20世纪90年代，有学者提出"文化自觉论"[2]，这对于解决世界文化多元并存时代中医药学的健康发展具有重要意义。所谓文化自觉，是指生活在既定文化中的人对自身文化有"自知之明"，明白它的来历、形成的过程、所具有的特色和它发展的趋向。"自知之明"是为了加强对文化转型的自主能力，使自己的文化能够不断适应新环境，从而更好地传承发展。

五、中医学源于"爱"的文化自觉

（一）关于"中医"称谓与内涵界定

"中医"二字，最早见于《汉书·艺文志·经方》，其云："以热益热，以寒增寒，不见于外，是所独失也。"故谚云："有病不治，常得中医。"在这里中字念去声，中。"中医"这个名词，真正出现在鸦片战争前后。东印度公司的西医为区别中、西医，就给中国医学起名，成为"中医"。这个时候的中医名称，是与"西医"相对、比较而言的。时至1936年，国民党政府制定《中医条例》时，正式法定了"中医"这个行业名称。

近现代，从不同的角度对"中国医学"有不同的称谓，我们可以梳理、归类为如下四类：①基于中华民族的爱国心理或民族自信心理，国人尤其是中医药业界人士称中国医学为"国医"或"中医学""祖国传统医学"；②相对于我国的现代医学，人们把中国医学称为"传统医学"；③相对于其他民族的或国家的医学（主要是日本、韩

[1] 李春苗，蔡宝鸿，申荷勇."爱"的文化内涵及其在心理治疗中的功能探讨 [J].南京师大学报（社会科学版），2005，（1）：96-100.
[2] 王俊义.一位世纪学人的文化情怀——费孝通先生"文化自觉"论解读 [J].学术研究，2003，7：9-16.

国等），中国医学被称为"汉医""汉方医学"；④从外国人或西方医界的角度，又把传统的中国医学称为"中国传统医学"（Traditional Chinese medicine），或"东方医学"（Traditional Oriental medicine）。这诸多的称谓，主要是基于"中、西医的区别"、不同的角度和地域，而先后出现的对"中医"的称呼。本人认为，需要强调指出的是，这些对"中医"的种种称谓，并没有道出"中医"作为一门学科（即中医药）和科学（即中医药学）的真正内涵。严谨地说，两千多年前《汉书》里的"中医"概念，才真正体现了"中国医学"中的最高境界。

遗憾的是，长期以来学界对"中医"尚未做出完整而公认的界定，才出现了以上种种不正统、不统一的称呼。客观而论，我们应当从专业和科学的角度、语境，基于中华文化境地，对"中医"的科学内涵做出自信、严谨的理解和界定：①中医学是在指在中国产生，又经过数千年的发展，形成一门具有独特理论体系、丰富的养生和诊疗经验与手段的传统医学；②它包括中医基础理论、中医预防医学、中医临床医学三大部分；③中国传统医学包括汉族医学、藏医、蒙医、壮医、彝医等，我们习惯上称的"中医"主要是指汉族的传统医学。这就是"中医"的概念内涵，看起来并不是很复杂，很深奥，但实际上，中医包容了中华民族传统的文化、思想，真可谓博大而精深！

（二）中医药起源与"爱"的文化自觉

横扫天下文章，搏击杏林笔墨，有关中医起源的文字随处可见。在历史上，关于中医的起源，长期以来存在诸多的分歧和争论，但主要有如下三种主流观点：①医源于巫；②医源于圣；③医源于动物本能[1]。当然，这几种起源论都是不准确、不全面的。那么，中医的起源究竟是如何的呢？现在比较正统的观点是：中医药的起源是出自于人类的生产和生活实践，特别是与疾病做斗争的实践。

这一观点未免过于抽象、概念化，既不太明确，也不那么深刻，应该基于中医药起源的初始目的性和历史真实性，从中医文化自觉的高度，结合中医药学的特征性内涵，进行深邃的探究，才有可能揭示中医药的真正起源。有鉴于此，经过审慎研究，我们提出了一个全新的认识，即：中医药源自中华先民"爱"的文化自觉。现简要阐释如下。

1. 中医药起源于华夏先民的自爱自卫

前文，我们通过对远古原始医疗产生、形成的探讨，得出了"人类医疗起始于人的自爱自卫天性""人本然具足的'自爱自卫'本能是人类医学产生的源动力"。同理，

---

[1] http://www.haodf.com/zhuanjiaguandian/gaomingyz_846572276.htm.

我是如何爱中医的——蒋戈利的中医多维创新之道

肇始于远古中华大地的"中国传统医学",亦即中医药学,自然起源于华夏先民对身体维护、生命健康和消解疾病伤痛的"自爱自卫"。

这种"自爱自卫"能力,源自我们华夏祖先的本能天性,体现在原始的山野劳作、部落生活之中,进化于长期的适应自然气候变化、原始社会生活进步和与各种疾病伤痛斗争的实践里。先民们能把和疾病做斗争的经验总结起来,进行深入的思考,发现可以治疗疾病的方法、药物和工具,并将这些方法、药物、工具用在治疗疾病上,从而完成医学上的创造性劳动。不难追想,初始的中医药,伴随着华夏先民们的"自爱自卫"能力的增强与丰富,逐渐产生、形成、传承、发展……于是,便有了中医药的起源。

江湖民间,有扁鹊神授良方医术的神话故事;中国历史上,有"神农尝百草……一日而遇七十毒"的神奇传说;在3000多年前的殷商甲骨文中,中国已经有关于医疗卫生以及十多种疾病的记载。周代已经使用望、闻、问、切等诊病方法和药物、针灸、手术等治疗方法。这些都反映了古代劳动人民在与自然和疾病做斗争的过程中,发现药物、发明医具、防治疾病、积累经验的艰苦过程,也是中医药学起源的真实写照。

2. 中医药学形成于先贤爱护生命的文化自觉

纵观人类历史,古往今来,无不存在、弥漫着"爱"的力量与结晶,无不浸润、渗透着对"爱"的觉悟与知行,无不展现、彰显着对"爱"的讴歌与赞美。我们不难发现,无论文明古国,还是新兴的人居地域,凡是有爱的存在与追求,就有认识客观世界、认识主观自我的知识拓展与升华;凡是有爱的施展与助益,就有人文科学、自然科学的文化自觉与创新。

所谓"文化自觉",是"爱"的一种高雅而神圣的方式,是生活在一定文化中的人们对其文化有"自知之明",明白它的来历、形成的过程、所具有的特色和它发展的趋向,亦即文化的自我觉醒、自我反省、自我创建。千万年来,华夏祖先、古代先哲的文化自觉,铸就了丰富而独特的中华古代文明,构建了源远流长的中国传统文化;中医先贤"护生爱命"的文化自觉,逐步形成了博大精深的中医药学宝库。

追溯中医药的发祥源流,不难发现,中医药学的文化自觉源自不断丰富与发展的中华传统文化。中华传统文化源远流长,儒、释、道互为补充,核心是儒学。儒家强调的"仁义""和而不同",道家强调的"道法自然"等,对于中医药学的形成和发展具有重要影响。立足于中华传统文化的中医药学所形成的生命观和健康观,强调以人为本、涵养道德、修身养性、形神一体、天人合一,重视物质和精神的统一。这些理念对于健康的维护和疾病防治有着十分重要的意义。

3. 贤哲"惜生爱命"的智慧铸就国医学术内涵

中医发源于中国黄河流域，在漫长的发展过程中，历代医学贤哲们"惜生爱命"的初衷，以各时代的思维观念、认识方法、科学文化发展水平为基本背景，充分发挥聪明才智，广泛借鉴或汲取相关领域、学科的新思维新知识新技术，在中医的理论基础、诊疗手段、养生方法等各方面，历代都有不同的创造，涌现了许多名医，出现了许多重要学派和名著，逐步建立了自成体系、相对完整的中国医学的学术内涵。这些源自"惜生爱命"智慧的中医学术内涵，依据思维观念、认识方法、认识内容和学术特质，可以概括为以下九个方面：

（1）放眼天地自然　认识人类生命状态——天人相应、天人合一

（2）比类自然物象　揭示生命活动规律——阴阳消长、五行生克

（3）比类自然社会　阐释生命组成结构——脏腑经络、气血津液

（4）基于亢害承制　认识人体病变机制——六淫外感、七情内伤

（5）基于现象本质　研发检诊辨证方法——望闻问切、四诊合参

（6）谨守动态平衡　确立疾病调治法则——辨证论治、以平为期

（7）谨守形神合一　确立养生保健法度——身心互济、内外兼修

（8）坚持博采众长　铸就医学学术风格——广纳新知、与时俱进

（9）取经儒道国学　铸就学科学术特质——生命科学、人文科技

应该特别强调的是，在所有中医药学术内涵之上，最能体现中医"爱"的特质的，有以下几个方面或层次：①中医遵循的最基本观念，是中国古典哲学中的儒家思想；②中医认为世界万物的理想状态，是"中和"；③中医追求的最高境界，是"致中和"；④中医认为人体的最佳生理机制，是"阴阳和合""阴平阳秘"；⑤中医所有的诊疗目的，是想方设法达至生命机能状态的"动态平衡"。

中医的这一"爱"的特质，可以追溯到《中庸》一书中至关重要的哲学命题是"致中和"这一思想。《中庸》曰："中也者，天下之大本也；和也者，天下之达道也。致中和，天地位焉，万物育焉。"说的是中和是世界万物存在的理想状态。通过各种方法达到这一理想状态，就是致中和。天地就各得其所，万物便生长发育。可以说，中医学所阐明的"阴阳和合""阴平阳秘"的生理机制，正是儒家"致中和"思想的最佳体现。在这个终极目标下，中医是用精气学说、阴阳学说和五行学说，这三大源自中国古典哲学的理论来具体解释生命的奥秘。

六、中医学因"爱"得以传承发扬

源于中华先人们"惜生爱命"智慧的中医药（学），发源于我国黄河流域。在漫长的发展过程中，历代都有不同的创造，涌现了许多名医，出现了许多重要学派和名著。

我国历史上有"神农尝百草……一日而遇七十毒"的传说，反映了古代劳动人民在与自然和疾病做斗争的过程中发现药物、积累经验的艰苦过程，也是中药起源于生产劳动的真实写照。

在3000多年前的殷商甲骨文中，我国已经有关于医疗卫生以及十多种疾病的记载。周代已经使用望、闻、问、切等诊病方法和药物、针灸、手术等治疗方法。早在夏商周时期（约公元前22世纪末—前256年），我国就已出现药酒及汤液。西周（约公元前11世纪—前771年）的《诗经》，是中国现存文献中最早记载有药物的书籍。秦汉时期（公元前221—公元220年）的《黄帝内经》，是现存最早的中医理论性典籍，标志着中医药学的形成。提出了"寒者热之，热者寒之""五味所入""五脏苦欲补泻"等学说，为中药基本理论奠定了基础。现存最早的药学专著《神农本草经》，是秦汉时期众多医学家搜集、总结先秦以来的丰富药学资料。它的问世，标志着中药学的初步确立。东汉张仲景所著的《伤寒杂病论》，专门论述了多种杂病的辨证诊断、治疗原则，为后世的临床医学奠定了发展的基础。据《三国志》记载，名医华佗已经开始使用全身麻醉剂"麻沸散"进行各种外科手术表明汉代外科学已具有较高水平。

几千年来，源于中国历代人民的"惜生爱命"的实践经验和无数医药先贤们对民族医药的"大爱"智慧与不断创新发展，《黄帝内经》《难经》《神农本草经》《伤寒杂病论》等经典，标志着中医药理论体系的形成；尤其是许多经典医著，不仅代表了当时的最高水平，对许多后世医学发展也产生了巨大影响；丰富的中医药医学著作，独特的诊疗方法方药，对人类防治疾病和医学科学的发展，发挥了重要作用。为此，中医药成为了中华文明的瑰宝、中国文化的精华，铸就了数千年的长盛不衰的学科传扬历史，为中华民族的生存健康与繁衍发展以及人类医学的发展进步，做出了杰出贡献。

自古以来，中华民族自强不息的精神、博大精深的文化、"惜生爱命"的民族天性，造就了中国医药学的"仁心大爱"。正是这一"仁心大爱"的超前产生、生生不息和持之以恒作用，成为了中医药的文化内核，造就了几千年来中医药的医学特性与医疗优势，促使中医药成为中华民族优秀文化的重要组成部分，成为了中国的国粹。在此，本人拟基于"仁心大爱"的心路视角，从以下三个方面或层面，对中医药数千年的传承、发展特点，做一独特的梳理与阐释。

（一）先天大爱造就了中医学的超前优势

1. 中医药文化的超前优势

早在中医药学的初始起源时期，中医药文化就适时地吸取了儒、道、释、法、阴阳、兵、农等人文科学和自然科学的思想精华，尊崇与追求着天、地、人之间的和谐，与传统哲学、历法、天文、地理和礼仪等相互依存，相互促进。这不仅赋予了中医学理论不断完善、中医药知识技能不断丰富的不竭之源，更体现出中医药文化的包容胸怀、大爱天性。尤其是，中医药在成型伊始就提出、并一以贯之地崇尚、践行"与天地相参、与日月相应、与四时相符、天地万物为一"的"天人合一"理念，以及整体思维模式[1]，无不包容着华夏贤哲的思想智慧，无不闪耀着东方文化的璀璨光芒。从而，造就了相对于同时期的东（如印度等）、西方医学的绝对优势，也铸就了中医药学的人文医学、生态医学、整体医学、身心医学的特征与属性。

2. 中医药理论的超前优势

窥探中华传统医学宝库，便可发现：中医药学承载着中国古代人民同疾病作斗争的经验和理论知识，是在古代朴素的唯物论和自发的辩证法思想指导下，通过长期医疗实践，逐步形成、发展而成的医学理论体系。在研究方法上，以整体观、相似观为主导思想，以脏腑、经络的生理、病理为基础，以辨证论治为诊疗依据，以身心整体调治为调控手段，注重人体生命机能和自我修复平衡潜能的激发，始终以维护人体内外环境的动态平衡为防治疾病、养生保健的最高原则和终极目标。

这些形成于几千年以前的医学理论，具有朴素的系统论、控制论、分形论和信息论等，当今时代也堪称先进科技理论的思维范式和理论内涵。中华先贤的这些超前理论智慧、科学认识，应当是同时期的异域民族、异域科学所难以企及的，这不仅造就了中医药理论的超前优势，更让世人惊叹、折服，让身为炎黄子孙的我们感到庆幸与骄傲。

3. 中医药医疗的特色优势

中医药的临床医疗，以阴阳五行作为理论基础，将人体看成是"气、形、神"的统一体，通过"望、闻、问、切综合"四诊合参的方法；探求病因、病性、病位，分析病变机制和人体内五脏六腑、经络关节、气血津液的变化特点；进而判断、把握邪正消长状态、病证转变趋势，从而确定病名、辨出证型；依据辨证论治、治病求本的原则，制定相应的治则、治法（如"汗、吐、下、和、温、清、补、消"八法等），采用恰当的治疗手段（如中药、针灸、推拿、按摩、拔罐、气功、食疗等），以促使人体

---

[1] 许燕春，郑洪．人文中医［M］．广州：羊城晚报出版社，2006：1-2.

我是如何爱中医的——蒋戈利的中医多维创新之道

恢复"阴阳调和、阴平阳秘"的动态平衡。中医医疗，不仅要求协助人体恢复阴阳平衡，还追求在消解病痛的过程中能兼顾生命与生活的品质。此外，中医学的最终目标并不仅仅止于治病，还力求在防治疾病的同时，帮助人类达到如同在《黄帝内经》中所提出的四种典范人物（即真人、至人、圣人、贤人）的生命境界与精神状态。

中医药的这一基于人体生命整体调治的"理—法—方—药（穴）—术"五位一体的临床医疗模式，相对于"就病治病、对症干预""头痛医头、脚痛医脚"的西医等其他诊疗方式，具有显著的医疗特色和疗效优势。

（二）持恒大爱书就了中医学的千年精进

1. 古典医学经典的时代疏解阐发

著就于两千多年以前的《黄帝内经》《难经》《神农本草经》和《伤寒杂病论》等医学经典，充分汇聚了我国秦汉以前诸子百家的思想智慧，高度浓缩了秦汉医学鼎盛时期医药先贤的理论精华与经验智慧，成为了后世历代医家理论研发的思想源泉，成为了所有中医药人医疗实践的行动指南，成为了所有中医药学人习医行医的必修经典，成为了一切医药文化自觉、学术撰著的权威依据，犹如治世法典、基督圣经，俨然成就了中医药学特有的一道学术风景线……

其后历代医药精英、名医大家，甚至官府医药衙门，对这些医学经典的"仁者见仁、智者见智"的溯源考据、校注编撰、点评疏解、研究阐发、运用心得等，著就了诸如唐·王冰《重广补注黄帝内经素问》、宋·王惟一《难经集注》、（南北朝）梁·陶弘景《神农本草经集注》、冯世纶著《胡希恕讲伤寒杂病论》等，无数的医学著作，极大地丰富了中医药的学术宝库，成为了继承、发扬中医药的重要方式与途径以及中医药文化的丰富内涵。

2. 经方古法的持续运用发挥

长期以来，历代医家不仅基于古典医学经典做了全面多维的阐释或传扬，形成了可谓汗牛充栋的医学著述，极大地丰富了中医药的理论内涵。同时，还与时俱进地基于中医药的经方、古法，在持续开展的临床实践中，不断地创新、发明了各种各样的中医疗法、中药方剂，显著提高了中医药防治疾病的效果，极大地丰富了临床中医药学的内容，造就了无数中医药名医名著。

名医大家层出不穷，如药王孙思邈、针灸名家皇甫谧、道教名医葛洪、儿科名医钱乙、妇科名家傅青主、温病学家吴鞠通及叶天士等；医学名著不断涌现，如病生理学方面的《诸病源候论》、针灸医学方面的《针灸大成》、方剂学方面的《和剂局方》、热病学方面的《温病条辨》、百科全书类的《备急千金要方》《千金翼方》等，不胜枚举，从而铸就了祖国医药学的辉煌历史。

3. 中外医学的交流汇通融合

纵观中外医学交流汇通历史，主要有以下几种方式与现实：

一是中医药对外传播趋势日益增强。唐朝以后，中国医学理论和著作大量外传到高丽、日本、中亚、西亚等地，对汉字文化圈国家影响深远，如日本汉方医学、韩国韩医学、朝鲜高丽医学、越南东医学等都是以中医为基础发展起来的。尤其是近现代以来，中医药的国际化趋势日益明显，中医药的有效性得到世界卫生组织（WHO）的高度认可，中国针灸已成为世界非物质文化遗产，先后兴起了针灸热、中医热，迄今全球已有经 200 个国家或地区接受、使用中医，30 多个国家已为中医药立法、中医药的教育、科研机构如雨后春笋般地出现，有些国家的中医药研究与发展大有超越中国之势。

二是中医药对异域医学包容性增大。唐宋时期，随着佛教的传入，印度医学开始流入、渗透中国，当时的中医药大量吸收了其医药精华。鸦片战争以后，西方医学大肆传入我国，虽然中医药因此受到严重冲击，但也有相当部分的"洋为中用"，在一定程度上促进了中医药的发展。

三是中西医学的汇通融合趋势日盛。自西方医学强势传入后，中医药在相当程度上主动开展了早期的"衷中参西"，后来逐渐演变为中西医结合，并逐步发展成为一个相对独立的医学门类，并由此形成了当今的中医、西医、中西医结合三足鼎立的局面。

（三）现代大爱奠定了中医学发展新基础

1. 学科之爱升华到了国家战略新高度

从起源与发祥来看，中医药一开始就与华夏民族相伴而行、生息与共，并具有浓厚的皇家色彩、重要的官方地位，诸如伏羲制九针、神农尝百草、黄帝与岐伯论医道等。历代朝廷官府，均给予了充分的重视，如宋朝政府设立翰林医学院，医学分科接近完备，并且统一了中国针灸由于传抄引起的穴位紊乱，出版《图经》。虽然金元时代，中医药开始衰落，至清末民初备受摧残，濒临被废止的地步，但因受到广大国人的持续信赖，仍发挥着"防治疾病、护佑含灵"的作用。

1949 年新中国成立以来，中医作为"古为今用"的医学实例，获得政府在政策上的支持而得以空前发展。这主要表现在以下三个方面：

一是持续受到党和国家的顶层领导者的青睐与关爱。一代伟人毛泽东主席做出了"中医药是一个伟大的宝库，应当努力挖掘应用"等一系列高屋建瓴的指示，并亲自促成"西医学习中医"和以中医药为主体的"新医学"运动；习近平主席对中医药情有独钟、大力支持，指出"中医药是打开中国文化宝库的钥匙""中医药是中华民族的传统科学"，并将中医的科学理念运用于治国理政之中。从而有力地促进了中医药的现代发展。

二是中医药的医、教、研得到广泛开展。新中国成立以来，随着"扶持、保护中医药"政策落实，"中医、西医、中西医结合平等并重"国策的确立，中医药的医、教、研工作逐步广泛开展，并日益完善，促进了中医药的学术发展、潜力发挥。

三是中医药的法律、战略地位空前提升。突显中医药重要性的，除国家中医药管理局、中国中医科学院的设立外，还有就是制定、颁布了有史以来的第一部《中医药法》，并将"保护中医药、发展中医药"提升到国家发展战略，为中医药学的创造了历史性的发展机遇。

2. 现代大爱促成了中医药学的新发展

随着我国综合国力的持续增强，和有利于中医药研究发展的国内外形势的出现，为现代方式"爱中医、研究中医"提供了客观条件与适宜环境，并已在多个领域取得了一系列重大进展。尤其值得一提的两项重大成就是：

一是学界对中医气本质、经络实质、阴阳、五行、藏象和中医哲学观等都有了新的创造性的认识和解说（1996 年）。如邓宇等发现的气是"信息—能量—物质"的统一体；分形分维的经络解剖结构；数理阴阳；中医分形集：分形阴阳集——阴阳集的分形分维数，五行分形集——五行集的分维数；分形藏象五系统——心系统、肝系统、脾系统、肺系统、肾系统；中医三个哲学观——新提出的第三哲学观：相似观—分形论等[1]。

二是中国中医科学院屠呦呦教授在中药（青蒿）的现代研究中，成功萃取出高效治疗疟疾的青蒿素，经过近半个世纪的临床应用，得到充分验证与证明，荣获 2015 年度诺贝尔生理学·医学奖。

3. 当今时代为创新中医学提供了新契机

前文我们以"中医药因'爱'得以传承发扬"为线索，对几千年来中医药的延续与精进全貌，做了简略的梳理性探讨，较清晰地了解传统中医药的来路和现实。这让我们清楚地认识到，中医药萌发于华夏先民对生命的"自爱自卫"，发源于先民们对生命健康维护和疾病防治的"惜生爱命"，成形于先哲贤达的"大爱智慧"，并因历代先民和医药精英的"持恒大爱"与文化自觉，而得以与时俱进，不断发展，益臻完善。其中，谨守初衷、适时精进的"仁心大爱"，亦即"深邃研习、诚信应用、创新发展"是传承、发扬中医药学的源动力。

那么，在当今时代背景下，在现代科技日益发达、现代医学日益强盛，而传统科学越显古朴、传统医学越显式微的境遇中，我们应当如何正确而科学地"爱"中医

---

[1] http://www.med66.com/html/ziliao/07/65/07722d8de042d62f3f208fd18fc3976d.htm.

呢？怎样既能延续中医药的学术风格、激发中医药所蕴藏的技能潜力，又能突破中医药的发展瓶颈、实现中医药的时代化科学化呢？！这是摆在所有中医药同仁面前的"必答卷"，这是中医尤其是中医药学者专家们所面对的"必行事"，这些问题关系到中医药的兴衰存亡，不可回避，更不容逃避！

　　当今时代，中医药虽然面临着严峻的挑战和困难，但也存在着千载难逢的历史性创新发展契机，关键是要解放思想，变革思维观念，抉择好新阶段新形势下，"爱"中医的精准方式和正确路径。

2

第二章

科学传扬中医药学的前提与方略

一、传扬中医药应有高度的文化自觉

（一）文化自觉的内涵及其基本判断

1."文化自觉"溯源及内涵

"文化自觉"，是我国著名人类社会学家费孝通先生于1997年在北大社会学人类学研究所开办的"第二届社会文化人类学高级研讨班"上首次提出的，目的是为了应对全球一体化的发展趋势，提出解决人与人关系的方法。也就是处理与异域文化相接处的人的态度，要有广大的胸怀和对他人的理解，同时要对自己的文化懂得反思，明白其来历，这样才能取长补短，促进世界和平。

所谓"文化自觉"，是指生活在一定文化历史圈子的人对其文化有自知之明，并对其发展历程和未来有充分的认识。换言之，是文化的自我觉醒，自我反省，自我创建。费先生曾说："文化自觉是一个艰巨的过程，只有在认识自己的文化，理解并接触到多种文化的基础上，才有条件在这个正在形成的多元文化的世界里确立自己的位置，然后经过自主的适应，和其他文化一起，取长补短，共同建立一个有共同认可的基本秩序和一套多种文化都能和平共处、各抒所长、连手发展的共处原则。"费先生还以"各美其美，美人之美，美美与共，天下大同"作为"文化自觉"历程的概括[1]。

这对作为传扬、创新中医药学的前提或基础的中医文化自觉，同样具有重要的借鉴和指导意义。

2.关于"文化自觉"的基本判断

具有中医药学缘的复旦大学哲学院邹诗鹏教授，在上海中医药大学作题为"中医学的文化自觉"的演讲时，阐述了关于"文化自觉"的几个最基本的判断[2]，对中医药文化的高度自觉具有重要的启迪作用。

首先，文化自觉一定是文化开放的结果。封闭的文化传统谈不上文化自觉，具有开放的外部条件但妄自尊大或妄自菲薄的文化传统也谈不上文化自觉。文化自觉，其初期往往是某一种文化传统遭受外来强势文化传统的冲击与刺激，接下来是自身文化价值的问题化乃至于危机化，然后是文化传统的自我分裂，文化主体性与民族自我意识的形成。在此条件下，借助于所在类群、民族或国家综合实力的提高，才能真正实

---

[1] http://baike.so.com/doc/6185250-6398500.html.

[2] 邹诗鹏.中医学的文化自觉[N].中国中医药报理论版，2009-11-13.

现文化自觉，并将其转化为实践层面的文化复兴活动。

其次，不同的时代，文明的主题不尽相同，文化自觉的价值定向也各不相同。大略说来，古代社会的价值定向是自然，文明的象征是图腾；中世纪的价值定向是超验者——超自然的上帝，文明的象征是宗教；现代社会的价值定向是科学，文明的象征是技术与工业，由此也形成了现代性的基本格局，并构成了当代文化自觉的基本语境。文化自觉，同时也是现代性不断积累、反思和重构的结果。

值得注意的是，随着对科学、技术以及工业的反思，一种后工业或后现代的文化模式正在形成。这一模式的文化意义在于，科学技术不再被看成是一种衡量文化传统之存在的全部条件，多种文化传统及其价值观念，都需要得到新的审视，并确认为现代性的构成要素。与此同时，对于以技术为核心的现代性的反思批判，构成了当今时代哲学与文化的主题。

最后，任何一种文化传统都需要经过文化自觉，只有体现为文化传统的现代转化，才能真正成为现代性的积极要素。文化自觉，正是旨在形成一种涵容文化多样性的文化生态。任何延续至当代的文化传统，都有其存在的价值。因而，一方面对于已经或正在经历现代化的文化传统，其现代性资质显然需要从文化自觉的意义上进行把握；另一方面，那些在现代化过程中尚未进行自我批判的文化传统，包括把自身统一于现代性的现代西方文化传统，都需要展开文化批判。对西方中心主义的批判，同样是全球时代文化自觉的内在要求。

（二）文化自觉对传扬中医学的意义

20 世纪 90 年代提出的"文化自觉论"，对于解决世界文化多元并存时代中医药学的健康发展具有重要意义。所谓文化自觉，是指生活在既定文化中的人对自身文化有"自知之明"，明白其来历、形成过程、所具有的特色和发展的趋向。"自知之明"是为了加强对文化转型的自主能力，使自己的文化能够不断适应新环境，从而更好地传承发展。从这个意义上说，有"自知之明"才有文化自觉，有文化自觉才有文化自信，有文化自信才有文化繁荣发展。

现在，我们在发展中面对的复杂问题是前所未有的，中医药学的发展也是如此。对于中医药学发展而言，必须处理好的一个问题就是与西方文化、西医学之间的关系。要处理好这个关系，增强发展自信、发展动力，必须要有新思维。新思维从哪里来？从中华民族几千年源远流长、博大精深的传统文化中来。这就需要有文化自觉，了解中华传统文化的特点和发展趋势，明白中医药学与中华传统文化之间的紧密关系。作为中医药学研究者、工作者，不但要精通中国自己的医学，还要了解中国自己的哲学、美学等特点，实现人文为科学奠基、科学促进人文发展的目的。简而言之，我们倡导文化自觉，就是要自觉弘扬中华优秀传统文化；我们强调发展中医药学要有文化自觉，就是要从中华传统文化的视角审视中医药学的生命力、发展趋势[1]

（三）中医药学具有独特的文化优势

中医药学的理念源于中华传统文化。中华传统文化源远流长，儒、释、道互为补充，核心是儒学。儒家强调的"仁义""和而不同"，道家强调的"道法自然"等，对于中医药学的形成和发展具有重要影响。立足于中华传统文化的中医药学所形成的生命观和健康观，强调以人为本、涵养道德、修身养性、形神一体、天人合一，重视物质和精神的统一。这些理念对于健康维护和疾病防治有着十分重要的意义。

有人认为中华传统文化属于农耕文明的范畴，一直以来人们对其劣势的批判比较多，特别是1919年的新文化运动提出打倒孔家店，甚至有人提出废除中医药学。事实上，不能说农耕文明就是小农经济、目光短浅，还要看到农耕文明顺应自然的优势。近些年来，西方一些学者也肯定了农耕文明的优势，认为立足于农耕文明的中华传统文化有自身的优势。与此相适应，与中华传统文化紧密相关的中医药学也有自己独特的文化优势。比如，中医药学强调"气"的概念，主张"生气通天"，认为人体的生命活动与自然界密切相关；主张"大而无外"，体现的是包括天、地、人的整体观。西医学重视微观方法手段，分子水平可以是"小而无内"，还可以往下分，做到更加精细。但还应从整体出发，把整体观念与还原分析结合起来，这是医学研究必然要走的路。人类对疾病和健康的认识也一定要涉及影像学和大生化以外人的自我感受与修为，应将叙事医学与循证医学相结合，重视临床试验与证候组学、方剂组学、腧穴组学的基础研究。

中医药学以天、地、人整体观来把握人的健康维护与疾病防治，如"人以天地之气生，四时之法成""四气调神""生气通天"，都体现出顺应四时、形与神俱、融通整合的理念。这些先进的理念使得中医在诊疗当代疾病时具有独特而显著的优势。中医药学的"整体观念""辨证论治"等理论、方法与器物，对现代医学的研究与发展有很大启迪。中医药学也顺应了转化医学、健康医学、个体化医学与精准医学发展的趋势，并将在应对健康危机中发挥重要作用。

当今党和国家高度重视中医药学的发展，中医药学发展的春天已经来了，但乍暖还寒。我们需要改变这种乍暖还寒状态，在发展中医药学时树立文化自觉，重视中华传统文化与中医药学的比较研究，使其相互沟通。同时，中医药学的发展也要坚持与时俱进。

---

[1] 王永炎.发展中医药学应有文化自觉[N].人民日报，2015-06-03.

我是如何爱中医的——蒋戈利的中医多维创新之道

中西医要融通共进，但应该以我为主、我主人随。我们要将中医药学置于大科学背景下，适应大环境的变迁，服务大卫生的需求，实现科学人文融合互动、东学西学兼收并蓄，积极构建具有中国特色的医疗卫生保健体系[1]。

（四）从文化视角觉悟中西医学问题

1. 现代西医学存在的主要问题

近代以来，西医实体化、技术化的特征日益明显，这也直接导致了医患关系的不断物化、医学分科体系的高度细化及科层化倾向。

在中西医对话过程中，人们习惯于从西医来批判并否定中医。实际上，西医科学范式及其现代性问题同样值得反思批判。而且，在中西方文化并不对等且医学界依然为西方中心主义所主导的今天，对西医的批判更应恰当地理解为中医文化自觉的前提。

西医同样有其古老的经验文化基础。它所依从的科学，有古希腊哲学与文化的根基。近代以来，特别是随着生理学、解剖学、病理学、化学、生物学特别是外科学等学科的形成，西医发展已进入到规范化的技术时代，西医的一些问题也渐次出现。

一是西医的实体化特征越来越明显。脏器、组织、细胞乃至病毒，都是所指明确、边界清晰的实体，这给病理描述、诊断治疗带来极大方便。但实体化也有其问题。总的说来，实体化表明西医对身体的认识依然没有超出原子式以及机械主义式的生物医学模式，因而无法把握人类身体内复杂的生命关联。首先，过于关注实体，容易割裂实体与整个身体组织的有机联系。与此同时，治疗时看起来正确无比的"对症下药"，即针对病变实体进行元素化的药物治疗，常常难以免除毒副作用。其次，整个人体其实并不是那么容易被实体化的。作为患者，经常会碰到这样的情况，明明有身体方面的症状，因为无法落实到具体的实体，便无法给出诊断，从而也就无从治疗。至于官能症之类的病名，其实是为西医系统所排斥的，既然没有查出病变实体，便是靠不住的。但病变为什么一定非要是实体性的呢？再一个问题就是，西医理论看起来会以一套功能系统表达脏腑组织之间的关系，但诸系统之间的关系、作为实体性脏器组织及其症状之间的相互作用，至今尚未被西医充分认识。

二是西医的技术化导致医患关系不断物化。西医的技术化趋势已越来越明显。技术化的好处是从诊断、治疗到调理均变得可量化、可操作，也更精确。但问题也在于，技术化更容易使医生习惯于把患者看成是某个器官出现毛病的动物，甚至是某个零件出现故障的机器。在这种情况下，患者人格的完整性通常会被从技术化的诊疗过程中摒除出去。与此同时，技术化使得医患关系越发物化，医生客观而科学的职业态度看

---

[1] 王永炎. 发展中医药学应有文化自觉 [N]. 人民日报，2015-06-03.

上去常常与其应有的人性及同情心无关。无论是医生还是患者，都过度依赖于技术，结果患者不再是同医生打交道，而是同医院形形色色的器具打交道；医生也不再是同患者打交道，而是直接同各种器具打交道。医患关系越来越不是人与人的关系，而是物与物的关系。

三是高度细化的分科体系及科层化倾向。这可以说是西医实体化与技术化的制度结果。如今医院分科越来越复杂，似乎越是级别高的大医院，分科便一定越细，这给患者的辨识带来了太多的苦恼。老实说，就连我这样曾经有一些医学知识的人，也常常犯蒙。同样让人困惑的是，疾病却并不完全是依照细微的医院分科系统形成的，把本来作为整体的病变分解为不同的诊室，除了加倍地增加患者挂号诊疗的麻烦与负担，实在是乏善可陈。又如，现代西医治疗与预防的分化。治疗与预防的区分的确是西医及现代医疗系统的基本区分，但正是这一区分使得社会系统强调治疗而疏于预防。

毫无疑问，西医自成为人类主导的医学体系后，给人类带来了巨大的福祉，这是必须要肯定的。一切轻率地否定西医的做法，正如否定科学一样，都是无知的。我们批判西医，也是希望其能从医学观念、理论体系、医药制度等各个方面着手改革，开放现代医学体系，以积极的态度理解和接纳中医文化，从而更好地发挥医学的济世功能——这本身也是目前医疗卫生保健事业改革和发展的方向。

2. 中医学的实践意义与人文性质

面对上述西医科学范式的问题，面对中华文化复兴的大势，中医学正在呈现其无法替代的优势。在构建一种涵盖人的生命多样性，并与当代社会建设相适应的社会医学模式的过程中，中医学将大有作为。

与西医固有的实体化及表现出来的技术化与科层化相比，中医的特点恰恰是非实体性，是对生命整体、关系及其身心功能的强调，是入情入理的人伦沟通、相对简约有效的互信交往机制，以及自然便当且经济实惠的药物。中医的"辨证"思维，是以"象"思维为基础的。所谓心、肝、脾、肺、肾均是指一类"脏象"，"脏象"虽非西医所说的同名脏器，却也包含了同类脏器的基本功能，并且还呈现出脏腑间、脏腑与系统及整个身体，以及个体与外部世界的生命关联。中医学的非实体化倾向，也许不易使诊断具体化，但能在更根源的生存论意义上重视生命机体的关系与整体协调性，注重更为巩固而持续的疗效，并同时注重治未病、养生、文化心理调适以及人伦社群沟通功能。

中医学所强调的经验，与其说是技术，倒不如说是中国文人所强调的功夫与修持，更接近于哲学与艺术。在中医学中，医理与伦理本质相通。诸如"天地之大德曰生""大医精诚""不为良相、当为良医""悬壶济世"等，始终是中医学内在的价值观念。正所谓"君子役物但不役于物"，"君子善假于物"，中医不会把自己陷入细碎繁杂的技术、机械与组织系统中。中医的整体性本质地反对细化的分科体系，其济世救人及其平民化立场也本质地拒绝"科层化"，滥用资源、堆砌药物也从来不为中医所提倡。中医医家与病家的关系，与其说是职业上的医患关系，倒不如说是一种奠基于生活世界之上的伦理共生关系。这种关系，正是改革和改善时下技术化、日益物化的医患关系模式以及不堪负重的医务经济结构所需要的。

中医与西医的区分不只是理论与技术层面上的，本质上是哲学及文化上的，是中西方两种哲学及文化传统区分的典型表现。在这一意义上，对中医理论的把握和阐释，更不必诉诸西医科学，也不必完全诉诸系统论、协同论以及复杂科学之类的现代科学。对于中国而言，从生物医学模式向社会医学模式的转变，中医学承担着义不容辞的使命。

从文化传统的角度来看，中医学本质上是对中国哲学与人文传统的领会。把中国哲学引入中医学，不仅可以更好地把握中医学的理论本质，而且更有益于领会中国文化传统的实践智慧。比如，《黄帝内经》中阐述的阴阳五行学说，其理据正在于周易及先秦老子诸学的宇宙论思想，而将宇宙论学说引入身体系统，正体现了儒家"天人合一"的理念。这些年中医学界有一个主张，即废止阴阳五行学说，而将中医学的基础理论直接把握为脏腑关系学说。这种主张也许更符合现代医学思维，却割裂了中医基础理论同中国哲学传统的原理性关联，其实不妥。

对中医辩证法的理解，也不必完全局限于所谓朴素辩证法来理解。中医辩证法渗透的是中国人的生命智慧，这种智慧其实是一种高级的实践智慧，并非特定时期教科书中被处理成低级思维形式的朴素辩证法所能概括。其他如情志、养生、治未病等，无不深深地渗透着中国哲学精神，值得深入领悟和发掘。

今天我们探讨了中西医在哲学及文化性质上的区分，但并非要把中医自绝于现代医学之外。恰恰相反，是想通过明确中西医的区分，从而确立中医文化自身的存在基础。一种文化传统的现代自觉过程，正是通过与异文化传统的比较而实现的。与西医百余年来的比较对话，既呈现出中医在现代性中的缺陷，也呈现出中医的优长。对西医及其哲学文化的认识与理解，包括对西医的学习，也构成了中医文化自我认同的前提，而排斥西医肯定不是中医文化自觉的前提。

如果说全球时代的文化样态，必然是不同文化传统的沟通与对话。那么，全球化时代的医疗保健体系，必然也是不同医疗文化体系的对话与互补。当代中国医疗保健体系的建立，必然是中西医两大医学体系优势互补、通力合作的成果[1]。

---

[1] 邹诗鹏.中医学的文化自觉 [N].中国中医药报理论版，2009-11-13.

（五）从文化视角审视当今医学问题

当今世界，人类健康面临前所未有的危机，迫切需要我们去积极应对。然而，这种健康危机并非单纯的医学问题，其背后是文化问题。追求经济利益最大化的价值取向对人类生存的自然环境和社会环境都产生了极大影响，导致人类生活方式和社会行为都发生了很大变化，由此带来种种健康、疾病和社会问题。所以，看待医学问题要有文化视角。

一方面，饥饿、营养不良等在一些国家依然严重威胁着生命健康；另一方面，营养过剩和生活方式不健康导致的疾病，如肥胖、高血压、高血脂、冠心病、脂肪肝、动脉硬化、糖尿病等发病率在一些国家大幅提高。城镇化的快速推进带来城市人口膨胀，导致城市里各种资源尤其是人类赖以生存的水资源非常紧缺，更使保障人类健康的医疗资源非常紧缺。食品添加剂、农药、化肥、防腐剂等的大量使用直接影响人类健康，而环境污染导致的温室效应以及抗生素的滥用则为新型传染病的出现提供了温床。随着社会竞争日益激烈、生活节奏不断加快以及一些人价值观的扭曲，人们的情绪、心理、精神发生很多变化，导致抑郁症和心因性的精神障碍不断攀升，抑郁症的患病率已达 11.8%。

此外，随着社会日益老龄化，老年病患者开始增多。有资料表明，老年人在临终前两年的医疗费用占其全部医疗费用的 70%。面对人类面临的前所未有的健康危机，我们必须从多方面去深思应对之道，其中一个重要方面就是从文化视角去看待医学问题，在理念上有所创新。我们要树立顺应自然的理念，实现自然、社会与人类健康之间的和谐统一。强调发展中医药学要有文化自觉，正是因为人类健康问题不是简单的医学问题，中医药学与中华传统文化之间的紧密关系，有利于我们在应对人类健康危机时创建新理念、新理论[1]。

二、包容超越型思维是爱中医的正道

客观而论，中西医同为维护人类生命健康，防治疾病的知识体系和生命科学在全球一体化趋势与潮流日益强盛的当今时代，不可能永久地各自独立存在和发展。这既有违人们对完整医疗服务的需要，也不符合科学发展的客观规律。"中西医从理论到实践、从医学到医疗的汇通融合"，既是世界医学发展的必然要求，也是中、西医学各自

---

[1] 王永炎.发展中医药学应有文化自觉 [N].人民日报，2015-06-03.

发展、共同走出困境的必然趋势，也是全球经济科技一体化和多元文化长期"共存互鉴"的必然结果。我们坚信，人类医学的服务对象与特性、宗旨，就是中西医药学会通融合的最大和最基本的公约数。

为此，笔者在人文整体思维范式的指导下，基于人性良知良能的人生信念和现实务实求是的创新精神，以"突破传统思维禁锢，消解医学汇通壁垒，融合中西医学精华，构建人文整体医学"为信念与目标，提出并创建了"包容超越型"人类医学发展观念[1]。基于医学哲学的高度映照，邃密中医药与中华传统文化的不解渊源，追溯中医核心理论的构建历程与中医药2000多年的传扬历史。笔者发现，包容超越思维乃是"忠爱"中医药的思想法宝，是中医药学赖以形成、发展与创新精进的恒持正道。

（一）中医理论根基源于对中华传统文化的容纳与运用

《医学三字经》："医之初，本岐黄，论大略，分阴阳。""分阴阳"放在最前面，昭示着"阴阳理念"是中医药学的理论根基，自古以来就是中医药学认识生命、辨识疾病、防治病痛、保健养生的核心理论。中华"传统文化的阴阳五行学说是中医理论的根基——中医的阴阳五行理论的来源是阴阳家邹衍的天人合一思想"[2]，阴阳失调致病说是中医学最为核心的标志性理论。阴阳的平衡是相对的，只存在动态的平衡，却没有绝对的、永久的平衡。人体的生理过程体现出阴阳的不断此消彼长，也就是有盛有衰，当然这是在一定限度内实现的。在中医看来，人只有在阴阳相对平衡的状态下，才能保持正常的生理活动，若是遇到外界致病因素的影响，造成人体阴盛于阳，或者是阳盛于阴，就可能生病，这即是中医说的"阴阳失调"。《内经》记载："善诊者，察色按脉，先别阴阳。"即是善于诊断的医生要观察人的气色，通过把脉，首先要区别是阴证还是阳证。《内经》的治病原则即是"谨察阴阳所在而调之，以平为期"。"平"就是使人体的阴阳保持相对的和谐与平衡（《素问·至真要大论》）。

中医抓住了阴阳，再把人体的心肝脾肺肾五脏与金木水火土五行配合。在阴阳五行学说的发展史上，《易传》解决了"使天能成立的基本道理（法则）是阴与阳；使地能成立的基本道理（法则）是柔与刚；使人能成立的基本道理（法则）是仁与义。"在原始五行说的基础上，思孟学派把五行发展为仁义礼智信，应用于伦理学的领域，邹衍把思孟学派的伦理学的五行发展为人类社会历史领域里的五德终始发展规律，更重要的是解决了五行的要害是阴阳，从而掌握了开启五行之门的钥匙。而《内经》把阴阳五行发展为中医学领域里与人体心肝脾肺肾五脏相结合，成为治病的一门学问。

---

［1］蒋戈利著．启迪与启示：医学人文悟语与赠书诗话［M］．天津：天津社会科学院出版社，2016：28．

［2］孙开泰．传统文化与中医．2005年12月18日在中国科学院自然科学史会议室"天地生人学术讲座"的讲稿．

把阴阳五行学说具体到了人体，形成了医学理论，就创造了中医。这是中医药学对中华传统文化阴阳五行学说的包容与发展。

（二）包容超越型思维驱动着中医药学的创新与发展

1. 包容超越型思维源自中华文化的整体观

中华传统文化整体观，是以孔子为代表，以儒学为主体，兼容诸子百家，即主要是阴阳、道、法、名、墨、农、兵等家，以及佛教与道教思想精华于一体而形成的中华传统文化。它源自汉武帝接受董仲舒建议"罢黜百家，独尊儒术"，形成以孔子为代表的、以儒学为主体，包容道、法、墨、名、阴阳、兵、农等各家的科学文化精华。实际上，董仲舒的"罢黜百家，独尊儒术"是一个综合的创新。再加上后来历史的发展，吸收了佛教、道教思想，成为一个极富包容特性与优势的文化整体。它是一个整体，如果只强调某一个方面都是有问题的，因为整体大于局部之和。以中华传统文化整体观为指导来进行研究，这比局部研究要好得多，深刻得多。

中华传统文化的整体观，是中华民族独特的思维范式，也是一种辩证、包容的思维方式。这一富于海纳百川精神、包容胸怀的思维范式，把人与宇宙视为一个整体，构建了"天人合一"的思想观念，并大大地提升了《易》的地位。中国人的哲学就是《易》。《易传》的乾、坤两卦，就是"自强不息""厚德载物"。"自强不息"的目的，就是自立于世界民族之林，能够顺应自然的发展，自我强盛。"厚德载物"的精神，就是一种极大的包容精神。即使西方的文化，你进来，我都能容纳，通过中华民族的文化改造成我们自己的文化，例如我们把外来的佛教改造成中国的佛教——禅宗。

以上所述，便是笔者经多年寻觅，才有幸发现并竭力倡行的"包容超越型思维"的中华传统文化渊源，也正是这一贯穿于中医药形成、成长始终的思维模式，赋予了中医药学经久不衰的生命力，引领中医药学走过了数千年的历程，书写了非凡的学科历史，铸就了辉煌的医学成就。

2. 包容超越型思维铸就了中医药的辉煌历史

纵观五千年古今中医药的发展历程，我们可以从以下三方面，窥视"包容超越型思维"所铸就的中医药辉煌成就和非凡历史。

（1）铸就了具有中国特色的医学文化核心价值

其中获得学界公认、最具特征性和代表性的核心价值及意义[1]，主要有：

天人合一：也称"天人相应""天人和谐"，既是中国传统哲学的根本观念，也是儒家文化思想的基本观点，揭示人与自然存在着不可分割的关系，促成了中医整体观

---

[1] 马海莉.中医药文化核心价值观现代研究进展［N］.中国中医药报，2014-07-07.

念的逐渐形成、发展和完善。强调人体自身和人与环境的统一与和谐，人与天地相应，人的生、老、病、死与外部环境密切相关。所以，看病要看整体，要看气候、地域和自然环境、人文环境。

以人为本：包括人本思想、人性思想和人文思想。它不仅是中医药文化的轴心，而且是中国文化的核心。《黄帝内经》提出："天覆地载，万物备悉，莫贵于人。"孙思邈在《备急千金要方》中强调："人命至重，有贵千金。"均是"以人为本"的文化气质和精神品质的具体体现。

大医精诚、医乃仁术：也可表述为"仁和精诚""仁心仁术""精诚专一"等，是从医疗职业道德层面对中医药文化核心价值的凝练。儒家的仁善伦理经过千百年的积淀，嵌入了医家的文化心理结构之中，内化为"发大慈恻隐之心""普救含灵之苦"的从医动机。

（2）铸就了中国传统医学波澜壮阔的历史

我们可以从有文字记载以来的历代中医药的主要发展情况，追溯包容超越型思维引领下所造就的非凡历史[1]。

——夏商西周时期，医巫并存，在卜筮史料中记载了大量的医药卫生的内容，形成了医学的雏形。

——春秋战国之际，是中国整个学术界百家争鸣、百花齐放时期，医巫分离，医学具有更显明的科学性、实用性和理性，占据了医疗卫生事业的主导地位。临床医学的分科已现端倪，趋于专业化。

——秦汉时期，以伤寒、杂病和外科为最突出的临床医学达到了前所未有的水平，形成了中国医学史上的第一次高峰。

——三国两晋南北朝时期，中国社会长期处于动乱割据的状态，医药学在脉学、针灸学、药物、方剂、伤科、养生保健、中外交流等方面取得了成绩，为医学的全面发展积累了经验。

——隋唐时期，国家重归统一，国力强盛，文化繁荣，形成了一种空前恢宏气势。中国医学在这一时期得到了全面的发展。医学家们在各自的研究领域获得了更为丰富的成果，达到了中国医学发展史上第二次高峰。

——两宋时期，是中医药学发展的重要时期，政府的重视在医药发展上发挥着更加重要的作用。北宋政府组织人员编纂方书和本草，设立校正医书局，铸造针灸铜人，改革医学教育，设立惠民局、和剂局、安剂坊、养济院、福田院等，有力地促进了医药卫生方面的进步。

---

[1] 据医学教育网搜集整理.

——辽、夏、金、元与两宋王朝并立，以至元灭宋，统一全国，这是北方少数民族与汉族文化大融合时期，是中国医学史上学派争鸣、民族医学奋起的一个辉煌时期，为多源一体化的中国传统医学注入了新的活力，呈现了蓬勃的生机。

——大明朝时期，医药学发展出现革新趋势，在探传染病病因、创造人痘接种预防天花、中药学研究等进入新的层次；中外医药的交流范围已达亚、欧、非许多国家与地区，中学的输出、西学的东渐，使中外医学文化在交流接触中，互惠受益。

——清代前、中期，医学趋于普及与升华发展的时期，王清任躬身于人体解剖，著有《医林改错》，反映了"中国医界大胆之革命论者"的开拓进取精神。

如此一来，形成了一脉相承、绵延数千年一直未曾中断的古代中医药文化及文明，为世界医学史上所罕见。中国古典医籍数量之大，名医辈出，在同时期的世界范围内也不多见。中国传统医药学有着强有力的生命力，它随着时代的前进而发展。

（3）奠定了越挫越勇的传统医学奇迹

经过了与近现代医药文化的撞击、对抗到结合，也注意从国外先进文化中吸取有用的东西，出现了中西汇通融合的探索，促使传统医学逐渐走向现代化。

三、论多维立体创新中医的方略路径

纵观历史与现实，医学从来就不是一门纯粹的科学技术，它是一门独特的学问。其独特之处，在于始终以"如何认识和维护人体的机能、如何认清和防治人的疾病"为研究和思考对象，即是研究人的健康与疾病及其互相转化规律的科学。其实，就是如何用医学的方法解决"人"的问题，通俗地讲，就是让"活人活好"的一个行业。

众所周知，人的生命是极其复杂的灵性生物，具有生物、社会两大特性，且与心态（灵）、遗传、环境等因素密切相关，这就决定了医学的文化、科学两大属性和生理、病理、诊疗、保健等多维性。因此，人类医学必定包含了关于身体、生命的认识以及与人体健康相关的社会观念。究其本质而言，医学仍然是一门关于人的学问，即"人学"，作为中华传统文化重要组成部分的中医药学尤其如此。正如西方医学鼻祖希波克拉底所言："对一医生来说，了解一个患者，比了解一个患者患什么病更为重要。"

由此可见，要想实施"创新驱动发展"战略，真正实行传统中医药学的科学传扬，推进现代中医学科的实质性发展，实现极富中国特色的中医药学的划时代、历史性跃进，逐步实现中医药学固有优势的复兴以及21世纪中医药学事业的整体振兴这一伟大目标，亟须的"创新"必然是多维立体、全面整体的，绝非"单一平面""点面零散"的零敲碎打或旁敲侧击。同时，要有效推行、科学铸就这种里程碑式的"创新"，既需要胸怀"忠爱中医药"的拳拳之心、凌云之志，又需要满怀"光大中医药"的文化自信、科技自信，更需要知行"强盛中医药"的雄才大略、捷径正道。任何民族虚无主义心态、学科从属心理，任何崇洋媚外思想、人云亦云言行，任何数典忘祖的不忠行径、舍本求末的时髦行为，都将误入传承教育歧途、学术研究误区，难以取得科学传扬中医药学的创新创造，断送中医药千载难逢的历史发展机遇。因此，探索、确定科学正确的方略、路径，是"忠爱、创新中医药学"的首要问题，是决定"传扬、发展中医药学"成败，关系中医药存亡兴衰的关键所在。

（一）多维立体创新中医药的必要性

1. 人类生命健康的多维整体性需求

多维立体创新中医药的必要性，首先决定于人类生命健康的多维整体性需求。其多维整体性需求主要体现在以下几个方面：一是传统中医学认为，人类的生命健康包括身、心两个维度或方面，近代以来又有人提出身、心、灵三维生命健康观；二是传统中医学认为，人类疾病的致病因素包括内因（内伤七情）、外因（外感六淫）和不内外因（各种外伤及意外伤害），当今的空气污染、土壤水质污染更增加了病因的复杂性，各种疾病的具体病机与表现多种多样、包罗万象；三是随着现代社会物产日益丰富，人们生活水平不断提高，对生命健康要求和医疗服务需求日趋多样化、多层次化和高标准化。因此，要使中医药适应、满足现代人类健康的多维整体性需求，中医学就必须进行多维立体的创新发展。

2. 中医药学的文化与科学双重属性

无论何种人类医学，均具有文化与科学的双重属性。较之其他医学门类，中医药学的人文属性更为浓厚，并与中国传统文化一脉相承、息息相关。这既是中医药学的一大优势和特点，更是人文性偏强、科学性偏弱的根源所在，也是必须多维立体创新中医学的一大缘由。因此，我们在创新中医学的过程中，应当高度重视这一特点。

在此，有必要结合相关研究[1]，对中医药学的这一双重属性做一简要阐释。

一般而言，说"中医是文化"，是从中医生存的文化背景而言，包括中医的思维特质、中医理论的表述方式、中医的实践方法以及中医与其他传统文化的相互关系等。其实，任何一门医学刚开始都是地方性的，如中医、西医、印度吠陀医学、阿拉伯医学等，在这门医学产生之初，是与其生存的土壤密切相关，并受其所在环境的影响。作为整个大文化的一部分，这门医学文化是大文化中的次文化，就像中医文化是中国传统文化的一部分一样。

---

[1] 刘理想. 略论中医文化与中医医学科学的关系 [J]. 医学与哲学（人文社会医学版），2009，（4）：70.

说中医是"医学科学"，是从科学性这个角度而言的。科学（中医是否是科学，现在还有争议，暂时先借用这个概念）是精粹部分，是经得起实践检验、又自成系统、具有客观理论表述的知识与技术系统，可以说是一门学科的内核。科学性是中医的内核。

讲中医文化时，人文气息相对浓厚一些；说中医是医学科学时，强调的是中医作为一门医学的自然科学属性。科学性是中医的内核，这个内核的大小，决定着中医的性质。如果内核过于狭小，不妨可以说中医不"科学"；如果这个内核相对比较大，则在一定程度上说它是"科学"。当然，现在衡量这个内核的尺度与方式还没有统一，并且有很大争议。至少到目前为止，完全意义上的医学科学还不存在，包括西医学在内。

3. 中医药学多维立体的学科完整性

基于"包容超越型"思维，经过数千年不间断传承发展，中医药学早已发展成为涉及生命健康与疾病防治各个层面与领域的理论知识与实践经验极其丰富的学科体系，呈现出人类医学领域少见的理论、技能和著作典籍的学科完整性。要想实行中医药学整体性的时代化发展，就必须进行多维立体的创新与创造。

（二）创新中医学的素质与能力要求

1. 创新中医学与中医药创新的辨析

35年来，经过对中医药学的学习、研究与运用的交互历练，笔者发现，要真正学好、用好与参透中医药学，不仅要能潜心于中医药学的深层内核，完全运用中医学的特有思维方式学习研究，更难得的是既能不改"忠爱中医药"初心，又能跳出中医药学的边界，置身于人学的平台、哲学高度和国学的角度，谨守科学的严谨、理论的缜密和医疗的实用，力求客观全面、深邃整体地把握中医药学的内涵。只有这样，才能成其为"国医智者"，明确应如何清醒地追溯中医药历史、正视中医药现实、展望中医药的未来，有的放矢进行中医药的创新研究与创新中医药学。否则，极易产生"不识庐山真面目，只缘身在此山中"之感，造成态度偏颇、认识偏差，迷失正确的传承发展方向，步入医疗、教学和科研的重重误区……正所谓"旁观者清，当事者晦"也。

笔者基于对中医药学的学习研究、觉悟与发展中医学的责任担当，基于国家政府对振兴中医药给予的大力支持与中医药喜获千载难逢的历史发展机遇，产生了"多维立体创新中医学"理念，并进行了方方面面颇有成效的艰辛探索，取得了一系列的可喜进展，较完整地建立起了中医药学的创新版——人文整体医学。所以，有必要对"创新中医学"与"中医药创新"做一简要的辨析。

首先，二者是主体创新与局部创新的关系，"创新中医学"是从思维理念、基本理论、中医生理学、中医病生理学及各临床子学科的整体性创新创造；"中医药创新"则是指基于中医药学某一方面或某一具体点位的局部性研究创新。

其次，二者是学科外与学科内的关系，前者试图以全幅式的眼界审视，整体性地研究创新中医学药；后者在中医药学的学科内部，以局灶性的视野，针对性地研究创新中医药的某一问题。

再次，二者是全程式与阶段性的关系，前者力求从中医药学的历史、现实与未来（趋势），全程式地探索中医药学的发展规律；后者则是基于中医药的时段、某一项目，时段性地研究中医药的具体问题。

总之，二者是总体性与具体性、大与小的关系，从概念含义来说，前者包括了后者，后者则是前者的一方面、一部分。

2. 多维创新中医学的人员素质条件

多维立体创新中医学，不仅是历史赋予当代中医药人的时代使命，更是一项艰巨而伟大的工程，既需要所有"铁杆中医"骨干的觉醒与觉悟，更有赖于中医药大家和中医学精英们的"忠爱"、自信与智慧，有赖于在中医药文化自觉和科学自信基础上的实实在在、扎扎实实的创新实践。那些纸上谈兵、高谈阔论的纯粹理论家，那些唯利是图、人云亦云的"搭伙中医"们，都不是"多维立体创新中医"的指望者。那么，什么样的人，才是"多维立体创新中医学"的主力军？这样的人应当具备哪些素质条件呢？

对如何解答这些中医药学的"钱学森之问"，笔者认为，"多维立体创新中医学"的学科精英们，应当具备如下几个方面的能力素质和学术智慧：

（1）应具备优秀哲学家的思维能力和睿智底蕴：能立足人性良知良能，融会古今中外医哲精髓；能自觉遵循基本的哲学原理，即：一是辩证否定、去伪存真原则；二是主客一体化思维方式；三是以"和谐"为总精神和总法则的中医最高价值观。亦如西方医学鼻祖希波克拉底所言："应当具有优秀哲学家的一切品质：利他主义、热心、谦虚、冷静地判断、沉着、果断、不迷信。"

（2）应具备优秀理论家的原创能力与文化修养：能映照"天、地、人"三相，就必须囊括"身、心、灵、境"四维，就必须顾及生物（机体及其活动与代谢）、生态（人体内外环境）、情志（心理—精神—灵性）、社会（家—单位—国等人群关系）四大范畴，就必须自觉摒弃学派门第的自以为是、故步自封和孤陋寡闻，科学辩证地容纳古今中外的人学、哲学和医学的思维方法和理论精华，方能有所建树、有所超越。

（3）应具有海纳百川的胸怀和包容超越型思维：必须要有一种"虚怀若谷，海纳百川"的胸怀和心态，有一种"深邃大度，宽广无碍"的头脑和德行，有一种"天人合一，包容天下；求同存异，正觉志新"的智慧和气魄，有一种"人文科技，并重并举；异同并存，包容统一"的思想和勇气，有一种"鞠躬尽瘁，荣辱不惊；精勤不倦，知行并进"的执着与无畏。

（4）应具有深厚的理论医学与临床医学的历练：作为整体性创新中医药学的研究人员，应当具有较深厚的中西医的理论功底和尽量全面的知识结构，同时还必须具备尽可能丰富的一线临床实践经验，并对现行的各种不良医疗现象、医疗缺陷有充分的了解和深入思考，善于透过现象看本质，为创新中医学奠定基础。

（5）应有丰富的人生历练与对病患的感同身受：医学尤其是中医学，具有浓厚的人文含义、文化属性，丰富的人生历练对参透人的生命意义、疾病防治等医学实质问题，具有重要作用。医疗尤其是中医诊疗活动，真实、如实地了解病患的病痛疾苦、患者的真正需求；自身对疾病的感受与体验，更能深切地显现医疗的优劣，病患对医学、医疗或医者的真实期盼，从而为创新中医学提供最真切的感性认识、理性升华的实践源泉。

（三）多维立体创新中医的基本方略

1. 谨守继承与创新的辩证统一

多维立体地创新中医学，最根本的目的就是实现中医药的时代化生存与发展，使之更有生机，更有作为，更有用武之地，更有竞争力，能够屹立于世界医学之林。本着"去伪存真、去粗取精"的原则，务必做到"传扬莫泥古，创新莫出圈"，坚持继承与创新的辩证统一，把握好一个科学、正确的"度"。既要完整地传承和发扬传统中医学的核心价值观、哲学思维方式和医学理论与医疗技术等学科体系，维系其与中华优秀文化的血脉联系，又要基于时代科技进步与异域医学文化精华，大胆、智慧地进行全方位的学术创新创造，为传统中医学注入现代文化、科技的"营养素"和当代中医人的"智慧结晶"，为中医药学增添时代的正能量、生命力。

2. 坚持理论与实践的参合互鉴

归根到底，人类医学的根本使命与作为，就是认识生命、防治疾病、维护健康，源于"自爱与爱他"的"惜生卫命"本能。自古以来，行将以往，"医疗与保健实践"永远是人类医学赖以生存、发展的源泉与动力。因此，多维立体地创新中医学，要始终谨守"理论与实践的参合与互鉴"方略，在正确、科学的理论指引下，开展富于实际意义的创新创造实践；进而在富于创新创造性的探索实践中，创建新的医学理论，如此循环往复、互促互鉴，方可推动中医药学科的良性发展。

3. 学科创新与国家战略相契合

人类社会发展到当今时代，一方面，国民的身心健康与综合素质决定着一个国家的核心竞争力；另一方面，一个国家的综合实力与医疗卫生政策，对本国的医学研究、医疗事业的发展，起着举足轻重的作用，二者息息相关、相互影响。当今中国，党和政府高度重视传统医学的复兴，大力支持现代中医药学的振兴，历届英明的国家领袖都做出了高屋建瓴的中医药发展方向，已将"振兴中医药、实现中医现代化"提升到国家发展战略的高度，陆续颁布了促进中医药发展的法律法规，采取了一系列振兴中医药事业的重大举措。

如此一来，不仅促进了中医药半个多世纪来的空前发展，更重要的是为中医药学的伟大复兴、空前振兴提供了千载难逢的历史发展机遇。这也为多维立体地创新中医学，创造了良好的时代背景和宝贵契机，我们应当牢牢地抓住这一天赐良机，谨守"学科创新与国家战略高度契合"的方略，时不我待地担负起"多维立体创新中医学"的时代使命。

4. 医学文化自觉与科技创新并举

由于历史背景、地域特点和民族文化等种种原因，造就了传统中医药学"强人文，弱科技"的风格和特点，既给中医药融入现代科技经济时代带来了不便与考验；同时，也给传统中医药实现跨越式跃进与发展，提供了非凡的契机与条件。

在实施"多维立体创新中医学"的伟大实践中，我们要高度重视这一现象，坚持"医学文化自觉与科技创新并举"的方略，采取针对性的措施，切实践行中医药学的"科技时代化"振兴战略，科学智慧地实施传统中医药学独特理论的"人文科学化"、传统中医药学特色疗法与优势技能的"时代科技化"创新，努力促成中医药学的时代化、现代化精进。

5. 新理论创建与新技术研发并重

我们实施"多维立体创新中医学"系统工程，试图全面整体地推进中医药学的发展，不是一个即兴念想，也不是仅仅挂在嘴上、写在纸上的口号或理念，更不是为了职称晋升或学历考试而临时胡诌的文字游戏、纸上谈兵；而是希冀伴随中华民族再度伟大崛起的契机，立志铸就中医学的时代发展、再度辉煌的坚强决心与远大理想。虽然充满艰辛，更有艰难险阻，但这已成为我们以殉道式的赤诚、身心俱献的信念、全力投入的伟大工程，以及竭力实现的人生目标。

诚然，这是一座貌似难以企及的高峰，需要志同道合的同仁们众志成城、接力攀爬，需要当代中医药精英们的集思广益、共同奉献胆略智慧，才能有所作为、有所成就。有道是"山高人为峰""世上无难事，只怕有心人""千里之行，始于足下""不积跬步，无以至千里"。所以，在实施"多维立体创新中医学"系统工程中，我们应当本着"脚踏实地，求真务实"精神，采取"各个击破，推陈出新"的战术，推行"新理论创建与新技术研发并举并重"的方略，展现对中医学的"忠爱"，步步为营地推进"多维立体创新中医学"的划时代工程。

四、论振兴现代中医药学的四化战略

当前，党和政府对中医药工作提出了新要求，人民大众对中医药服务寄予新期盼，医药卫生体制的改革，为中医药发展与振兴提供了新机遇，同时也面临许多新问题、新挑战。作为国医药传人和国医药业界，如何以科学发展观为指导，适应新形势，研究新问题，从而拓展大思路，提出大对策，抓住历史性跨越式发展的大机遇，开创振兴中医药事业的大局面，在为我国经济社会发展做出新贡献、为中华民族伟大复兴做出新奉献的同时，实现中医学的伟大复兴，是我们必须面对和担当的重大使命。常言道"天时难得，时不我待"。为此，作为国医后生学人，笔者不顾才疏学浅，斗胆陈述拙见，试图站在文史哲和本学科整体的角度，对"如何实现中医学的伟大复兴"进行战略思考，以期同道贤能斧正，以求抛砖引玉之效。

毛主席曾指出"研究带全局性的（战争）指导规律，是战略学的任务。研究带局部性的（战争）指导规律，是战役学和战术学的任务"。我们在总结中医药事业发展经验，探讨影响和制约中医药发展的重大理论问题和政策研究，拟定新思路、新对策，确定重点研究领域、建设项目和研究课题之际，首先要确定正确的是发展战略和发展目标。为此，笔者于 2009 年 11 月在第三届全国中医药发展大会上，提出并论证了"实现中医学伟大复兴的战略战术"，系统地阐述了"复兴中医药大业的大四化战略"理念。"大四化战略"就是：①整体人文化；②时代科技化；③绿色生态化；④全球大众化[1]。

（一）整体人文化：思维观念与文化内核的回归战略

纵观古今中外，虽然各种医学种类与门派众多，各自的理论依据及诊疗方法不一，有皇家宫廷、官方衙门所谓的正统医学、疗法，也有民间江湖、部落山寨俗称的郎中、野医，但所有医学、疗法无不是以防病祛邪、救死疗伤为目的。所以，医学基本的本质特性和根本宗旨，就是调理身心，治病疗伤，消除各种病痛对身心的折磨、对生命的损害。只是不同的医学或疗法有不同的特点、优势和局限性而已。当今世界的两大主流医学——西医、中医也不例外，各有千秋、优势，但都有各自浓厚的文化渊源和人文内涵，这才是产生、形成特定医学门类的特色、优势的本根所在。

因此，要想充分强化中医学的学科特色和医疗技能优势，必须回归人类医学的本

---

［1］蒋戈利.关于实现祖国医学伟大复兴的四化战略［C］.第 3 届中国中医药发展大会论文汇编，2009.

我是如何爱中医的——蒋戈利的中医多维创新之道

质特性和根本宗旨，实行具有中国文化优势的整体人文化，以增强中医药学的核心竞争力和持续发展力。整体人文化战略可通过如下三方面得以实施：

1. 深入研究生命健康的"身心－环境整体和谐性"

实际上，"身心—环境整体和谐性"的程度和状态，就是人的身体、生命健康的程度和状态。人一旦发生病变或受到伤害，就会引起身心—环境整体和谐性的失常而发生疾病。医学的作用或目的就是尽力提高健康的程度，改善身体、生命的不良状态。中医学一向注重对"身心—环境整体和谐性"维护和调节，中医的自然哲学观、朴素的唯物辩证观、五运六气学说、阴阳五行学说、藏象学说、经络学说等基础理论，都是对这生命特性的科学认识。中医的各种调治疗法和养生保健方法，都是调节、维护这一生命特性的有效方法。

因此，这是中医学的理论优势，应当进行深入的研究，深化对这一生命特性的认识，形成更科学完善的理论。这对解决中医重大理论问题具有重大意义。

2. 深入研究医疗全程的"人文调治的整体服务性"

这种提法如同上一种提法一样，乍听起来有些陌生，甚至莫名其妙。其实，这也是中医学特有的优势和特色，只是我们把它归纳、升华了而已。这里的"人文调治"，不是现代西医所谓的医学人文、人文关怀、人道主义等，而是为了充分彰显人类医学的本质特性，更大限度地实现人类医学的根本宗旨，在中医整体调治基础上的进一步完善和提升。医疗全程的"人文调治的整体服务性"理念，要求在诊查、诊断、医护和治疗后的全过程中，自始至终地注重人们的生活方式因素、心理精神因素、家庭社会因素、地理环境因素，甚至人种血缘因素等，对身心健康（即前述的"身心—环境整体和谐性"）的影响，采用富于人性、人文、人情、文明和艺术性的诊疗方法、治疗途径等，对患者身体、心理、精神进行个体化的整体性调治以及不良生活方式、饮食习惯的评定纠正和指导。

只有这样，才能称上完整意义的尽心尽力的"人文整体调治"或"整体性的人文医疗服务"。中医学在这方面已有良好的基础，若在现有基础上结合现代科技成果和手段进一步充实、完善、升华，形成现代中医的新诊疗模式和体系，必将对突破目前中医药临床困难，增强医疗市场竞争力产生重大意义。

3. 学习医学精英的"成功建树的人文智慧性"

人文，《辞海》注为"人文指人类社会的各种文化现象"。其实，我们现在所说的"人文"是文化中的先进的、核心的、科学的、优秀的和健康的部分，既有包括社会科学的内容，也含有自然科学和技术的内容。人文追求的是善，给人以悟性，人文中的信仰使人虔诚；人文既具有深刻的理性思考，又有深厚的情感魅力。一个智者或良医的精神世界，不能没有科学，也不能没有艺术，更不能没有人文。医学，以人为对象，本来就始于人文，充满着人文。但如果像现代西医那样，把医学看成一种治疗"技术"学科，就反而缺乏人文了。

纵观古今中外的医学史，凡是对医学事业有成功研究和学术建树的医学精英们，无不具备人文智慧特性。反之，如果没有深厚的人文素养和智慧，就不可能有丰满的学识和创造力，也就不可能成为真正的名医、大医或医学家。西方医学鼻祖希波克拉底的誓言充满着人文智慧和人文精神。中医学的历代名医大家就更具国学和人文素养，他们无不洋溢着人文智慧，有的甚至既是功盖百世的中医药学家，又是文学家、史学家、诗人、书法家、道家、经学家等，如张仲景、孙思邈、陈修园、傅青主、恽铁樵及裘沛然、邓铁涛等当代中医大师，不胜枚举。因此，国医药传人们，必须学习历代大师精英们的人文智慧，广纳百科精华，尤其是现代理论与技术以及适合中医药学科特色的研究方法，方能有所建树，实现整体人文化战略，不辱复兴中医学的重大使命。

（二）时代科技化：技能赶超与科技语境的适应战略

任何富于生命力的学科都必须进行有效的新陈代谢，吐故纳新，与时俱进。中医学有着丰富的科学理论和有效的医疗技术及临床经验，并经过数千年的不断发展和积累，但面对当今迅猛发展变革的新时代，新理论、新技术层出不穷，也必须在继承的同时，提炼、保留和弘扬科学的、真理性的部分，大胆扬弃过时的、虚伪的糟粕，及时注入现代科技的新理论、新技术，以实现中医药固有科学性和真理性的提升战略，中医学只有实现现代科技化，才能自我更新，不断发展进步。

相对西方科技而言，我国的中医药学是"早熟"的，因为中医学承载着（早先）历代圣贤的智慧结晶和实践技能，形成了较完整的理论体系和丰富的临床经验技能，并创造了丰富的医药文化，同样或类似的认识，中医比西医要早几百年甚至上千年，显得古朴而悠远，表述简略而晦涩，不易为现代人了解和接受，影响了人们正确和科学地认识中医药理论，也影响了大众对卓有疗效的中医方药和各种技能的接受和应用。为此，我们应该对丰富的中医药理论和实践技能进行大规模的甄别、提炼、阐释和升华，并结合现代的科技和语言，进行系统的总结、整理，让中医药呈现出固有的科学、科技光芒，以推广和传播中医学。

（三）绿色生态化：自然绿色与环境契合的优化战略

近年来，绿色生态医疗逐渐进入大众视野，这不但是医学快速发展的结果，也是人们对医疗质量要求逐渐提高的结果。我们提出绿色生态医疗，具有重大的意义，简要阐述如下。

1. 医生的诊疗行为更加快捷规范

这一方面是由于医疗行为本身存在技术的局限性和结果的不确定性，另一方面也因为诊疗活动中还存在很多不规范的行为。绿色医疗要求医疗行为必须具备优质、安全的特征，而优质、安全的前提则是实现诊疗行为的规范化。通过践行绿色医疗理念，可以进一步推动规章制度和诊疗规范的落实，以促进医疗管理举措的持续创新，不断优化诊疗流程、规范诊疗操作、提升医疗服务品质，为广大患者提供更加优质、更加安全的诊疗服务。

2. 医疗资源更加合理运用

医疗保障问题之所以成为一个世界性难题，根本原因就在于生命是无价的，而资源却是有限的。无论是发达国家还是发展中国家，都面临着如何利用有限的资源来保障人民健康的问题。绿色医疗可通过提供合理的医疗服务，在有效保障生命健康的前提下，避免无效消耗甚至是不利于患者健康的消耗，尽可能控制医疗成本，降低医疗费用，从而达到节约有限的医疗卫生资源的目的。

3. 低消耗是绿色医疗所关注的焦点问题之一

高效率与低消耗之间是相辅相成的。缩短患者就诊排队时间、术前等待时间、术后康复时间等，都是通过提高服务效率和资源利用率来缩短无效等待和降低无效消耗，这正是绿色医疗所追求的目标。与此同时，绿色医疗要求为患者提供快捷、及时的医疗保障，尤其对需要紧急救治的患者而言，时间就是生命，快速、及时、有效地处置是拯救患者生命的保障。因此，在践行绿色医疗理念的过程中，我们要为患者生命安全提供充分保障，就必须要提高诊疗服务的效率。

4. 体现了人文医学和人文关怀

在科学技术迅猛发展的时代，很多医师依靠先进的技术和医疗设备，脱离患者而去治"病"，反而忽视患者因病而产生的心理情感需要。因此，绿色生态医疗不仅要求为患者提供舒适的、有利于疾病康复的良好环境，还要加强医患之间的沟通与交流，解决患者认知和心理方面存在的问题，提高疾病诊治和康复的效果。

（四）全球大众化：领域拓展与普世广济的传扬战略

运用通俗易懂的语言和简便快捷的方法对中医理论体系进行阐述，是实现中医学全球大众化的基础和前提，历代中医学的经典著作都是中医发展史上学术规范的成功范例。完整准确地学习、继承和研究这些传统规范，仍是我们今天建立中医理论现代规范的重要依据和基础。这是因为传统文化和现代文化是对立统一的，任何现代理论或现代文化都来源于传统；而传统文化的复兴和普及，被大众所接受，则在于不断地采用该时代的语言来解释传统文化。

以传统规范为依据，建立中医理论的现代规范。即用现代语言对中医理论进行阐释，运用现代方法对中医理论体系进行研究，这两个环节，二者缺一不可。对中医学传统经典著作进行校勘、注释及整理已经取得了很大进展，但对中医学的理论体系研究还缺乏系统性和全面性。中医学也确实面临着如何与现代科学相结合，以迎头赶上时代步伐的学术危机。如果我们在运用现代语言和方法对中医理论进行阐释的过程中，能够从中医理论体系自身寻绎出其内部所蕴涵着的某些带有本质性的规律，探索出隐藏在其背后的某些固有规律，就一定能寻找出与现代科学相结合的切入点和可以影响、带动全局的突破口；然后以符合中医学自身发展规律和特点的思维方式，贯穿于研究的各个环节，严密审视研究起点，充分验证每个细节，最后再付诸实践。只有这样，才能为中医学的复兴甚至全球大众化奠定正确的、坚实的、必要的前提和基础，"创新"研究也才能真正起到推动中医理论发展的作用。

总而言之，中医理论现代规范的建立是一项极其复杂而艰巨的系统工程，只有采取合理的措施和方法，才能实现这一历史任务。要实现这一历史任务，既需要有一支具有较强的现代科学素养并有深厚中国传统文化功底，有志于中医研究，淡泊于功名的中医队伍，更需要仰赖国家政策的倾斜和扶持以及观念上的变革。但不论如何，必须要引起我们中医界有识之士的足够重视，将其提高到关乎中医生死存亡的高度来认识和对待。

毋庸置疑，有了以上诸多方面成熟的条件，只要我们拥有感恩之心、包容之怀和必胜之志，制定并实施正确的战略战术，卧薪尝胆，智勇精进，就一定能够实现中医学的时代优化和伟大复兴。

3

人文整体思维创新中医基础理论

一、人乃多元文化载体论升华中医人学论

（一）人乃多元文化载体特性论的研创背景

在 21 世纪的时代背景下，我们就是要最大限度地践行人类医学的根本使命，实行医学的人文精神与科学精神并举并重，实现更人性温暖、更全面整体和更便捷高效无害的医疗服务。这一初衷（初始动机和出发点）和旨归（终极目的和愿望），都是本于"人"、基于"人"和为了"人"，所以，如何认识、界定"人"的特性内涵，便成为所有人类医学所必须面对、认识和解答的根本性问题。

对"人的特性"这一医学首要问题的认识与观念，决定着医者的价值取向与医学的发展方向。一方面，它决定着个体医者的医学职业、医疗执业和行医创业的价值观、事业品位，甚至人生成败；更重要的一方面，它决定着一个医学流派、医学门类、医学种类，和一个国度、一个时代的医学思维观念和医学模式的取向与形态。人类有史以来的种种医学现象、医学种类和医学模式，其根本缘由和症结点，就在于对"人"的特性这一首要问题的不同界定和不同认识。

有鉴于此，为了全面客观地把握人的基本特性，把持好传承、发展中医药学的正确取向，笔者在广泛参考人类各学科对"人"的研究成果，充分了解人类医学模式发展演变脉络，深刻分析借鉴东西方医学的思维观念，和深入的学科文化自觉基础上，提出并论证了"人的特性"的新理论——"人乃多元文化载体"特性论[1]。

（二）人乃多元文化载体特性论的核心内涵

"人乃多元文化载体"特性论的核心内涵，包括如下六个主要观点：

其一，所有的个体"人"和人群单元或组织，均经由自然进化、社会实践和文化传扬而成其为完整的人本身。

其二，个体"人"的总和，构成了人类；人类，是由所有个体"人"通过社会文化纽带而交互组成的文化整体。

其三，文化是极其丰富复杂的，文化除有多样性、地域性、民族性、时代性和复杂性以外，还有其固有的、更为明显的"多元性"特性。

其四，所有的文化，都是人的文化自觉的结果和产物。人，也只有人，才是承载

---

[1] 蒋戈利. 人文整体医学的理论与实践 [M]. 北京：人民卫生出版社，2017：127–135.

我是如何爱中医的——蒋戈利的中医多维创新之道

和完成作为"天地万物（包括人）信息的产生、融会和渗透"的文化过程。

其五，诸如自然进化、直立行走的身体、高级动物、意识的思想（迄今尚不能排除其他高级动物也有思想意识的可能）等，都不是"人"的特异属性或本质特性。文化，只有文化，才是个体人和人类区别于其他生命的独有特性，才是人成其为"万物之灵"的根源所系、资本所在。

其六，人，唯有人，才是"多元文化"的创造者、拥有者、运用者和承载传扬者。承载着"人"一切智慧的优秀文化，既能引导、教化与凝聚个体"人"和人类，也能服务、净化和健康个体"人"与人类。就人类历史与整体而言，人类孕育了文化，文化滋养了人类；人类与文化的本质关系，是一种互为母子的关系。

这是人类"自我本质"认知的一次质的飞跃，不仅对研究人类医学有重大意义，对研究与人相关的所有学问都具有重要的启迪、启发作用。这一崭新的关于"人"的认知方式与内涵，既是我们创建"人文整体思维范式""人文整体医学模式"的基础和依据，也是我们进行新思维范式与新医学模式等系列理论创新和技术研发的人学、哲学的指导，更是我们科学优化、辨证融合中西医学和构建人文整体医学体系的出发之点、立学之基与思想之源。

（三）人乃多元文化载体特性论对中医人学的创新意义

1. 文化的人本特性

依据中国古代贤哲的认识，文化是"人文化成"："观乎人文，以化成天下"[1]。而在西欧，"文化（Culture）"一词源于拉丁语，是动词"Colere"的派生词，原意是指土地的耕随着时代的发展，文化的概念及意涵不断发生变化，当今人们已对"文化"做了最广泛的理解，将文化视作人化，亦即人的对象化[2]。人和世界发生关系，将世界对象化，创造了人类文化。其中，针对自然界，将自然万物对象化，便形成了物质文化；针对社会，将各种社会关系对象化，便形成了社会文化；而针对人自身，将自身观念和关系对象化，便创造了精神文化。人的情感、观念、智慧、技能及其所化成的一切，均可称为"文化"。这是一个相对于天地自然而言的人类社会所特有的普遍现象和范畴。由此可见，文化就是人化，人创造了文化，文化成就了"万物之灵"的人化，文化是"人"及人类区别于、高于其他一切有灵生命的最根本特性。

2. 中医的人学文化特征

人学是中国古代文化的核心[3]，而作为中国古代文化的重要组成部分，我国现存

[1] 张其成.修心养生 [M].北京：东方出版社，2008.

[2] 薛公忱.中医文化溯源 [M].南京：南京出版社，2013.

[3] 潘小惠.台教授作讲座——儒家人学思想 [W].2010-11.

最早的医学理论著作——《黄帝内经》[1]，其在人学问题上有着极为充分的表述，并自始至终贯穿着人学的思想。《素问·宝命全形论》指出："天覆地载，万物悉备，莫贵于人。"正是在天地万物的大背景之下，突出人的位置，强调人生的宝贵，如此映照人、看重人，体现着"以人为本"的思想倾向。

《黄帝内经》的人学儒道兼容，将人放在天地自然与社会人事的双重背景之下，在一个宏阔的参照系中，对人做全面考察，综合分析，既揭示天地自然背景下人的生存、生命基础、生命活动，又阐明社会背景下人的生活及生理、心理变化。它不局限于人本身，而是以普遍联系的观点在时空范围内更全面、更客观地探寻生命现象及其奥秘。如《素问·四气调神大论》指出："四时阴阳者，万物之根本也……阴阳四时者，万物之终始也，死生之本也。"[2]

3. 人乃多元文化载体特性论的创新意义

毋庸讳言，"人乃多元文化载体"特性论的人学、哲学创新意义是多方面的，它显著拓展与升华了中医人学的内涵。其主要意义，可简要地概括为如下几点：

一是这一创新理论首次提出并阐释了"人"区别于、优越于其他一切生命，尤其是有灵生命的根本所在——文化，阐释了人创造了文化，文化成就了"万物之灵"的人类，文化是"人"及人类区别于、高于其他一切有灵生命的最根本特性；指出文化除有多样性、地域性、民族性、时代性和复杂性以外，还有其固有的、更为明显的"多元性"特性。这无疑是人类对自身特性研究与认识的一次升华和进步，为经由"文化自觉"提升人、人类对自身认识的深化、对人类社会科学与自然科学的进步，提供了理论依据。

二是这一创新理论对人们传承、运用和发展中华传统文化具有指导意义。人，唯有人，才是"多元文化"的创造者、拥有者、运用者和承载传扬者。一方面，有利于深化理解与运用中华传统文化主客一体化的思维方式，指导人们始终以多元、整体观念去认识自身和万事万物，从外在客观与内心主观两个维度去追求主、客观认识的统一。另一方面，有利于人们把握与谨守中华传统文化的"元"精神和总原则，即"和谐""中庸"，追求"内心体验与外在真实"的和谐统一。

三是这一创新理论促进、提升医学人学和中医文化自觉。承载着"人"的一切智慧的优秀文化，既能引导、教化与凝聚个体"人"和人类，也能服务、净化和健康个体"人"与人类。一方面，尽管两千多年前希腊人就提出过"认识你自己"的课题，但人对自己的认识，特别是关于人的综合认识，至今还未能形成严整的科学。然而，

---

[1] 成复旺. 中国古代的人学与美学 [M]. 北京：中国人民大学出版社，1992.

[2] 蒋戈利. 人文整体医学的理论与实践 [M]. 北京：人民卫生出版社，2017.

人们对医学的人学本质特性的认知，取得了共识。例如，美国生命伦理学家佩雷格里诺在《医疗实践的哲学基础》说："医学不是纯科学，也不是纯艺术，医学是艺术与科学之间一门独特的中间学科……医学是人文科学中最科学的，是科学中最讲人道的。"复旦大学医学院王卫平也说："医学所研究的对象是人类本身；导致人类疾病或影响人类健康的因素不仅涉及自然科学领域，而且也紧密联系社会和人文科学等领域。通俗地讲，医学就是人学。"[1]另一方面，中医文化不仅是指中医药作为科学技术本身；更重要的方面是形成中医学自身特色与优势的社会环境、文化氛围，也就是中医药发展与整个社会文化背景的联系和中医学中所体现的特有的文化特征。

二、身、心、灵、境四维生命观对整体观的升华

（一）研创背景

身、心、灵、境四维生命观，是在身、心、灵三维人体观（详见本书相关章节内容）基础上，基于生命的完整性进一步探索、研创而成的中医哲学生命观。所以，除基于身、心、灵的三维人体维度考量外，其研创的背景主要是针对人类生命赖以存在、承载"境"的维度考量，有以下几方面。

1. 基于人类生命固有维度之一——人生天地间，活在社会中。尽管人们早已认识到环境因素对生命存在、成长的重要性，但至今并没有给予应有的重视，更没有从生命固有的维度，给予它应有的地位。

2. 基于中华传统文化核心理念——天地同序，天人合一。对人类生命的环境因素、时空维度的理性认识。

3. 基于中医基本理论核心观念——天人相应、因时因地制宜。对人体生命体内外载体、时空层面的拓展。

4. 基于中医科学属性研究成果——人体环境医学。马培武先生经过20年的深入研究，自信地提出："中医是一门具有环境科学性质的人体环境医学。中医环境医学的基本定义：中医—环境医学是重点研究人体外部和内部各种环境因素，对人的生长、繁殖及体内各脏器组织产生直接或间接影响的学科。"[2]

---

[1] 中国中医药报社.医学的本质是人学——国医大师裘沛然人学思想初探［N］.中国中医药报，2011-6-17.

[2] 马培武.论人体生态环境学［J］.亚洲医药，1997，8（10）：633-638.

（二）核心内涵

身—心—灵—境四维生命观（the four-dimensional View of Body, Mind, Soul and Environment），基于人文整体思维范式、人文整体医学模式理论，笔者顺势提出了一种新的人类生命观念——身—心—灵—境四维生命观。这一观念认为，一个人完整的生命，实实在在地包含着如下四个不可或缺、密不可分、浑然一体的四个维度、要素或层级。

1. 身——肉身承载维度　即人的身体，亦称人体、肉身、身形、形体、躯体、机体等，是人生命结构或组成器官的总和及其有形存在，是人的心理、灵性的发生组织和载体，也是体内外环境的分隔轮廓。其中，有与生俱来的供物质、能量出入及新陈代谢通道，有不可思议提供人—境之间各种信息接受感知、反馈传输的知觉感应组织。

2. 心——心理情志维度　即人的心理情感、情志意向等主观、自知的意识活动及其表现，是人的灵性及智慧的外在表现或表露，与人的社会环境、生存环境、生活境遇与感情境遇密切相关。

3. 灵——灵性潜能维度　即人的心灵、心性和心态，是人最深层、最神秘和最本真之所系，是人性善恶、秉性良莠及禀赋高低之所由，也是人类至今研究、认识最薄弱的领域。但它的客观存在，是毋庸置疑的，有道是"人乃万物之灵"。

4. 境——生命时空维度　系指人赖以生存、成长的时空条件，以及人自身机能状态。"境"，可大体分为体内、体外之境，体内环境，即通常所说的"机体内环境"；体外环境，是人体之外时空环境的统称，包括自然生态环境、社会人际环境和个体生存环境。其实，"境"还有有形、无形之分，前者是可见可知、可触可觉的环境；后者则为无形无色的、更为复杂的存在，如人的心境、心情及感念，以及时空中存在的电波、磁场及引力波等。

由此可见，完整"人"是一个既自成一体，又外联天地人的巨系统，极其复杂，难以道明，非通常之言语、之方法，所能讲清楚。用"身、心、灵、境"四字提纲挈领地概括这一复杂的巨系统，可以尽表其意，堪称神妙。所以，笔者将这一全方位认识人的生命的思维范式，命名为"身—心—灵—境四维生命观"。这一全新的生命观，颇具哲理、道理和学理，对深入研究人学、哲学、科学与医学，颇具参考价值、指导意义。这既是人文整体思维范式的一个理论成果，也是构建人文整体医学模式、建立人文整体医学体系的一大指导思想。

（三）对中医整体观念的创新意义

身、心、灵、境四维生命观的构建，不仅具有明显而深刻的生命哲学意义，尤其是对中医整体观念，是一次划时代的创新与升华。我们可以从以下几个层面做一简要阐释。

1. 揭示了人类生命的四维特性

这一生命观在"身、心、灵"三维人体观基础上，立足于中国哲学的"天、地、人三维一体"的天人合一整体观，对人类生命存在与活动的客观时空条件，充分认识到"环境"这一对人体不可或缺、赖以生存与延续的生命要素和维度，从而揭示了人类生命的"四维特性"。如此一来，便将生物医学的一维（身体）生命观、传统中医的二维（身心）生命观、现代医学模式的三维（生物—心理—社会）生命观，实质性地发展到了现代中医药学的"身—心—灵—境"四维生命观，实现了人类生命观的历史性拓展与升华。

2. 继承发扬了传统的整体观念

身—心—灵—境四维生命观，牢牢地以人的生命主体，谨守中华文化和中国哲学的"天人合一"宇宙整体观、传统中医学的"身心（形神）"一体的人体整体观，向内、外两个趋向进行深入探索与广泛拓展。纵向，向内深究生命内在的灵性潜能，叩问人生命运的真正主宰——心灵；横向，窥探人体内在机体环境，放眼由小到大的层层、重重的生命赖以生存的体外时空环境，由社会细胞（小家庭）直至广袤无垠的宇宙。这样，既坚守、继承了中国传统整体观的原旨宗义，又大大拓展、发扬了传统整体观的内涵和外延，科学理性地继承、发展了中国传统文化与传统中医药学的整体观念。

3. 具有重大的理论与实践指导作用

毋庸置疑，这一科学的生命观，必将对增进人类对自身生命的理解与认识，对人文社会科学、自然科学的理论研究与实践活动，产生重大影响，必将成为人类对生命的新共识。这一具有划时代意义的崭新生命观，对人类医学的发展和医疗实践的开展具有重大的理论指导作用，它必将催生"身—心—灵—境"四维健康观、医学观、医疗观、保健养生观念等。更为直接的是，这一源自中国传统文化、传统中医药学的生命新观念，本身就是现代中医药学的一项理论创新成果，将有力推进传统中医药学的现代研究与应用，对继承、发展中医药学的理论精华，对传承、发扬中医药的诊疗特色与技能优势，均具有现实的指导意义。

三、心映客观—相由心生认识论构建及意义

（一）研创背景

这一辩证认识论的提出与构建，既非哗众取宠，亦非奇谈怪论，绝非异端邪说，它是牢牢地立足于完整的人本位，坚实地建立在人性良知良能、先哲智慧、古今文化、科学实践和人生感悟之上的理性认识。其主要构建依据及基础，除前文所陈述的人文整体观外，还有以下几个方面：

1. 马哲的唯物辩证法 即马克思主义哲学的唯物辩证法，基于客观的物质存在，立足于自然世界和社会现实，用唯物主义和自然辩证法的观点和方法，全面整体、发展变化、辩证否定地看待、认识我们所研究的事务。

2. 中华文化国学精华 中国道家的天人合一、道法自然，儒家的人学心性、伦理道德和佛家的心性修炼、普世悲悯等优秀传统文化思想。

3. 生命科学研究进展 借鉴、吸纳生命科学，尤其是现代生命科学的研究成果，如心理学、脑科学、基因组学和生命信息等领域的最新研究进展。

4. 中西医理论与实践 中医的整体观念、辩证医学思维方法，现代医学的心脑生理学、循证医学，以及我们自身的临床医疗实践体悟等。

（二）核心内涵

"心映客观—相由心生"辩证认识论，是在包容超越型思维范式引导下，立足于"以人为本""以人为中心"，辩证地吸纳唯物辩证法与中华文化国学精华而构建起来的一种新的认识论。其核心内涵有三：①人的"心"（指"灵慧之心"，即心—脑联合体及其意识思维活动），既是感知和认识，也是反映和改造客观世界万事万物的生命主体。②"心映客观"，即物质决定意识，客观世界包括周围环境和社会现实，是人们认识世界、改造世界的前提和依据。③"相由心生"，即人的所有表现于外的象征，包括形体容貌、气质情感、思想观念、能力智慧、言语行为、健康状态和人生命运及福祸逆顺等，都直接或间接源自人的本"心"。

（三）创新意义

这一全新的辩证认识论的理论创新，主要体现在：

第一，基于人本思想和人体生理学，提出了人的灵慧之心、心—脑联合体等概念，明确了人的心—脑为思维和认识的根本主体，深化了唯物主义认识论。

第二，一方面指出"客观世界包括周围环境和社会现实"是"心映客观"的前提和基础，坚持了"物质决定意识"的唯物认识论；另一方面也客观地指出"人的所有表现于外的象征"，都直接或间接地源自人的本心，即"相由心生"，实事求是地强调了人对认识世界、改造世界的能动作用。如此一来，既揭示了一个完整认识过程的先后次第和逻辑关系——物质→实践→认识，即唯物论；又如实地认识到人（"心"）对客观事物的能动反映作用和生命机能特性。就医学层面来讲，它科学地包容了唯物论与唯心论的固有观念，历史性地弥合了千百年来唯物主义与唯心主义的鸿沟与论争。

第三，这一崭新的辩证认识论，依据客观实际和词典解释，对"相由心生"中的"相（xiang 第四声）"之内涵做了全方位的拓展：①人体相貌，如形体容貌、气质仪态等；②健康状态，如体质状况、疾病与否、病情归转等；③心理情志，如精神情感、喜怒忧思悲恐惊等；④心灵秉性，如善恶、品德等；⑤思想意识，如思想观念、能力智慧等；⑥人生命运，如人生际遇、生活境遇、福祸逆顺等。如此一来，"相"的内涵寓意就得到了应有的解读与拓展，极大地丰富了传统（佛学）"相由心生"中对"相"的意指。其实，这从某种意义上强调了心智的重要性。

四、人文整体观念对天人合一理论的发展

（一）研创背景

1. 研创人文整体观的学术背景基础　一是当今人类已发展到科技信息时代，科技经济全球化趋势已成为不可阻挡的时代潮流，人类社会急需适应时代需求的世界观、人生观；二是随着全球化的日益增强，世界不同地域的人多相流动与交往，形成了东西方文明、文化的多元并存与相互融合新局面；三是不同宗教理念、哲学观念和民族风格相互碰撞、渗透和影响，缓解了冲突、增进了相互了解与借鉴，易于催生包容性、兼容性和综合性的思想理念；四是笔者在陆续构建起"人乃多元文化载体特性论""身—心—灵—境四维生命观""心映客观—相由心生"认识论和包容超越型思维模式等系列新理念、新理论基础上，萌生了构建融合东西方思维智慧的世界观、人生

观、认识论和方法论的理性思考和感性冲动，并为此攻读了南开大学哲学博士，开始了系统、严谨而艰辛的建构工程。

2. 研创人文整体观的素质能力基础 要想创建以"人"为核心基点的"立足人性良知良能、融会古今中外医哲精髓"的包容超越型思维范式和医学模式，其基本的眼光视野就必须能映照"天、地、人"三相，就必须囊括"身、心、灵、境"四维，就必须顾及生物（机体及其活动与代谢）、生态（人体内外环境）、情志（心理—精神—灵性）、社会（家—单位—国等人群关系）四大范畴，就必须自觉摒弃学派门第的自以为是、故步自封和孤陋寡闻，就必须有海纳精神，科学辩证地容纳古今中外的人学、哲学和医学的思维方法和理论精华，方能有所建树、有所超越。

（二）基本内涵

1. 人文整体观念的核心内涵

基于"身—心—灵—境"四维生命观、"人乃多元文化载体"特性论、"心映客观—相由心生"辩证认识论等创新理论，立足于良知良能的人性本心和人文理性，以全面整体的认知视角和辩证科学方式方法，认识世界、认识自我，改造世界、改造自我；人间世界，本然具足自然物质世界、社会精神世界两大基本范畴，具足客观性（即自然物质存在的总和）、主观性（即人类精神文化的总和）两种基本属性；一方面客观存在决定主观意识，另一方面主观意识又可能动智慧地认识和改造客观存在；人类社会，即历史和现实的人居世间，是物质与精神、主观与客观不断交互影响、相互适应的时空状态和现实存在，是持续变化的、有序可知的永久过程；人类已认识与将认识的、已改造与将改造的主客观世界，只是广袤无垠、无限浩渺的苍穹大宇宙之一部分、一过程。基于客观存在与人性本真的高度关照，确有"客观与主观"之分，而无纯粹的、相互孤立排斥甚至相互敌对的"唯物与唯心"之别。

这一"物质与精神合一""天地同序—天人相应"的世界观，是指导我们"变革医学思维观念，建构人文整体医学模式"的认识论，是对中华文化核心和中国哲学经典理念——天人合一观的最新发展，也是我们进行多维立体创新中医学的顶层思维。

2. 人文整体观的四大观念

人文整体世界观 辩证学习、吸纳人类社会优秀思想智慧和文化结晶，完整掌握、科学应用马克思主义哲学原理和毛泽东思想精髓，自觉树立"天时地利人和"的为人处事观念，坚持"天地同序、天人合一"大宇宙整体观念，坚持"人乃多元文化载体"特性论和"心映客观—相由心生"的辩证认识论。

人文整体人生观 自觉坚持用人文整体世界观指导我们的人生事务，树立"天生我材必有用"的人生自信心，自觉培养"事在人为（自我奋斗到自我实现）、成事在天

（客观条件到人生机遇）"的人生作为观念，自觉履行"己所不欲，勿施于人"的自我修为标准和"我之所能，惠及大众"的人生奉献精神。

人文整体医学观 努力树立起"以人为本，科技为人""人文为本，科技为用；人文科技，并举并重"的人本主义医学观念；自觉高举人文精神与科学精神并举的旗帜，坚持社会科学与自然科学并重的方针，客观理性地认识与革除中西医学的局限，凝聚融会东西方文明、中西医文化与技能之精华和古今中外生命科学成果，科学理性地实行"兼容并蓄，有机调剂；去伪存真，共建新奇"的重构工程，逐步构建起、推广开的包容超越型"人类人文整体医学"新模式。

人文整体医疗观 在人文整体医学观指导下，竭力实现医学本质特性和人文关怀精神的复归、复位和复兴，按照以"生物—情志—社会—生态"为基本特征的"人类人文整体医学"新模式的要求，逐步建立起以"人体—人文—科技—生态"为认知主体，以"生理—心理—情志—灵性"为调治内容，以"人文关爱—绿色无害—自然生态—整体快捷"为诊疗原则，以"身—心—灵三维整体康复"为调治目的的人文整体医学医疗体系，进而实现以中华传统文化和中国传统医学为基础的人类医学的划时代进化与升华。

（三）创新意义

应当说，人文整体观念，也可称为人文整体辩证认识论，是东西方哲学智慧的一次大融合、真扬弃和新拓展，是包容超越型思维模式的大胆而理性探索与创新的结果。笔者基于中国哲学、中医哲学的天人合一观念，以客观理性的心态、人性人文的原则和辩证变通的思维理念，科学全面地吸纳古今中外各种世界观、人生观和价值观的精华，大胆、充分地发挥了主观能动心智，创建了这一新观念。

这一绝对异乎古今中外的原创观念，完全具有一定的真理性，应该是对人类的世界观、本体论、认识论和方法论的一次重大提升，对人们认识世界、认识自我和改造世界、改造自我，认识人生、认识社会和改造自我、适应社会，认识生命、认识时空和革新自我、健康身心都具有全新的指导意义，应该能被相关的学界学者、广大民众所理解、接受和遵循。我们可以预见，这一崭新的世界观和本体论、认识论、方法论，可能会"一石激起千重浪"，引发相关学界的激烈争鸣，从而催生一场思想界、哲学界的观念变革。

随着哲理研究与实践探索的不断深入与升华，笔者惊喜地发现，人文整体思维不仅能科学有效地指导医学理论研究与医疗临床实践；也能指导我们科学正确地认识和处理复杂纷乱的人生事务与生活问题，是一种广泛适用、实用有效而极具普适性的认识世界、改造世界的根本思想方法；它既是一种普适的思维范式，又是一种普适的思维方式。这一全新的思维形式和方法，极有可能催生出一场人类思维的变革，使人们更人性、更完整地认识世界、改造世界，使人们更自觉、更理性地了解自身状况、反省内心世界。

我们创建的人文整体观及其系列理念和原理，具有鲜明而丰富的"价值观"属性。在此，我们可以简略地阐释一二：一是基于人性的良知良能的人本主义深层认知和"人乃多元文化载体"特性论，建立了人文整体世界观、人文整体人生观等系列人生价值取向；二是基于"人之初，性本善"的价值取向，确立了高于"己所不欲、勿施于人"的"我之所能、惠及大众"的人生奉献精神与普适性价值观；三是基于整体生命认识与整体人体健康的调治维护，创建了人文整体医学、人文整体医学模式、身—心—灵—境四维诊疗模式等，既有普适性价值观意义，又有特定性价值观意义的医学理论体系。

五、人文整体医学模式对中医模式的发展

（一）研创背景

医学模式困境与疾病谱的变化 在人学、哲学的慧眼审视下，我们越来越认识到：一方面，现行的中医药学、西医药学等主流医学模式，都未能充分体现"医学的本质特性和医疗的根本宗旨"。另一方面，所谓的现代医学模式，即恩格尔于 1977 年提出的"生物－心理－社会"医学模式，至今依然没有带来真正意义上的医学革命，也没能引发显著的全球性效应，尤其是在我国，这一模式至今也没能得到全面推行，更没有产生明显的效果。相反，进入 21 世纪以来，人类疾病谱发生了深刻的变化，心因性病患日益增多，环境因素对人们健康的影响愈加严重，很多国家的医疗改革长期未能获得成果，在某些国家和区域发生着偏离医学本质特性与宗旨的医学异化、医德异化现象和趋势。有鉴于此，笔者开始了新医学模式的研究与构建。

中西医的融合与新模式的萌发 近半个多世纪，尤其是新世纪以来，随着全球性针灸热、中医热的兴起，中西医之间的相互借鉴、结合，已出现东西方医学逐渐相互渗透、融合的趋势。一方面，西方医学早已传入中医药的传统主导区域，如东北亚、西南亚等，并强势地渗入到了中医药的理论与实践之中，形成了相对独立的中西医结合学科。另一方面，自 20 世纪 70 年代以来，随着中国的改革开放，中医药尤其是中医针灸已广泛走出国门、迈入西方国家，中医药针灸诊所、院校如雨后春笋般地出现，不少国家还颁布了相关法律，将中医、针灸纳入医疗保险体系。与此同时，由于现代

医学模式的诸多局限，中、西医医学模式的各自固有的不足难以适应新世纪人类健康与疾病防治的需要，医学界已开始探寻新的医学模式[1]。

人文整体医学的实践探索基础　在充分了解人类医学模式演变历史、探寻医学模式转型变革的内在动力与规律基础上，基于自身医疗实践的感悟，2008年在北京奥运精神——"人文奥运、绿色奥运和科技奥运"的启发下，提出了"人文医学、绿色医疗"理念。在征询各界意见、广泛交流探讨后，2010年春笔者对上述理念进行了修正与升华，创造性地提出人类医学新模式——"人文整体医学—绿色生态医疗"模式，即人文整体医学模式。多年的多维立体创新实践，研创了一系列新观念、新理论、新技术，为构建人类医学体系及其模式奠定了坚实基础[2]。

（二）核心内涵

新医学模式构建的基本策略　努力树立起"以人为本，科技为人""人文为本，科技为用；人文科技，并举并重"的人本主义医学观念；自觉高举人文精神与科学精神并举的旗帜，坚持社会科学与自然科学并重的方针，客观理性地认识与革除中西医学的局限，凝聚融会东西方文明、中西医文化与技能之精华和古今中外生命科学成果，科学理性地实行"兼容并蓄，有机调剂；去伪存真，共建新奇"的重构工程，逐步构建起包容超越型新模式。

人文整体医学的内涵界定　人文整体医学，简言之，就是注重人文关怀与人文智慧的新型人类整体医学。其基本内涵的界定，可以简要地表述为：在包容超越型医学模式理念指导下，坚持"人文精神与科学精神并举并重"的原则，在充分借鉴中国优秀传统文化、辨证继承发扬中医药针灸医学的理论和技能基础上，以包容超越型思维汇通、融合东西方医学精华与生命科学研究成果，及时跟进全球性经济科技发展、适时引进最新科技成果，逐步构建起来的以身—心—灵三维整体调治与维护为服务内容的人类新医学。

人文整体医学模式的定义　是根据人类医学的本质特征和调治宗旨，顺应当今医学发展趋势及身心整体健康需求而创立的，以人为本，汇集生命哲学、中西医药精华与现代生命科技于一身，融合生物（机体及其活动与代谢）、生态（人体内外环境）、情志（心理—精神—灵性）、社会（家—单位—国等人群关系）于一体，实行"身—心—灵—境"四维整体的调治与维护，以人文科技、自然绿色、整体调节为基本特征

［1］蒋戈利.人文整体医学的理论与实践［M］.北京：人民卫生出版社，2017：21-24.
［2］蒋戈利.医学观念的变革与人文整体医学模式的构建［D］.天津：南开大学，2015.

的人类医学新模式，也可称为"生物—情志—社会—生态"医学模式[1]。

这一新医学模式，在"人文整体医学观"指导下，力图将生命哲学、现代医学科技、中医药针灸精华和世界卫生组织最新的健康理念汇集一身，将生物、心理、社会和自然生态融为一体，整体映照。这必将大大有利于传承和光大"天人同序、阴阳平衡、整体辨治"等传统医学的思想、理论和技术，有利于汇通融合中西医学和利用、转化现代科技成果，从而有力推进人类医学的与时俱进。

（三）对中医药模式的创新意义

人文整体医学模式对传统中医药模式的创新、发展，应该说是全方位、全幅式和整体性的。我们可以择其要者，简略阐释如下：

一是以全球化视野、时代性的视角和现代科学语言，从总体上传扬了中华传统文化、中医药文化的三大理念与底蕴，即整体关联、动态平衡和自然合理。这样，既做到了根本性继承传统中医药学的医学哲学精华，又进行了符合时代科学语境的划时代创新，有助于中医药医学模式的现代化发展。

二是这一模式融合生物（机体及其活动与代谢）、生态（人体内外环境）、情志（心理—精神—灵性）、社会（家—单位—国等人群关系）于一体，既从总体上把握了传统中医药学的整体观念，又从生物（人体）、生态（自然）、情志（心理）和社会（人群）四个层面，进行了具体、明晰的拓展，是科学传扬传统中医基本理论的成功尝试。

三是这一模式以人为本，汇集生命哲学、中西医药精华与现代生命科技于一身，如此一来，实现了基于东西方医学核心宗旨"仁爱、仁术"与"博爱、人文关怀"的高度融合与会聚；在充分发挥中医药精华的基础与前提下，汇聚生命哲学、现代生命科学技术，履行了"我主人随"的学科融合发展原则，体现出中医药学的文化自觉与科技自信，也很好地体现了传统中医药学所固有的包容超越型思维模式。

四是这一医学模式实行"身—心—灵—境"四维整体的调治与维护，既继承发扬了传统中医药学的整体医学属性——整体调治理念，又在一个更高的境界、更广的范畴，创新、拓展了传统中医药学的诊疗优势——辨证论治诊疗模式。

总之，基于中华传统文化与中国传统医学创建起的人文整体医学模式，首次以博大的胸怀、非凡的气魄和自主创新的智慧，原创性地构建起了引领世界医学发展方向的崭新模式，为实施、实现振兴中医药学的"四化战略"赢得了机遇，为中医药医学模式的转型发展描绘出了美好的愿景。

---

[1] 蒋戈利，任长宁. 人文是中医的一种境界［N］. 天津日报，2014-11-27.

4

第四章

人文整体思维创新中医基本理论

一、身—心—灵三维人体观拓展中医学身心论

（一）身—心—灵三维人体观的研创背景

1. 基于传统中医学的人体观念

在对人体本质的认识上，中医学提出了人体是"形、气、神的统一体"观点。关于这种人体本质观，在道家代表作《淮南子》和医家最早经典《黄帝内经》中都有明确阐述。《淮南子·原道训》说："夫形者生之舍也，气者生之充也，神者生之制也。一失位则三者伤矣。是故圣人使人各处其位守其职，而不得相干也。故夫形者，非其所安也而处之则废；气不当其所充而用之则泄；神非其所宜而行之昧。此三者，不可不慎守也。"《灵枢·天年》则更明确地指出："黄帝曰：何者为神？岐伯曰：血气已和，营卫已通，五脏已成，神气舍心，魂魄毕具，乃成为人……百岁，五脏皆虚，神气皆去，形骸独居而终矣。"由此可见，在道家和医家看来，人体在本质上是"形、气、神"的统一体。对人体来说，形、气、神三者都是不可或缺的，只有三者的有机统一，才能形成活生生的人体存在。

道家和医家进一步揭示了人体"形、气、神"三者之间的基础与主导关系。根据中医学的认识，人体中形是气的基础，气是神的基础；同时，神对气有主导作用，气对形有主导作用。现实的人体，正是通过三者的这种基础与主导关系构成了一个有机的整体。如果三者出现了异常，导致"形、气、神"之间和谐统一关系的破坏，"形、气、神"不能维系其统一关系而分离，人体也就随之解体而死亡[1]。

2. 基于现代"身、心、灵"养生理念

"身、心、灵"首先于 20 世纪 80 年代在中国台湾发端，渐渐被引进到内地。人们也开始发现，一些传统的宗教智慧，如佛法以及博大精深的中医，原本就是和身、心、灵一脉相系、殊途同归。简要来说，身、心、灵包含三点："身"，是指身体；"心"，是指心理；"灵"，则是指宇宙万物皆具的能量，也可称之为灵性。而"身、心、灵"注重的是三个层面的统一与和谐，将人视作身、心、灵的统合体，以寻求整体的健康与灵性的成长。近年来，被推崇的生活禅修和生活修行，促使人们在爱情、工作、亲子等关系中，寻求灵性的成长，更是拉近了身、心、灵与大众的距离。

---

[1] 杨玉辉. 从中医学对人体的认识看其研究方法的特点［J］. 中医杂志，2005，46（5）：326-328.

3. 基于"身、心、灵"全人健康理念

重庆利莫里亚生物科技有限公司提出这一全新的健康理念，倡导大众既要保证身体上的健康，也要保证心灵的健康。

身体的健康，就是具有健康的体魄，精力充沛，思路敏捷，没有疾病。

心理的健康，是精神上的养分，是我们的心底坦荡、自然，有一个有利于个人心情舒畅，有爱心，乐观向上的精神面貌。

灵则比较高深，灵性的本意，更接近佛教所说的"慧根"，是一个人的本质东西，这个本质东西，有的人很幸运天生就能拥有，更多的人则是一世都在修行。有灵性的人就像通透的宝玉，能吸取日月的精华以润其身；而没有灵性的人，则像顽石一般不可点化。"灵"的体现，在现实生活上可以是多方面的。例如，一个人对事物的领悟能力和感受能力，甚至对周遭事物的观察能力上，只要有着像比干一样的七窍玲珑心，就能一眼洞悉事物的本质并迅速做出适当的反应或者选择；而没有灵性的人，则是终日惶惶、忙忙碌碌，却碌碌无为。往往心灵的愉悦对人体健康的影响，远比物质对身体的影响要重要得多，这些已经是现代人类都了解的知识。

"身、心、灵健康模式"，是一种全新的心理辅导模式，它将西方的心理辅导形式和中国传统文化相结合，具有非常鲜明的本土化特征。该模式将传统医学、养生学、哲学思想等融会贯通，把太极、瑜伽、冥想等多种方法融入团体辅导过程之中，让人们借助各种身体活动和相关技巧，来达到自我的改变。

（二）身、心、灵三维人体观的核心内涵

身、心、灵三维人体观（Three—dimensional View of Human body），是在人文整体观指导下，研创的一种认识人体和生命健康的一种新观念。这一崭新的人体观念的核心内容，包括如下 5 个基本要素：

1. 一个完整的人，是一个具有身体、心理和心灵三维生命要素的生物个体，依赖于自然、环境和社会以生存成长。

2. 身体、心理和心灵生命三要素，亦即传统中医学的"形、气、神"，现代生命科学所说的"物质、能量、意识（信息）"，是构成完整生命统一整体的三个层级、三个维度，三者的协调运行形成人的一切生命活动。

3. 一个健全健康的生命个体，应该包括身体、心理、心灵三层级和维度的相对平衡和协调统一。这就是健康的真谛，也是医学、医疗的最高使命与追求。

4. "心"是生命与健康的真正主宰，心灵决定心理，心理决定身体；生命三要素的任何一个层次和维度发生病变或损害，都可能影响其他两个方面的机能状态。

5. 身、心、灵三维相互协调，高度统一，维系着人体"形神契合"的动态平衡生

命稳态。人体内外各种不良因素如果超越了机体的自我平衡或免疫的限度，必将导致人体生命机能的损害，甚至打破生命动态平衡机制，导致疾病的产生。

这一新观念，基于对"心灵"相对独立的深层内化探究，和对心理（自主自觉的精神意识活动）与心灵（非自主自觉的潜意识或元意识）的辨识，在人体身心二维整体观基础上，提出了"身、心、灵"三维人体观、健康观，提升了人类对自身的认识，具有重大的学术价值和理论指导意义。身、心、灵三维健康观的提出与应用，将有利于整体健康理念的建立，也有利于人文整体医学模式的构建。

（三）身、心、灵三维人体观对中医身心论的创新意义

身、心、灵三维人体观，将人类对人体的认识有生物医学模式的一维人体观念（身体论）、中医药学模式的二维观念（身心论），拓展到三维人体观念（身、心、灵）的新高度、新境界，对传统中医学人体观具有重大的理论创新意义。

1. 这一创新观念是对传统中医学身心论的现代诠释

身体、心理和心灵生命三要素，亦即传统中医学的"形、气、神"，现代生命科学所说的"物质、能量、意识（信息）"，是构成完整生命统一整体的三个层级、三个维度，三者的协调运行形成人的一切生命活动"。对人体的这一全新阐释，既继承了传统中医学的理论精华——人是"形、气、神"的统一整体，又基于现代科学语境，从生命整体的角度，揭示了人体的三个维度——生理、心理和心灵，揭示了人体的三大要素——物质、能量和意识，明确了三者的内在关系和"心"在人体生命中的决定性作用。从而，全面整体地映照出了一个动态的、活生生的生命主体，较科学地诠释了传统中医学的身心理论。

2. 这一创新观念是中医学"形气神"论的哲学升华

以上五个核心内涵，较全面地阐述了人体的基本构成要素、整体维度、基本层次及其辩证统一关系。"身、心、灵"三维相互协调、高度统一，维系着人体"形神契合"的动态平衡生命稳态"，进一步揭示出人体要素之间的协调关系、动态平衡特性，构成了生命哲学、医学哲学和中医哲学的一个完整的人体观念。从而，将传统中医学对人体本质的认识——"形气神"统一体，升华为一个对人体生命特性的生命哲学观念。

3. 这一创新观念整合提升了"身、心、灵"的现代研究

尽管"身、心、灵"本是中医学的一个传统概念，相对应现代医学、现代科学语境，颇有几分晦涩、神秘色彩，已被误解为"过于抽象、玄虚"的非科学概念。然而，近来基于人体整体健康追求，基于整合医学模式的理念与实践，尤其将太极、瑜伽、冥想等多种独特方法融入医学理论考量和医疗养生服务之中，越来越显示出"身、心、

我是如何爱中医的——蒋戈利的中医多维创新之道

灵"整体调节或调治的实用性、优越性，使日益认识到"身、心、灵"理念与实践的重大意义。对于这一涉及人体生命本质、医学理论核心和整体医疗意涵的问题、现象和实践，作为现代中医药人尤其是中医药学者，必须以高度的责任感、使命感，及时将它纳入中医药学科的研究范围，并给予理论的升华与实践的把控与引领。

4. 这一观念对构建整体医疗，促进全人健康意义重大

近年来，越来越多的研究表明，古老的中医学对人体形、气、神的认识，与现代科学与哲学揭示的物质、信息、意识是根本一致的。当今，人们已经越来越清楚地认识到，人体不仅仅是一种纯粹的物质存在，而是物质、信息与意识的统一。这表明，在对人体本质的认识上，现代人也越来越倾向于中国古代道家和医家的观点[1]。在多年的理论研究与临床实践中，笔者发现，基于传统中医学人体观构建起来的身、心、灵三维人体观，能催生身、心、灵三维健康观、医疗观、保健养生观等新观念，对构建人文整体医学及其模式，建立身、心、灵三维诊疗模式，开展整体医疗服务，发挥中医药整体调治优势，促进全人类的健康，已产生重大的意义。

二、"四组分—八结构"整体生命观构建及意义

（一）研创背景

这一整体生命观的立论意图，在于立足人体生命赖以存在、成长的实相与形式，基于人类的生命观发展历史和现代科学语境，对传统中医学的生命整体观作一划时代的诠释，对"身、心、灵、境"四维生命观做一清晰的阐释。其主要研创背景，可归纳为以下几个方面：

一是中国传统中医学人体观。古代在朴素自然观的影响下，形成了"小宇宙"人体观，强调人的整体性及人体与环境（大周天）的联系性。

二是近代西方机械人体观。在形而上学自然观的影响下，形成了近代西方机械人体观。它以解剖学为基础，注重人体的形态结构，并以近代力学所描述的机械运动来理解人的生命活动。法国哲学家笛卡儿于 17 世纪提出了"人是机器"的著名论点，认为人是有灵魂的机器，人与动物的区别不过多了几个齿轮和几条弹簧。1748 年法国哲学家拉美特利发表了《人是机器》一书，认为人体是一架巨大的、极其精细、极其巧妙的钟表。这种观点的特点是过分强调形态结构的"体"，并力图将人体活动归结为机

---

[1] 杨玉辉. 现代自然辩证法原理［M］. 北京：人民出版社，2003.

械运动。

三是现代辩证唯物人体观。现代科学大大深化了对人的认识，形成了辩证唯物主义的人体观，认为人是生物属性、社会属性、思维属性的统一体；人是分化发生的，整体产生并决定着部分，高级的生命运动控制并支配着低级的物理、化学运动。人不但有形态，而且有功能，形态结构不过是功能活动的时空记录，结构只不过是过程流的表现；人体的形成和运动是一种自组织过程，与机器需要工人装配和操作相反，自我更新、自我复制、自我调节，是人体生命活动的基本规律。

（二）核心内涵

"四组分—八结构"生命整体观，是依据人文整体观念，对人的生命完整性研究探索的结果或结论，也可以看作是对"身、心、灵、境四维"生命观的科学解读。这一认识观念，将人的生命及其生命赖以存在与成长的时空、物能等诸要素科学地区分为密切相关的四个组配，共八大结构，简称为"四组分—八结构"。具体是指以人体为中心，从内及外、从小到大，可简略阐释如下：

（1）灵肉组分——肉体构型 ≈ 精神构型。

（2）物能组分——能量信息构型 ≈ 物质代谢构型。

（3）人境组分——人群社会构型 ≈ 生态环境构型。

（4）时空组分——时间构型 ≈ 空间构型。

这一新理论还可大大展开论述，其重大学术意义是不言而喻的。当然，这一新的理论认知，既是从宏观的角度，对东西方人体生命观的一次划时代拓展；也是基于现代科学语境，对传统中医学整体生命观的一次现代发展；更是人文整体医学赖以构建的主要创新理论之一。

（三）创新意义

这一原创性的生命整体性认知论，从思维范式而言，涵盖着"以人为本、以人为中心"的巨系统思维理念；从认识范畴而言，包含了"以人为本、以人为中心"的囊括天地人在内的多级多层次范畴。客观而言，这一生命整体观念是人类认识自我的一次历史性发展或飞跃。

我们之所以秉持这一认识，是因为它对"人的整体性"映照，应该说是"全方位、广视野"的。这一整体生命观具有如下三大突出特点：

一是整体生命观，既涵盖了无限深邃而神秘的内在心灵世界，又包含了极其复杂而缜密的人体机能状态（即内环境）。

二是整体生命观，既涵盖了人体生命的时相持续与频度维度（如心率心律、呼吸吐纳、生存寿命等），也包含了生命赖以生存的空间连贯与延续维度（即体内外生态空间）。

三是原创性的生命观，既涵盖了以人体生命为中心的多重而复杂的人群社会环境（即个体、群体与国体等人我社会关系），又包含了以人的身心为界的多向延伸的生存环境（即体内外环境、心境等）。

从而构成了一个以人的生命为中心的"灵肉一体"和"天人合一"的整体世界，即所谓的"一人一世界，界界相关联"。

三、多元人本观念创新对中医学科的拓展

（一）研创背景

纵观人类知识界、学术界，因不同的学科或专业，对"人"与生命及其健康有不同的研究侧面、层次和认识角度、深度，从而形成了不同的认知内容和知识内涵，难以用简单的语言加以概括。如互联网上"人"的词条就有丰富繁杂的描述，其中对"人"的定义是：人，可以从生物、精神与文化等各个层面来定义，或是这些层面定义的结合；对"人"的哲学范畴界定就有如下五个：①人是仙佛造的；②人是自然人；③人是一切社会关系的总和；④人是认识对象之所是；⑤人是文化的动物。

在医学领域里，对"人"及人的健康认识，因不同的医学体系或模式（如中西医学、心理学、精神病学、人体科学等），也有不同的认识和界定，难以简而言之。追溯人类对人的健康认识的演变发展历史，笔者发现有两个基本特征：一是多从"人体及人体健康"的路径或维度，进行探索、研究和表述；很少整体地从"人—生命""人体生命"及"人的生命健康"的路径或维度，进行更人性、更全面、更完整的认识和阐述。二是人类对"人体健康"维度的认识、拓展与深化，有较显著的递进特征，即从"身体"一维健康观 →"身体—心理"二维健康观 →"生物—心理—社会"三维健康观。

近年来，有的学者提议将道德、心灵或环境因素（或维度）加入其中，形成所谓的四维健康理念，但因缺少充分的研究论证，尚未被医学界所公认。再就是，尽管多维健康观念已被提出很长时间了，但仍存在两个不争的事实：一是除身体健康维度一直作为医学医疗的主体并得到足够的重视外，其他几个维度或方面的健康，要么就是根本没有给予足够的重视和研究，要么就是尽管给予了相当的研究并形成了可操作、可应用的理论和技术，但一直没有得到真正到位、足够广泛的推行运用。这或许就是

中医身心二维医学、现代"生物—心理—社会"三维医学（即恩格尔医学模式）和世界卫生组织（WHO）倡导的多维健康理念，迄今仍没能得到真正的推广运用或快速发展的原因。

（二）核心内涵及对中医药学的

为了划时代地拓展中医学的人本理论，继而创建 21 世纪的人类医学新模式——人文整体医学模式，笔者基于以上相关背景和状况，对"人"与生命健康的认识和观念，做了以下几个方面的升华与进化，从而建构了现代中医药学的人本论——多元人本理论。其核心内涵有四：

（1）对"人"的特性做了全新的界定，提出并论证了"人乃多元文化载体"特性论，提升了人类和中医药学对"人本体"的科学而整体的认识。

（2）确定了从"人—生命"主体和"人的生命健康"路径研究医学问题的取向，建构了身、心、灵三维人体观、身、心、灵、境四维生命观 / 健康观，和"四组分—八结构"整体生命观等理论，大大拓展了人类和中医药学对"人"本身、人体整体健康的认知范畴和认识内涵。

（3）构建了人文整体医学观、医疗观和"医患互动式"医疗理念，创建了人文整体绿色诊疗学、人文针灸学和人文整体脊柱源性疾病学等新学科，研发了人文情境疾病解析疗法、三维一体调神针法等新型诊疗方法，从而，拓展中医药学的理论与技术体系，丰富传统中医药学的学科内容与疾病防治方法，为推行、运用多元生命健康观念——"身、心、灵、境"四维健康观，促进传统中医药学的现代化，提供了新的理论与技术保障。

（4）较系统的开展了心理—心灵医学创建与研究，一方面深化和拓展了中医心神学说、情志理论，另一方面促进了传统中医情志理念与现代生理学的融合，为日益普遍的心因性疾病的有效防治，提供了理论与技术保障。

以上基于人本理论的多元创新成果，大大提升了对人与生命健康的认识与维护，有力促进人类对自身的整体性认识、生命健康观念的变革，必将对传统中医药学的现代化进程产生重大影响。

四、身、心、灵、境诊疗模式对辨证论治的发展

（一）研创背景

辨证论治是中医认识疾病和治疗疾病的基本原则，是中医学对疾病的一种特殊的研究和处理方法。"辨证"，是把望、闻、问、切四诊所收集的资料、症状和体征，通过分析、综合，辨清疾病的病因、性质、部位，以及邪正之间的关系，概括、判断为某种性质的证；论治，即根据辨证的结果，确定相应的治疗方法。辨证是决定治疗的前提和依据，论治是治疗疾病的手段和方法。辨证论治作为中医诊疗疾病的一大特色，具有十分重要的在理论和临床意义，理当继承。然而，随着社会的进步、科技的发展，当今人类的生活方式、致病因素、病证表现和疾病谱系等等都发生了深刻的变化，传统辨证方式和施治方法应当依据新的形势与要求，进行与时俱进地改进与创新，才能适应现代疾病诊疗的需求。

笔者基于如下几个因素，在传统中医辨证论治诊疗方法的基础上，创建了身、心、灵、境四维诊疗模式。

（1）继承与创新中医辨证论治方法的"忠爱"初衷。

（2）人文整体医学人体观、生命观、健康观的创新成果。

（3）人文整体检诊方法对传统中医四诊方法的拓展。

（4）身、心、灵、境四维调治理念对中医辨证施治方式的升华。

（5）中西医融合调治方式对中医药诊疗方法的发展。

（二）核心内涵及对辨证论治的创新意义

与传统中医辨证论治的构型相似，身、心、灵、境四维诊疗模式也包括检诊和论治两个方面。这一新的诊疗模式的基本内容及对传统辨证论治方法的创新意义，可简要阐释如下。

1. 身、心、灵、境四维检诊法的创新内容与特点

身、心、灵、境四维检诊法的创新内容　除充分采纳中西医的现有的诊查方法外，研发了以对称平衡检诊法、舌下全息人检诊法和手背全息斑痣检诊法为代表，较完整地介绍和阐述了人文整体医学检诊法。临床常用的这类检诊法，还有耳部全息检诊法、周身经络—脏腑斑痣检诊法、动静态体态检诊法、对称性纹路检诊法等。

身、心、灵、境四维检诊法主要有以下三个显著技术特点。

（1）丰实的复合型理论指导：人文整体检诊法，既充分借鉴和吸纳了传统中西医学的相关理论精华，又凸显了人文整体创新理论的指导作用与意义。创新理论包括："身、心、灵三维"人体观、"身、心、灵、境四维"生命观、脊柱中心论、对称平衡生理法则、生物全息律和斑痣医学理论，以及"全息失衡标志与脊柱—脏器疾病相关"学说等。

（2）对应直观的病变征兆：阳性病变的（全息）征兆，稳定性好，与病位、病性对应性较高，与病情严重性、病势趋向性符合度较高，整体反应性、病程反应性良好；具有全程反应性，既能体现既往病变状况，又能表现当下病变状态，也可预示将来病变趋向。检查技术简便易行，直观可视，既无需主观推测臆想，也无须烦琐过程，无痛苦、无损害，智慧成本高，经济成本低。从而凸显了人性人文、全面整体的优势与特色。

（3）多种检诊方法互补性强：人文整体检诊法的多种具体诊查方法，一方面可以进行直观的相互印证或补充，以提高准确率和对机体病生理状况的整体判断；另一方面，结合身、心、灵、境四维"疾病情境解析法"，既可以追溯病因、分析病程，也可以预判病变趋势与转归，从而实现对陈年旧病的追加判断、对当下疾病的即时诊断和对隐形病变的预测，进而在一定程度上做到"全程式整体性"的诊断和预判，为人文整体性的调治奠定基础。

2. 身、心、灵、境四维调治法的创新内容与特点

（1）具有多元复合型的调治理论指导：任何创新性研究，都必须建立在既往的基础之上，并科学辩证地吸纳既有的精华元素，方能"站在巨人的肩膀上"有所升华。人文整体调治的研究，从一开始就遵循着这一真理性认识，在充分了解中西医学的优劣，大胆吸纳它们科学的医疗理念和有效的治疗方法基础上，针对具体的重大疾病（类别），深化相关的基础研究，研发更有效的专病疗法。唯有如此，才能研创出可靠的新成果、新技术。

（2）基础理论与疗法研发兼顾的创新方式：凡是涉及与民众的生命、生存和生活等学术研究，其根本的目的和宗旨就是解决问题；其最初的出发点和最终的归属点，就是努力让人们活得更健康，过得更舒适，能自然自信地融入环境和社会。尤其是关乎人们身心安危的医学研究，更应如此，任何脱离实际，无益于疾病防治和生命健康的纯理论研究，都不是真正的医学研究。人文整体医学及其模式所追求的境界，就是"观念、理念与疗法、疗效"的高度统一性。为此，笔者在探索人文整体调治过程中，始终坚持"基础医学研究与专病疗法研发兼顾"的原则和方式。

例如，我们对脊柱源性疾病的防治研究，在广泛的流行病学调查和大量患者诊治

经验基础上，先后提出了脊柱源性疾病、颈性脑梗死、颈性高血压等系列新病名[1]，建立了脊柱中心论，进而研究了三步针罐疗法、四步针药疗法和通督正脊疗法等专病疗法[2]，进一步建立了脊柱源性疾病学[3]。

（3）传统方法与创新疗法结合的调治方法：纵观人类医学发展历史，任何创新都是连贯的，而非断崖式的；任何完整的调治方法，都应是整体性、综合性的，而非单一层面的。人文整体医学及其模式的一切理念、方法，都是植根于在人文整体辩证认识观和身、心、灵、境四维生命健康观等"人—生命"本体论基础之上的。既然一方面创新是连贯性的，是传承与变革的辩证统一；一方面，生命健康是多元、立体的，身心疾病是复杂多侧面的。那么，整体、精准的人文整体调治方法，也应当是多元性个体化的。所以，我们在研究和实施的人文整体调治过程中，就必须遵循"传统治疗方法与创新调治方法相结合"的调治方式。

例如，我们对内分泌代谢疾病的防治研究，既注重三部九穴针法等创新疗法的运用，同时须依据具体病证，采用中医药、西医药相融合的综合调治方式，方能使复合性内分泌代谢疾病得到全面有效的调治与康复。

（4）临床运用与疗效评估并举的研究路径：环顾中西医临床研究的基本方式不难发现，中医药学重视单方、单法的运用与个体化疗效的观察分析；西医药强调动物实验、临床试验和大样本的循证研究，注重理化指标的改变，常常忽视患者的整体性生命质量的变化与评估。人文整体医学及其模式所倡导的调治方式，既重视个体化的身、心、灵、境四维整体调治，又重视大样本疗效的评估，也关注关键理化指标的变化及其与患者整体性生命、生活质量改变的关系。因此，采取了"临床应用与疗效评估并举"的研究路径，并提出了更符合全面整体评价效果和意义的"诊疗效能评估"理念。

（5）多元多层级临床诊疗模式的有机整合：在人文整体调治方式与疗法的研究中，不仅针对患者个人或具体病证的诊疗需要，部分或局部性的借鉴、整合中西医的理念与方法，在人文整体医学及其模式下的临床医疗过程中，我们进行了"多元多层级临床诊疗模式"的有机整合，实行了"四维综合临床思维模式"，即：①中医药临证思维模式→②西医药临床思维模式→③中西医结合思维模式→④人文整体医学思维模式。并在此基础上，在进行进一步的优化、减化、经济化，力求制订与实施最能体现人文、整体和绿色三大特征的方案。

就笔者的专业和专长，独特的人文针灸医学思维模式，是最基本，也是最基础的临床思维模式。从事不同专业、具有不同医疗专长的医者，可在四维综合临床思维模

［1］蒋戈利.学科建设与专科管理手册［M］.天津：赛可优数码印刷公司印制，2014.
［2］蒋戈利，邢军，刘玉珍，等.三步针罐疗法治疗脊髓型颈椎病临床研究［J］.中国针灸，2002，22（5）：19–22.
［3］蒋戈利.脊柱源性疾病学的理论构建与人文针灸调治研究进展［J］.中华脊柱健康医学杂志，2014，3（8）：1–5.

式基础上，突出自己的专业和专长。

（6）身、心、灵、境四维整体调治的示范性运用：人文整体医学及其模式的最基本、最根本，也是最关键、最实用的思维观念和诊疗方式方法，亦即其活的灵魂就是"人文整体、身、心、灵、境"八个字[1]。而对医者，最应该做到的就是"身、心、灵、境四维"整体调治；对患者，最受益的也是"身、心、灵、境四维"调治与自我调理。这也是笔者期望"身、心、灵、境四维"生命观 / 健康观 / 医学观，能成为人类基本人文共识、福泽人类整体健康的心愿之源。

由此可见，身、心、灵、境四维诊疗模式既科学地继承了传统中医学辨证论治方法，又包容吸收了现代医学的诊疗方式，还包括了新近研发的人文整体检诊方法和调治疗法，形成了一个更为科学系统的诊疗模式，是对辨证论治的全方位、整体性的创新与发展。随着这一诊疗模式的不断研究与运用，将会不断完善。

五、"我主人随"中西医融合理念构建及内涵

（一）构建背景

1. 中医药学人的从属心理严重阻碍着中医药学的发展

近一百多年来，随着西方近现代自然科技的迅猛发展，西方生物医学应运而生，并因不断引入先进科技而获得快速发展。鸦片战争后，国门大开，西方文化科技大势入侵，西方医药也随即传遍中华大地，并取得我国医学领域的主导地位，传统中医药学因此不断受到冲击、排挤，甚至濒临被废止、被消灭的窘境。如此一来，中医药学的理论不断遭受质疑、怀疑，甚至批判；中医学的医药技术，日益遭受国人的误会误解、冷谈轻视，甚至废止遗弃；中医药的医疗阵地持续遭受挤压分割，日渐萎缩；中医药界逐步失去了原有自主性、话语权，益趋边缘化。有鉴于此，极大地损害了国人对中医药的信赖，极大地消磨了中医药人的自信心，也逐渐形成了中医业界人士的"自我从属心理"和中医药学科的"从属地位"。

客观而言，这种"自我从属心理"和"从属地位"，逐渐地、不知不觉地侵蚀着中医药学人的"自主神经"、中医药学科的"肉身"，严重影响了中医药界的自信自觉和中医药学的自主发展。我们必须从内心"培元固本"，强化底气，自强志新，走出自我从属的"低谷雾区"，否则振兴中医药就无从谈起。

---

[1] 蒋戈利.启迪与启发［M］.天津：天津社会科学院出版社，2016：12.

2. 长期以来在中医药学科的建设发展上存在严重失误

中央老干部健康工作委员会的范维乾先生指出：自从"西学东渐"，有了"中医不科学"，要"用西医来化中医"的"西化派"以来，中医学的厄运就不请自来了。

西化派从六个方面消灭着中医学：①消灭中医基础理论，把中医学赖以为生的藏象理论改造成解剖学的脏器，挖断了中医学的根基；②取缔了中医学赖以为生的由中医学规律性决定的"师带徒"，用西方院校式培养出了不会治病的中医博士；③将局部联系、局部分析的"实验室实验法"强加给了整体分析普遍联系的巨系统的中医学，从而消灭了中医学之"思辨式论述"的研究方法；④用西医学的标准来颁发"执业医师证书"，将不懂现代医学、没有中医学历被患者围得水泄不通的民间中医驱赶到非法行医的圈子里，而院校生名为中医实为中医掘墓人，这是让中医学断子绝孙的绝招；⑤大搞假中医，如不务中医正业的假中医院、假中医院校、假中医教材、假中医科学大会、假学术大会、假传承拜师、假振兴中医等，"假大空"盛行；⑥控制舆论，普天下是"西化一言堂"。

所以，有人在《人民日报》发文称："随着老一代中医纷纷故去，中国只能成为教科书上的'中医故乡'，甚至连中医人才也要从日本、韩国引进。"

3. 近现代中医药学界缺乏应有的学科自信与科教自主

由于包括以上两方面在内的种种原因，导致了近现代中医药界在建设发展过程中失去了应有的自主和自信。因没有"学科自信"，所以就产生了致命的疑虑：没有自然科学的帮助，让中医顺着自己的道路独立地发展，能行吗？这是中医界从上到下心中难以解开的一个死结，也使现在的中医现代化变成了"中医的伪现代化"。因缺乏"科教自主"，所以就导致了中医中药参照或按照何种标准开展研究，在中医界始终没有形成共识。目前，评估中医疗效和科研成果的整套评价体系是来自西医的，造成评价体系与中医学体系相脱节的情况，如以动物模型为核心的中医实验体系的建立，这给以后的中医学术和中医教育带来了深重的灾难（北京大学哲学系郝光明教授语），从而形成了中医药学被操控、被吞噬的尴尬局面，甚至中医药学界自身的部分"权威"和"精英"，也因此患上了严重的"学术中毒症"，频频做出了"自毁长城"的所谓"专项研究"和"重大创新"，而且还全然不自知。正如著名中国科技史学家李约瑟先生所言："诋毁、阻碍中医药发展的，不是外人，而是中医药界内。"

有鉴于此，为把持在中西医融合过程中的中医药学的正确方向，也为了拨乱反正，将中医药学的创新、发展拉回到符合自身固有特性和优势的轨道，以免在中西医融合中被完全西化或消解，笔者构建了"我主人随、包容超越"的中西医融合理念。

（二）基本内涵

笔者基于对中医药学的"忠爱"初衷，以人文整体思维观念和身、心、灵、境四维生命观/健康观为理论指导，以多维立体创新中医学为目标，遵循包容超越型思维模式的理论与理念构建路径，在汇集、提炼精英学者的相关思想智慧与独到见解之基础上，初步构建了"我主人随、包容超越"中西医融合理念。这一长期指引中医药学时代化研究与发展的基本理念，旨在澄清中医药认知乱象，厘清中医药建设思路，明晰中医药学的创新发展路径。

"我主人随，包容超越"这一中西医融合理念，涵盖广泛，内涵深邃，难以面面俱到、层层触及，现简要阐述如下。

1. 全球化时代中西医融通共进是必然的现实与趋势

在当今科技经济信息全球化时代，"多元文化并存互鉴"是不以人的意志为转移的现实与趋势，任何文化、学科形态都不可能"闭门造车、独自发展"，中、西医学尤为如此。否则，必将自行萎缩，终将被淘汰。

2. 立足自身融合发展必将成为中西医学的发展趋向

中、西医并存发展在我国已有百余年，随着中医药不断走向世界，全球性的中、西医并存共进将成为必然趋势。其间，中、西医必然逐渐相互融通，二者的关系既不是貌合神离的凑合，也不是生硬的结合或为人的整合，必然是基于各自优势、逐步深化的融合。中西医融合必然成为中、西医学主要的生存、发展方式。

3. "我主人随 – 包容超越"是中医药创新发展的正道

"我主人随"，其意有二：一是坚持与增强中华传统文化和中医药文化的主体性，有选择性地吸纳、转化先进的异域文化与时代文化，作为"学术营养"对中医药学科机体以补充和发展；二是坚持与增强中医药学人的主人翁意识与自主自信，以合格中医、铁杆中医的身份和能力为基础，有针对性地学习、运用其他社会科学与自然科学的知识与技能，作为"综合素养"来提升研究和运用中医药学的素质与能力。"包容超越"，其意也有二：一是从整体性和专业性两个层面，学习领会、传扬创新中医药学，促使中医药学实现不断超越自身的阶段性、时代性发展；二是从综合性和针对性两个途径，学习借鉴相关学科的新思维、新理论和新技能，用以丰富或创新中医药学，促使中医药学取得时代化、赶超性的进步。"我主人随"与"包容超越"的双轮驱动、相携并进，便是整体性推动中医药学持续发展的科学方略。

4. 中医药科学性的自我认定是突破发展困境的关键

"中医现代化成了中医西医化，究其根源，在于中医的科学性始终没有真正得到承认，中医学是否具有独立的学术地位始终没有得到正视和承认。"（中医泰斗邓铁涛、周仲瑛语）其实，造成近现代中医药学发展困境的真正根源，是中医药学人，尤其是中医药事业的导向者、高管和权威们自身对中医药学的不自信，对中医药科学性的不肯定，也就是对中医药学科学性的自我否定！

有了中国传统文化和中医药科技先人超越时代的思想智慧，数千年来几万次的临床实验，不断地验证了中医药学的主体科学性，才有了连绵不断的学科血脉。如果中医药学不科学、不实用、没疗效，早已自我淘汰、自我消亡了。所以，中医药学的科学性不必要、不容许再用非人类的实验鼠、实验室和没有人性温度的仪器来"试验"、来"伪证"。北大哲学系郝光明教授指出"不是中医不行，而是学中医的人不行"。正如国家中医药管理局王国强局长所示："中国有自己的科学传统，中医药就是中国传统科学最具代表性的门类之一。"[1]

5. 中医文化自觉是中医药学自信发展的前提与基础

百余年前，西医传入中国，中西医科学之争、中医存废之争一直延续至今。如今，中医药在经济社会发展中的地位和作用越来越重要，已成为独特的卫生资源、潜力巨大的经济资源、具有原创优势的科技资源、优秀的文化资源和重要的生态资源。在坚定中华文化自信的基础上，中医药界要有坚定的中医文化自觉和科学自信，明了中医的独特价值，破除对西医的迷信，从认识论上厘清中国与西方、中医与西医的异同，处理好中医与西医的关系，用开放包容的心态促进传统医学和现代医学更好融合，坚持中西医互学互鉴，携手造福人类。

---

[1] 王国强. 以高度文化自信推动中医药振兴发展 [N]. 人民日报，2017-2-24.

5

第五章

多维立体创新中医生理学

一、七脏系统论对传统五脏学说的充实拓展

任何理论或学科，必然也必须随着人类社会时代的进程和科技实践的进步，与时俱进地创新与发展，否则就难以适应变化的新形势，满足人类的需要。中医学科、中医理论也是如此，应该适时地吸纳学科文化新元素、学科研究新成果，进行时代化的创新和发展，才能与时俱进，走出发展困境。笔者基于理论研究和实践经验，在传统中医学的五脏学说基础上，将具有五脏特性的脑（髓）、脊（髓）纳入中医藏象之列，构建了由心肝脾肺肾五脏和脑、脊组成的"七脏系统论"，以期在一定程度上充实拓展传统五脏学说，给予时代化的临床实践以更好的理论指导。

（一）构建依据

1. 本人的相关理论研究与临床实践感悟

（1）基于《黄帝内经》的理论升华：《素问·五脏别论》："岐伯对曰：脑、髓、骨、脉、胆、女子胞，此六者，地气之所生也，皆藏于阴而象于地，故藏而不泻，名曰奇恒之府。"这些奇恒之府的特点是形态上像腑，功能上像脏，亦即不同于胃、肠、三焦等一般的腑，而在形态和功能上更接近五脏的人体脏器。需要强调指出的是，六个奇恒之府中暗藏着玄机，其义有三：①脑（颅内大脑）、髓（脑髓、脊髓）、骨（脊柱脊椎），三者序贯相连，居于人体的体腔之外、颈项之上和后正中脊梁之中，具有典型的五脏功能特点——藏而不泻。②胆、女子胞二者均居于体腔之内，"胆"分泌胆汁而与胆道胃肠相通；"女子胞"滋生月经而与阴道相连，具有较典型的六腑功能特点——藏久而泻。③其中的"脉"，主要指血脉，也可以包括经脉；"血脉"统血、运血和输布血液，运行阴血而不外溢，其功能近乎五脏；"经脉"行气、传导信息和输布能量，运行阳气而布达周身，其功能近乎六腑；但血脉、经脉，均广布全身而沟通内外，无具体"形器"结构。由此可见，奇恒之府当中，最具藏象器官的结构和功能特点的，是人体的"脑（髓）"和"脊（髓）"两大重要器官及其功能系统。

（2）基于自身的实践感悟与理论研究：笔者在长期的全科医生式的临床实践中，越来越清晰而深刻地认识到，脑（神）疾病和脊柱疾病日益常见多发，无论是病种的类型、病证表现和发病率，还是这些疾病给人类带来的病苦折磨、精神压力和经济负担，在现代人类疾病谱中，均名列前茅；这两大疾病已成为近现代中、西医学研究的重大疾病和力图突破的重点对象，相关的研究已取得了一系列重大进展。近 30 年来，笔者对脑、脊开展了较深入广泛的理论研究和与实践探索。课题研究方面，先后完成

了醒脑通经针法治疗脑中风、通关利窍针法治疗中风性延髓麻痹、三步针罐疗法治疗颈—腰椎病等重大课题研究，建立了理—法—方—穴—术五位一体的诊疗体系；理论研究方面，提出"心脑联合体"新概念，构建了血脉、灵慧两心论，科学阐述了"脑神"理念，创建了"颈椎病变与缺血性脑疾病相关"学说，建立脊柱源性疾病学；临床研究方面，研发了一系列人文整体检诊法和调治疗法，并取得丰富的临床经验和优越的诊疗效果。从而，为"七脏系统论"的构建奠定了坚实基础。

2. 中医同道对脑、脊专题研究的新进展

（1）中医对"脑（髓）"认识的新进展基于《黄帝内经》，历代医家对"脑（髓）"的具有散在阐发，但受"心主神明"的影响，总体而言没有重大的新突破。近30年来，中医界对脑的基础研究开始受到重视[1-6]，有的专题研究取得了明显的进展。赵丽君等研究认为，脑是人体的重要脏器，人体的生理活动与病理改变大多与脑有着密切的联系。古代医籍中对脑论述较少，但《黄帝内经》中早就对"脑髓"及其功能有一定认识，它所认识到的"脑"，实际上是一个系统概念，反映的是事物与事物之间相互联系的客观规律，其实质是建立在解剖学"脑髓"基础上的、以心肾功能合而为一为特点的特殊物质结构[7]。湖南中医药大学一附院课题组，从《内经》及历代医家对脑的生理解剖的认识入手，比较系统地阐述了脑的生理功能，脑与人身三宝——精、气、神的关系以及脑与肾的关系，认为脑是精、气、神汇注之脏，以精气为体，神明为用；脑髓之源滥觞与肾，脑之功能赖肾中精气温煦等，为中医治疗脑病提供思路[8]。

（2）中医对"脊（髓）"认识的新进展

中医学认为，脊柱是人体的中柱"脊梁"，具有支撑骨架，保护脊髓，协调肢体运动，维系经络、气血、津液循行、代谢等一系列复杂功能。脊柱为诸阳经脉所贯注，腧穴交错密布，是经络循行的枢纽。上端连接颅脑（脑为髓之海），联系五官、九窍、四肢百骸；下端连接骶髂关节，支持下肢运动。循行于脊柱正中的督脉，是"诸阳之海"。脊柱两旁的足太阳膀胱经，全脉贯行于腰背部，输布阳气，统帅诸阳，布达卫气行于周身。腰为肾之府，肾及命门（即肾间动气，人之生命、五脏六腑之本，十二经脉之根，呼吸之门，三焦之源泉）皆藏于腰，其气行于背。脊柱腰背部的阳气变化，

［1］张雪亮.中医脑髓理论初探［J］.浙江中医学院学报，1991，15（4）：4-5.

［2］任继学.脑髓述要［J］.中国中医基础医学杂志，2003，9（3）：162.

［3］清·王宏翰.医学原始［M］.上海：上海科学技术出版社，1997：133.

［4］阎孝诚.实用中医脑病学［M］.北京：学苑出版社，1993：11-12.

［5］张咪咪.唐容川医学全书：中西汇通医经精义（下卷）［M］.北京：中国中医药出版社，1999：41.

［6］清·周学海.读医随笔：气血精神论［M］.南京：江苏科学技术出版社，1983：11.

［7］赵丽君，陈珞珈，张平，等.浅谈《黄帝内经》对脑的认识［J］.中医杂志，2011（17）：1524-1526.

［8］刘国静，王兴宽.浅述中医对脑的认识［J］.中华现代中药学杂志，2009，5（2）：68-72.

常作为肾脏功能及全身阳气盛衰变化的体现。在腧穴方面，人体背部俞穴与腹部募穴通过脏腑之气互相贯通。如果脊柱出现异常，就会造成经络郁滞、功能障碍，引起包括疼痛在内的百余种病证。

中医认为脊柱病变原因有五个方面：①先天性脊柱病变；②跌、打、扭、挫等；③风、寒、湿等外感邪气侵入；④慢性劳损引起应力改变；⑤肾虚导致腰脊退行性病变。当代医学认识到脊柱椎体的滑脱、错位或椎间盘突出（膨出），会压迫神经、血管、脊髓，刺激或阻滞中枢神经和周围神经到达身体各个部位，不仅造成能量传输障碍，出现反射性酸、麻、胀、痛，引起血压异常、组织变性、平衡失调；还会造成心脑组织缺氧、缺血，导致晕厥、瘫痪、休克甚至死亡[1]。

（二）基本内涵及创新意义

"七脏系统论"的构建原则：①依据中医藏象学说的概念构建其内涵界定方法，即脏腑概念既包含着若干解剖学成分，又是一个标示人体各种功能联系的符号系统和整体生命的功能系统模型；②基于笔者的相关理论研究与临床实践感悟，以及中医同道对脑、脊专题研究的新进展；③本于"忠爱中医药"的初衷与中医药学人的本分，谨守继承、传扬与创新、创造的辩证统一原则。

1. "七脏系统论"的基本内涵

"七脏系统论"，是在传统中医学心肝脾肺肾五脏功能系统基础上，加上具有藏象结构和功能特点的脑（髓）、脊（髓）两脏，构建而成现代中医学新型脏器理论。这一创新理论，既科学地继承了传统中医学的五脏系统学说，又适时地发掘了传统奇恒之府中极富脏器结构与功能特点，并在历代医家理论研究和临床实践中得到充分认识与广泛运用的脑（髓）、脊（髓）两脏，从而使得中医学藏象理论实现了划时代的拓展，进一步提高了藏象理论对脏器病证防治的指导作用，尤其是对大脑（元神）与脊柱（脊髓）的生理学、病生理学和相关病证诊疗的研究，具有重大的理论创新意义。

基于对"脑脏""脊脏"的经典认识与现代研究，谨对脑脏、脊脏结构与功能做一初步界定，希冀同道精英、智者给予充实完善。

（1）关于"脑脏"的初步界定

① "脑脏"的化生：脑（髓）是由父精母血结合的先天之精而化生，生成于诸器官之前；依赖肾精和后天水谷精微的补充，保持其充满；血生于心，上输滋养脑。

② "脑脏"的结构："头为一身之元首……其所主之脏，则以头之外壳包藏脑髓"。有关脑的结构，人脑大体上分为"九瓣"或称"九宫"，即四方四隅，并中央，皆为神

---

[1] 任德广. 中医对脊柱的认识，寻医问药网 http://guke.xywy.com/mylf/fromtsyy_659915.html，2013-05-30.

我是如何爱中医的——蒋戈利的中医多维创新之道

灵居住之所。而现代神经解剖明确了人脑由两个额叶、两个顶叶、两个颞叶、两个枕叶以及中央部位间脑等九个部分构成。脑与脊髓、内脏的关系，脑与脊髓相连，并通过"细络"和内脏相通。"脑脏"为人体生命的中枢。

③"脑脏"的生理功能：一是脑为髓海，脏清灵之气，为元神之府。五脏精华之血，六腑清阳之气，皆上奉于脑，温养祖窍，而生精神、感觉、情感、意识、思维、记忆、运动等功能。二是维系经络，内外协调。 人体经络所有的气血运行，都上达于头面部，通过头面空窍，与全身经脉相联系。三是督脉的循行部位正是中枢神经系统之所在，是脑联络全身脏腑肢节，沟通内外上下的枢纽。

④"脑脏"与精、气、神的关系：精是脑生成的物质基础；气是脑功能发挥的根本；神为脑之用。脑是人体精、气、神汇注之脏，以精气为体，神明为用，三者相互滋生、相互转化，维持着机体阴阳的平衡。

（2）关于"脊脏"的初步界定

①"脊脏"的化生：脊（髓）始于胚胎，由先天之精化生而成。"人始生，先成精，精成而脑髓生，骨为干，脉为营……""人先生于脑，缘有脑则有骨髓。"（《黄帝内经》）。

②"脊脏"的结构：由脊柱、脊髓和督脉构成，为人体的中心，是指以骨盆为基座，以脊椎骨为支架，以椎间盘为连接，以肌肉、肌腱、韧带、筋膜为保护，以脊髓、神经、经络和血管为信息联络和能量供给的一个立柱状结构。

③"脊脏"的生理功能：上承载头颅，与"脑脏"相连；中维系体腔诸脏腑器官，调控内脏功能状态；下基于尾椎骨盆，与下焦脏腑相维系。脊柱既是人体脏器的支柱，也是健康的中轴、标杆及生命的信息中心，更是人体的一个非常特殊而重要的信息系统或网络结构，在人的生命中具有决定性的作用。

④"脊脏"的病生理特点：鉴于"脊脏"的结构中心性与功能中枢性特点，一旦发生异常改变，如软组织损害、关节失稳、移位或脊柱侧弯等，必然导致脊柱中脉不通畅，原始生命能量供应受阻，生命信号不能适时传达到目的地，或信息传送不全、信息紊乱等，人体就会产生相应的反应，表现出各种症状或疾病。已有大量的研究证实，脊柱损害是很多疾病发生的关键因素所在，尤其是造成很多慢性病和疑难病的根本原因，脊柱源性疾病就是一类常见、多发而又容易被忽视或被误诊误治的新型疾病。

2."七脏系统论"的创新意义

不难看出，"七脏系统论"的构建意义是多方面、历史性的，它对传统中医学的传扬与创新价值，会随着这一创新理论的运用显示出它的划时代指导意义。我们可以从如下几方面做一简要归纳：

（1）这是基于"忠爱中医药学"的初心、包容超越型思维，对《黄帝内经》藏象理论的一次创新尝试。这一创新理论，既忠实地继承了传统中医学建构脏腑理论的思维风格、分类界定，又基于历代医家的相关阐释与时代疾病谱的变化，进行了富于思辨智慧与理论发展的创新创造。

（2）全面客观地揭示了脑、脊的结构特点和功能优势，并将它们从奇恒之府提升到藏象的层级，分别命名为"脑脏""脊脏"，给予了这两大脏器应有的科学认识和生理学、病生理学地位，将传统的五脏丰富为七脏，从而科学地丰富、发展了传统中医药学的藏象理论。

（3）将"脑脏""脊脏"纳入传统中医学的五脏学说，并命名为"七脏系统论"，而非"七脏学说"，其因有二：一是强调、突出中医学"藏象"概念的系统功能概括意指，而非孤立、局限地拘泥于人体脏器的"解剖"或"尸检"意涵。即藏象学说中的概念虽然包含着若干解剖学成分，但从主要方面看，却是一个标示各种功能联系的符号系统，是人体的整体功能模型[1]。二是基于中医藏象学理论的医疗实践性考虑，中医学理论尽管具有较深厚的文化底蕴和思辨风格，但其有效的实践指导作用是藏象理论的生命线。"脑脏""脊脏"的提出，也主要是基于大脑（脑血管、神经系统疾病）、脊柱（脊椎及脊柱相关疾病）病证的常见多发、广泛频发的临床现实。

因此，"七脏系统论"的建构不仅有重要的理论创新意义，也有重大的实践指导意义。

二、四腔一柱论对传统三焦理论的现代拓展

（一）构建背景

人体四腔一柱论，是基于笔者对人体基本结构的宏观认识而创立的新理论。其基本构建背景或依据，主要有如下几点：

（1）依据人文整体认识观[2]，对人体基本结构的客观映照。

（2）笔者受近现代的生物全息理论启发，研创了人文整体医学的手背斑痣检诊法[3]。

（3）参照中医学的"三焦"理论和现代医学对人体体腔的胸腔、腹腔和盆腔"三

［1］刘国静，王兴宽.浅述中医对脑的认识［J］.中华现代中药学杂志，2009，5（2）：68-72.

［2］蒋戈利.医学观念变革与人文整体医学模式的建构［D］.天津：南开大学，2015：126.

［3］蒋戈利.人文整体医学的理论与实践［M］.北京：人民卫生出版社，2017：352.

腔"生理学认知方法。

（二）基本内涵

众所周知，从外形上看，人体由头颅、躯干和四肢三大部分组成；而躯干又由脊柱和体腔两大部分组成。对于体腔的认识，中医学分上焦、中焦、下焦三焦，现代医学分胸腔、腹腔、盆腔三腔。严格来说，人体四肢应是以脊柱为中心的骨架结构的延伸，其活动功能受大脑和脊神经的支配，未能构成相对独立的功能单元；而脊柱（内含脊髓）是一个在上承头脑、在中维系体腔脏器、在外连贯四肢的相对独立的结构和功能单元。因此，基于对人体的结构与功能的大体认识，参考中、西医学的结构认知与命名方式，我们将人体结构组成分为颅腔、胸腔、腹腔、盆腔和脊柱五大部分，作为进一步认识人体结构的基础。笔者将这一对人体基本结构和组成的独特认知，简称为"四腔一柱"论。

"四腔一柱"论对人体结构及功能的基本界定，概要如下：

颅腔：元神之府，内藏脑髓，为人体生命中枢，是精神意识之所生。

脊柱：人体脊梁，内藏脊髓，为人体结构中心，是生命信息主通道。

胸腔：上焦所在，心肺所居，为血气循环枢纽，是人体气血交汇之所。

腹腔：中焦所在，肝脾所居，为消化代谢机枢，是水谷运化输泌之所。

盆腔：下焦所在，双肾所系，为泌尿生殖中心，是升清降浊孕育之所。

这一创新理论融会了中西医学的理论精华，为人们认识人体基本结构与生命基本机能，提供了一个全新的认知方式，具有重要的医学科学意义。

（三）创新意义

1. 基于人体组成的整体性，拓展传统中医学的三焦理论

传统中医学着眼于人体躯干体腔的整体性认知，基于朴素的解剖认识和脏腑学说，将人体体腔划分为具有一定功能特点的三个空腔区域，即上、中、下"三焦"。人体四腔一柱论，则是基于整个人体基本组成的整体性，将人体极其重要的头脑、脊髓纳入认知视野，按照人体生命机能胚胎发生次第，把人体的基本结构和功能单元概括为"四腔一柱"，客观科学地拓展了传统中医学的三焦理论。

2. 基于人体结构的完整性，客观认识到了脑脊的重要性

虽然传统中医学的脏腑学说基于人体生命机能的五脏归类法，将人体的精神意识活动或功能归属于"心"（即所谓"心主神明"），但历代医家已逐步认识到"脑府"与"神"的内在关系，正如明·李时珍所论"脑为元神之府"，基于中医脏腑是对"系统功能"的归纳，其实质是神志由"脑府"所主，脑为"神始"。脊柱／脊髓的重要性就

更是不言而喻了，一则脊柱的直立进化是类人猿进化为"万物之灵"的人的标志，二则脊为督脉之府、诸阳之海、脏腑经气之所输注，三则脊柱为人体的中心结构、脊髓脊神经是大脑中枢与脏器组织之间的生命信息传输、传导的通道，是人体生命的次级中枢。所以，头颅与脊柱的重要性不可忽视。

三、血脉—灵慧"两心论"对心神学说的新解读

（一）构建依据

1. 基于传统中医学对"神"的认识

（1）神的含义：在中医学中主要有三：其一，指自然界物质运动变化的功能和规律。所谓"阴阳不测谓之神"（《素问·天元纪大论》）。其二，指人体生命活动的总称。一般称之为"广义的神"，是指整个人体生命活动的外在表现，如整个人体的形象以及面色、眼神、言语、应答、肢体活动姿态等，无不包含于神的范围。凡是机体表现于外的"形征"都是机体生命活动的外在反映。其三，是指人们的精神、意识、思维活动。即心所主之神志，一般称之为"狭义的神"。

（2）神的生成：神是人体形体的机能或功用。由精气构成的形体是人身的根本。"生之来谓之精　两精相搏谓之神。"（《灵枢·本神》）神随着个体的发生、发育、成长、消亡而改变。神由先天之精气所化生，胚胎形成之际则生命之神也就产生了。出生之后，在个体发育过程中，神还必须依赖于后天水谷精气的充养。所以说"神者，水谷之精气也"（《灵枢·平人绝谷》）。

神并不是超物质的东西，它的产生是有物质基础的。精气，就是产生神的物质基础。形具而神生，形者神之体，神者形之用。形存则神存，形谢则神灭。总之，神是自然界物质的产物，是天地间的一种自然现象。

（3）心主神志的生理作用：心藏神，为人体生命活动的中心。其生理作用有二：其一，主思维、意识、精神。在正常情况下，神明之心接受和反映客观外界事物，进行精神、意识、思维活动。这种作用称之为"任物"。"任"，是接受、担任、负载之意，即是心具有接受和处理外来信息的作用。有了这种"任物"的作用，才会产生精神和思维活动，对外界事物做出相应的判断。其二，主宰生命活动。"心为身之主宰，万事之根本"（《饮膳正要·序》）。神明之心，为人体生命活动的主宰。五脏六腑必须在心的统一指挥下，才能进行统一协调的正常生命活动。心为君主，而脏腑百骸皆听命于心。心藏神而为神明之用。"心者，五脏六腑之大主也，精神之所舍也。"（《灵枢·邪客》）

2. 基于心主神志与五脏关系的认识

（1）心主神志与五脏藏神的关系：中医学从整体观念出发，认为人体的一切精神意识思维活动，都是脏腑生理功能的反映。故把神分成五个方面，并分属于五脏，即"心藏，肺藏魄，肝藏魂，脾藏意，肾藏志"（《素问·宣明五气论》）。人的精神意识思维活动，虽五脏各有所属，但主要还是归属于心主神志的生理功能。故曰"心为五脏六腑之大主，而总统魂魄，兼赅意志"（《类经·疾病类》）。

（2）心主神志与主血脉的关系：气、血、津液、精等是人体脏腑功能活动的物质基础。神志是心脏生理功能之一，心脏运送血液以营养全身，也包括为自身提供生命活动所必要的物质。所以就这个意义讲，又说血液是神志活动的物质基础，故曰"血气者，人之神"（《素问·八正神明论》）；"血者，神气也"（《灵枢·营卫生会》）。因此，心主血脉的功能异常，亦必然出现神志的改变。

3. 基于医家对心主神志的认知升华

（1）血肉之心与神明之心（脑）的关系：中医学将思维活动归之于心，是依据心血充盈与否与精神健旺程度有密切关系而提出来的。心是中国古代哲学心性论的重要范畴。"心之官则思"（《孟子·告子上》）。古人以心为思维器官，故后世沿用为"脑"的代称。心，这个器官是用来思考的。心之为心，只有在人之"思"的实际活动中才有意义。血肉之心，是指心之本体；神明之心，则是从心之本体所产生的主体意识，实为大脑的功能。因此，中医学"心"的概念反映了中国传统文化中"心性哲学"的鲜明特色。中医学的心神论，长期以来一直在指导着中医的临床实践，具有重要的科学和实践价值。

（2）主神志与脑为元神之府的关系：脑为髓海，髓由精生，精源于五脏六腑之气血。所以，脑的功能与五脏相关。人之灵机记性、思维语言、视、听、嗅等均为"脑"所主，故称"脑"为元神之府，脑为人体生命活动的中枢。神明之心实质就是脑。心主血，上供于脑。故心脑相系，常心、脑并称，心脑同治。

人的精神、意识和思维活动，属于大脑的生理功能，是大脑对外界事物的反映。这在中医文献中早已有明确的论述。但藏象学说，则将人的精神、意识和思维活动不仅归属于五脏，而且主要归属于心的生理功能。所以，心主神志的实质是指大脑通过感觉器官，接受、反映客观外界事物，进行意识、思维情志等活动。因为藏象学说中的概念，虽然包含着若干解剖学成分，但从主要方面看，却是一个标示各种功能联系的符号系统，是人体的整体功能模型。

（3）神在人体生命活动中的重要性："得神者昌，失神者亡"（《素问·移精变气论》）。心主神志的生理功能正常，则精神振奋、神志清晰、思维敏捷，对外界信息的反应灵敏。如果心主神志的生理功能异常，不仅可以出现精神意识思维活动的异常，如失眠、多梦、神志不宁，甚至谵狂，或反应迟纯、精神萎靡，甚则昏迷、不省人事等，而且还可以影响其他脏腑的功能活动，甚至危及整个生命。所以说"主明则下安……主不明则十二官危"（《素问·灵兰秘典论》）。"心动则五脏六腑皆摇"（《灵枢·口问》）。清心静神可以祛病延年，防止早衰。

经过以上的梳理，使我们认识到，藏象学说中的"心"，在中医文献中有血肉之心和神明之心之别。血肉之心，即指实质性的心脏；神明之心，是指大脑接受和反映外界事物，进行意识、思维、情志等精神活动的功能。中医学把精神、意识、思维活动归属于"心"，故有神明之心的说法。正如李梴所说："有血肉之心，形如未开莲花，居肺下肝上是也。有神明之心……主宰万事万物，虚灵不昧是也。"（《医学入门·脏腑》）为了顺应中医学"心主神明"理念的时代化进步趋势，为了适应现代中医药的发展需要，我们应当在尊重和继承"心主神明"的传统认知的基础上，对这一具有时代背景和文化内涵的传统认识，进行正本清源，理性发展。

为此，笔者在人文整体观念指导下，基于包容超越型思维，提出"血脉实体之心与灵慧虚体之心"两心论。

（二）基本内涵

"血脉实体之心与灵慧虚体之心"两心论，简称"血脉—灵慧"两心论，是笔者在人文整体观念指导下，基于包容超越型思维和历代医家对"心主神明"的实质研究成果，以继承、创新传统中医学心神论为目的，创建的新理论。这一正本归元的现代中医学新神理论，主要包括以下三个概念和要素。

1. 血脉实体之心

血脉实体之心，乃"主血脉"之心也，为五脏之首，是由血管、脉络和筋肉等有形实质组织有机构成的内脏器官，即现代医学所谓的"心脑血管"中的心脏。心（脑）循环系统，包括心脏、心血管和与之相通的脑血管脉系，是人体气血、营养和能量运行、输布的动力中枢[1]。

2. 灵慧虚体之心

与"血脉实体之心"相对应，即中医药学藏象理论所言的"神明出焉"之心，是中医药学关于人的"精神意识、思维念想活动或功能"的机能概念（或范畴），为万物之灵——人的生命机能和身体功能的"主宰者"，是人的最主要、最重要、最尊贵的空体脏器。《素问·灵兰秘典论》云："心者，君主之官，神明出焉。""心，乃五脏六腑之大主……"明·张景岳注："心为一身之君……脏腑百骸，惟所是命，聪明智慧，莫不

[1] 蒋戈利. 化性谈·疏解 [M]. 天行办数码印刷公司印制，2014.

由之。"

　　按照中国古代的阴阳五行哲学思维模式和中医药学的藏象功能归类法则，将人体的生命机能和身体功能，分门别类的划归藏于人体上、中、下三大内腔（即三焦）的五脏六腑，自然就将（古代）神秘莫测、无形无色、琢磨不透的精神思维机能，归属于"五脏六腑之大主"的"君主（之官）"——"心"。探究中医学人体"神明之心"的结构本然，亦即生理学实质，其实就内藏于体腔之外、人体之颠、颅腔之内的"人脑"。因此，神明之心 = 灵慧之脑。

　　"心"，是最富于中华祖先智慧，最能体现中国传统文化要素的文字与概念。

　　"心脏"，是最富于中国古代哲理思维模式特色与智慧，最能体现中华传统医学理论之深邃、思维之严谨的学术语言与概念。

3. 心脑联合体

　　这一概念，是在探讨"心"内涵与意指时，必须直面的生理学问题，必须从结构、功能两方面加以客观清晰地阐释。

　　如前所述，"心"有"血脉实体之心"与"灵慧虚体之心"的区分。从结构与机能两方面来看，前者是由血脉、筋肉和脉络等有形组织构成的脏器，可以较清楚地解释心与脑的关系，即心、脑二者"血脉相连，气血相通""功能相依，生死与共"。后者则是强调心脑在意识思维、精神情志方面的密切关系，并认为"心—脑"是意识思维功能的归属之所。尽管具体的组织结构和发生机制还未完全明了，但已有足够的临床医疗实践和实验研究证据，证明心、脑在意识思维方面的密不可分。尤其是以中国古典哲学和传统文化为指导，以功能归类模式分类、命名人体脏腑的中国传统医学，早已将大脑的意识、思维和感悟功能归属五脏中的"心脏【臟】"，正如《素问·灵兰秘典论》所云："心者，君主之官，神明出焉。"也如明·张景岳所注："心为一身之君主……脏腑百骸，惟所是命，聪明智慧，莫不由之。"

　　由此可见，"血脉实体之心"与"灵慧虚体之心"，均与大脑密不可分，客观存在着"结构相连，机能一体"的共生共存关系。所以，我们这一生理依存关系称为"心—脑联合体"[1]。

（三）创新意义

1. 实现了从"心神论"到"脑神论"的正本归元

　　《黄帝内经》时代，传统中医学的先哲们基于取类比象的思维模式，将人体的"神明"功能归属于"心"，并把"主血脉""主神明"列为"心"的两大基本生理功能。

---

[1] 蒋戈利. 化性谈·疏解［M］. 天行办数码印刷公司印制，2014.

这一理念认知作为中国哲学和中华文化的思辨要素，世世代代流传开来，并与儒、释、道等宗教理念形成了相当的默契。但在中医药学领域，历代医家尤其是近现代的中医学家们已越来越认识到，藏象学说中的概念虽然包含着若干解剖学成分，但从主要方面看，却是一个标示各种功能联系的符号系统，是人体的整体功能模型，将人的精神意识等"神明"机能归属于"心"，就是一个典型的例子。

长期以来，一方面随着时代的发展与人类社会的进步，特别是具有人体功能基本常识、接受过现代医学或生命科学熏陶的中医学人，越来越感到"心之神明（精神意识功能）"的牵强与费解；另一方面，随着李时珍、王清任、张锡纯等对"脑神"机能认识的不断深入，尤其是西方医学传入我国以来，人们对大脑的认识日益客观而丰富，随着临床脑病与精神、心理疾病研究的展开，"脑主神明"的客观真理性就更加为人们所确认。有鉴于此，为了既便于认识、理解传统中医的"心主神明"的理论内涵，又能科学的掌握"脑主神明"的客观真理，笔者大胆地进行了"折中式"的理论创新，提出了"血脉实体之心"与"灵慧虚体之心"二分法，和"心—脑联合体"的概念，并做出了明确的界定，从而实现了从"心神论"到"脑神论"的正本归元。

2. 科学阐释了中医学对"心—脑"关系的深邃认知

诚如前文所述，传统中医学从多各方面、多个层次全面透彻地阐述了"心与神"的密切关系，这是中医先哲们的智慧结晶，其科学合理性、客观正确性毋容置疑，值得传扬与进一步深入研究，盲目地一概否定、抛弃甚至批判，是极其草率和无知的。有两方面的理由和例证，可以说明这一点：一是中医药临床实践中，运用调治"心神"的方法施治精神、心理性疾病，确有良好的诊疗效果；二是现今医疗实践发现，实施过心脏移植手术的患者往往会发生明显的精神、心理和性格等方面的改变，已有人发现心脏确能分泌某些控制精神情绪的激素，并命名为"心素"。笔者由此提出并阐释了"心—脑联合体"的概念与内涵。这一创新理论，对认识心与脑潜在的内在联系，具有理论指导意义，也为中医药学"心脑并治"理念提供了科学依据。

四、蒋氏经络新概念对传统经络定义的升华

（一）构建依据

蒋氏经络概念的构建，是建立在广泛的视野和丰富的资料基础之上的理论概括与升华，其主要依据有以下几个方面。

1.《黄帝内经》对经络的系统记载

《黄帝内经》是中医学最具学术权威的典籍，是中华古代医学先贤智慧的结晶，也是中国传统文化与科学的集中体现之一。《灵枢·经脉》："经脉者，所以能决死生，处百病，调虚实，不可不通。"它不仅赋予经络一个完整的概念，也昭示着"经络"生命属性和生理、病生理意义。

2. 经络及其功能客观存在的依据

简单地说，其依据有二：一是几千年来基于经络、经穴的针灸医疗效能和保健养生作用，得到历代医者的无数次运用与证实；二是我国的现代经络研究从20世纪50年代开始至80年代，肯定了经络现象，即"循经感传及可见现象"的客观存在。

3. 长期针灸医疗实践的深切体悟

笔者在30年针灸医疗实践中，不仅无数次地感受到了针灸经络、经穴的神奇调治功效，也日益认识到经络活生生的存在感，真实体验到传统经络理论的真理性及经络和穴位对人体机能状态的调节作用与对病变疾病的防治效果。

4. 经络及其实质研究的现状与假说

20世纪80年代中期以后，应用现代的解剖组织学手段，没有找到与十四经脉完全相对应的组织结构线，又兴起一个以客观检测为中心的经络物理研究的热潮，陆续发现了声、光、电、热、磁和同位素循经扩散的特异性。这说明，用现代科学手段也能够证实经络主干线的循行特征。近50年来，学者们根据传统的经络理论和现代研究成果，提出了十余种关于经络实质的假说。除上述单纯以神经、脉管等物质系统为主体的假说之外，还有生物电场、电路、波导管等假说，最新的有基因控制线路、富线粒体ATP细胞线路、细胞增殖分化的原始信息通道、细胞与细胞间质中的液晶组织流等假说[1]。

5. 经络及其实质的现代研究主要进展

自20世纪50年代初期以来，我国开展了"经络实质"的大规模、系统的研究，从主观到客观，从现象到原理，从原理到本质，概而论之，计有以下10项重大进展，可资参考借鉴：

（1）循经感传现象的系统研究：始于20世纪70年代，由解放军309医院、北京市中医院等多家医院先后开展。有循经感传分显现感传（占人群1.3%左右）与隐形感传（98%左右）两种形式。从此2500年前《黄帝内经》所描述的十四经被我国学者再度发现，引起了世界学者的重视。

（2）十四经生物物理学定位及其形态学基础研究：20世纪80年代，国家科委，卫

---

[1] 李定忠，傅松涛，李秀章.经络研究概况及其存在的实证［J］.中国针灸，2004，24（11）：10-13.

生部和中医药管理局制定了"七五"经络研究项目（十四经的客观检测），由中国科学院生物物理研究所完成，提出经脉乃是"多层次、多形态、多功能的立体调控系统"的假说。这项工作证实，古人发现经脉不仅是客观存在，而且具有严格、精确的科学定位。

（3）放射性核素循经脉运动的研究："七五"期间，由中国中医研究院针灸研究所和解放军总医院完成。这项研究使经络的研究从体表的定位深入到深层（肌层），首次证实古人描述的经脉是运行物质和能量的通道（即"气血"运行的通道）是正确的。

（4）循经"低流阻通道"的发现：由中国中医研究院针灸研究所完成。这是世界上首次用实证研究方法发现经脉线下确有一条便于液体流动的低流阻通道。经脉皮下的低流阻通道的发现，首次揭示了"气血"运行的原理。

（5）循经声传导性的研究：先是辽宁中医院在经脉线的穴位上压迫，发现沿着该经可以通过声发射测试手段记录到特异的声信息；北京炎黄经络研究中心在人和动物实验经脉线的任何一点，输入声波，证实声波确实沿实验经脉线循行。

（6）循经微小波动的测定：由中日友好医院发现，针刺实验经脉线可以沿经脉扣到一种相当于搏动脉搏动力度1/10的一种微小波动；北京炎黄经络研究中心与中国医科院协作研究发现，在一定条件下可记录出这种微小搏动，其频率在 $60 \sim 90$ 次 / 分（与脉搏基本一致）。这一结果验证了《难经》关于"十二经脉皆有动脉"的论断。

（7）循经离子和波动的重大发现：原天津中医学院的研究者发现，在人体和动物活体上检测到穴位和经脉线下肌层的钙离子浓度远高于非经脉线；还发现针刺动物和人体经穴处，该经脉的钙离子会迅速增加。这是经脉化学物质的特异性以及针刺后血气运行伴随化学物质变化的重要发现。

（8）经脉钙库和结缔组织及其红外线的传导作用："八五"期间，复旦大学协作组发现经穴下存在钙的富集区（钙库），其总量较对照区高10倍；发现针刺穴位"得气"时，其位置均在结缔组织中；还发现通过远红光波长传输特性的测试，发现在 $9\mu m$ 到 $20\mu m$ 的波长范围内，存在一种高传输率的波段。认为经脉下的结缔组织中的红外光（能量，信息）传输功能和钙富集区的发现是两项重要的客观事实，反映了人体经络穴位的物质基础。

（9）循经感传机制的研究：中国医学科学院研究所的"循经感传及经络实体的神经生物学实验研究"发现，针刺引起的反射性肌电的空间性质与针刺时循经感传现象有关。

（10）脏腑经络系统相关规律的理论与实践研究：北京中医药大学一博士论文"脏腑经络系统相关规律的理论与实践研究"，以生物物理学方法在对人体的心包经精确定位的基础上，进行导电量的测试发现：①经脉皮肤导电量的分布与《黄帝内经》关于气血运行方向一致；②导电量的分段组合与受试者的性格和心理状态有关，并提出"经络效应密码"的论点。

（二）基本内涵

蒋氏经络新概念，亦称蒋氏经络新理念。在此有必要做一简要说明：一是之所以称谓"蒋氏"，是基于这一经络概念主要是笔者个人基于经络及经络系统的历史性、现实性、学术性的考量而提出的，是否正确、全面，笔者愿承担相关学术责任。二是之所以称其为"经络概念"或"经络理念"，是由于"经络及经络学说"是中医学最具人文思想智慧和生命科学真谛的认知，其名称术语内涵极其深奥抽象，其生命科学意蕴极其深邃复杂，笔者所阐释的内容只是"人体经络"整体内涵的某些部分，所认识到的知识只是"人体经络系统"完整内涵的某些层次，迄今对经络的认识还很不全面、很不完整。尽管被认识、提出和应用、研究了几千年，但还有很多的关于"经络"的真面目、真内涵，有待人类去探究、去揭示、去开发利用。

基于笔者有限的学识内容、理解程度和思辨升华能力，对"经络"认知做一理性陈述，姑且称之为"蒋氏经络概念"或"蒋氏经络理念"，其基本内容可概述如下。

1. 经络及其功能是人体的固有机能

依据《灵枢·经脉》所论的原旨，经络的"恒通性"（持续运行通畅）和"决生死、处百病、调虚实"功能与作用，既表明经络的客观存在，更深刻地揭示了经络及其功能是人体生命的固有机能。经络及其功能与生俱来、与生并存，平衡虚实、养生调病，也随着生命的消亡而消亡。

2. 传统中医经络理论是超常智慧的结晶

"人体经络"，是中华祖先超常智慧、超越时代的、生命科学的伟大发现，是人类生命不可或缺、极其精密深邃的生命组成与自我调控、自我平衡的机能系统。中医经络理论，是中华先贤对"人体经络真谛"的智慧揭示与科学表述，是人类古代生命科学和医学科学的最伟大、最科学的理论之一，不仅是中国传统文化与科学的智慧结晶，也是全人类生命科学的宝贵财富。人们可以对"人体经络"和"中医经络理论"，可以无知地忽视或质疑，但不容野蛮地漠视或否定。

2. 物质－能量－信息是经络的动态三要素

基于传统中医学的科学认识和近现代经络实质的研究进展，基于现代科学语境及其语言表述，虽然尚不能全面、整体地阐释"经络"内涵，但可以比较接近其真谛地认识到：人体经络绝非普通解剖意义上的单一、独立的形器结构，而是由"精微生命物质、至纯生命能量和有序生命信息"三大动态生命要素、高度自我调控与自我平衡的生命机能系统。这一生命机能系统，以大小不一、宽窄不一、深浅不一、形状不一和快慢不一的线性通道方式，遍布周身的所有组织器官，并与全身组织器官的结构形态和生理功能高度协调。这一生命机能系统，与其他基本的生命要素和组织器官一样，是与生俱来的，同样遵循生成、生长、衰退和消亡的生命规律，同样可能发生病变和疾病，同样可以被不断认识、被科学表述、被诊疗调治。迄今已有的和将来可能有的所有相关认知或研究发现，都只是对"人体经络"的某一部分、某一层次或某一维度的认识而已。随着相关研究的不断深入，必将增进对"人体经络"的更全面、更深入和更完整的认识。

这一融合了古今医学智慧和中西医科技最新理论成果的经络新概念，为经络腧穴学的基础研究提供了新的思维模式和探索方向，为中医针灸的临床研究提供了广阔的发展前景[1]。

（三）创新意义

不难看出，蒋氏经络新概念在充分肯定传统经络概念和理论的基础上，提出并论证了一系列新的认知内核，极大地升华了传统中医学对"人体经络"认识。

有关经络的现代研究虽已获重大成就，然有许多学者认为并没有得到突破性的进展，进而思考其研究的方向，提出建言。例如提出经络的研究必须依靠多学科的紧密协作研究，乃因经络学说的发展，是中医学几千年来不断发现的客观现象，许多尚不能用目前的生物学知识来解释，故而其所要解决的问题，实际上都是当代生物学研究中的先进问题，故而其研究必须结合并带动生理学、组织形态学、生物物理、生物化学等相关科学的发展，而其突破当不仅仅是中医的进步，有可能是生命科学的新里程。

中医理论的特色，在于把数千年来人们探索中所得到的认识与经验交错串成一体，其研究发展当遵循中医的基本理论架构。中医的脏腑组织概念，是具有高度概括性的整体功能活动概念，而非如西方医学，是可以从整体功能中解剖出来的某种特定组织器官或功能。因此有学者也强调经络研究的物件应是产生经络观点的经验事实，非以"找经络"为目标，而确立以把握针灸作为现代规律为最终目标，故而经络之研究必须兼重整体动态观念及临床实践的研究。由于临床实验的局限性，对动物实验应给予足够的重视，但亦不能依据动物实验的结果轻易否认经络的客观性。

[1] 王长波. 国医智者蒋戈利 [J]. 科技中国，2010，11（5）：72-75.

我是如何爱中医的——蒋戈利的中医多维创新之道

五、脊柱中心论对中西医学脊柱认知的拓展

（一）构建依据

1. 中医学对脊柱（髓）的认识

中医学认为，脊柱是人体的中柱"脊梁"，具有支撑骨架，保护脊髓，协调肢体运动，维系经络、气血津液循行、代谢等一系列复杂功能。脊柱为诸阳经脉所贯注，腧穴交错密布，是经络循行的枢纽。上端连接颅脑（脑为髓之海），联系五官、九窍、四肢百骸、皮、毛、筋、骨；下端连接骶髂关节，支持下肢运动。循行于脊柱正中棘突部的督脉，是人体的高速公路，又称"诸阳之海"。脊柱两旁的足太阳膀胱经，全脉贯行于腰背部，输布"巨阳"之气，统帅诸阳，布达卫气行于周身。腰为肾之府，肾及命门（即肾间动气，人之生命、五脏六腑之本，十二经脉之根，呼吸之门，三焦之源泉）皆藏于腰，其气行于背。故脊柱腰背部的阳气变化，常作为肾脏功能及全身阳气盛衰变化的体现。

在腧穴方面，人体背部俞穴与腹部募穴通过脏腑之气互相贯通。因此，脊柱一旦出现异常，就会造成经络郁滞、功能障碍，从而引起包括疼痛在内的百余种病证，给人体造成极大的痛苦和伤害。

2. 现代医学对脊柱（髓）的认识

脊椎，是骨性的结构，是支撑人体的重要结构，脊椎亦称脊柱、脊梁骨，由形态特殊的椎骨和椎间盘连接而成。脊柱位于背部正中，上连颅骨，中部与肋骨相连，并作为胸廓、腹腔和盆腔的后壁，下端和髋骨组成骨盆。自上而下有颈椎 7 块、胸椎 12 块、腰椎 5 块、1 块骶骨（由 5 块骶椎合成）和 1 块尾脊骨（由 4 块尾椎合成）共 24 块（成年人）独立的椎骨，具有支持躯干、保护内脏、保护脊髓和进行运动的功能。脊椎内部自上而下形成一条纵行的脊管，内有脊髓。

脊髓是中枢神经的一部分，位于脊椎骨组成的椎管内，上端与颅内的延髓相连，下端呈圆锥形，终于第一腰椎下缘（初生儿则平第三腰椎）。脊髓两旁发出许多成对的神经（称为脊神经）分布到全身皮肤、肌肉和内脏器官。脊髓是周围神经与脑之间的通路，也是许多简单反射活动的低级中枢。

3. 人文整体医学的相关研究进展

经多年临床与基础研究，根据万余份相关资料的流行学研究分析，发现各系统、各部位有较完整认识的脊相关性疾病近 300 种，常见多发的内、外、妇、儿、五官、

心理、精神疾病，其中大多（33.5%～92.8%）与脊柱病变有关。笔者于2014年6月在全军中西医结合内科学术会上，正式提出两大新概念——脊柱源性疾病、脊柱源性疾病学。

脊柱源性疾病，是因脊椎关节及其周围软组织的退行性病变或损伤，造成脊柱失稳和脊椎关节紊乱，在一定的诱因作用下，脊柱或脊椎关节发生磨损/增生、移位/错位、变形/狭窄，甚至萎缩/变形等系列器质性病理变化，直接或间接地刺激、压迫甚至损伤脊神经/脊部经络、血脉、脊髓等生命信息通路（即经络循环系统，尤其是任、督二脉和足太阳膀胱经等）和能量营养通道（即经络—血脉系统），导致生物信息传递或调制整合功能、能量营养输布或流通调节机能障碍，所支配的脏器组织的功能性或器质性病理变化，表现出一系列临床症候群/中医证候，形成的一大类特殊病证[1]。

（二）基本内涵

脊柱中心论，是在中西医学对脊柱和脊髓传统认识的基础上，基于包容超越型创新思维，实践"我主人随"的中西医融合理念，顺应国内外脊柱病证的基础与临床研究进展，旨在为日益常见多发而又极易被忽视或误诊误治的脊柱源性疾病寻求科学正确的理论指导，构建基础医学理论。这一中西医融合的创新理论，包括如下基本内涵。

1. 脊柱直立是人类进化的中心环节

在人类漫长的进化过程中，人体脊柱的逐渐直立是类人猿从"爬行动物"，逐步演化成直立行走的"真正人类"的中心环节和成功标志。脊柱直立，成就了人脑的发达与聪慧，成就了手足的分离与灵巧……简言之，脊柱的直立进化促进了一切"人性"的演化与进步，造就了"万物之灵"的人类。

2. 脊柱脊髓是人身形体的中心构架

脊柱脊髓居于人体的中心区域，构成身体的中心构架。脊柱下端，稳稳地镶嵌在两块巨大的盆骨之间；上端灵活地承托着"元神之府""精神意识之源"——颅脑；整个脊柱身段，横向生出层层叠叠的左右横突、纵向长出层层级级的棘突，以维护人体的平衡与稳健，中段（即胸椎节段）伸出对称、环形的根根肋骨，护卫、维系着脏腑器官；外维则延伸出上下左右对称、行动灵活的四肢。如果将人体视作上苍制作的一架无以伦比的"精密机器"，脊柱脊髓就是这架机器的"中轴"和"枢纽"。

3. 脊柱脊髓是神经经络的中心枢纽

人体有两大生命信息网络系统，一是东方医学认知的、隐形的经络系统；二是西方医学认知的、显形的神经系统；从组成与功能而言，隐形的经络系统包含了显形的

---

[1] 蒋戈利. 脊柱源性疾病学的理论构建 [J]. 解放军医药杂志，2016，28（2）：1-6.

神经系统，二者构成了人体生命信息调制与传输的巨系统。无论是经络系统的主干（督脉），还是神经系统的主干（神经纤维束），均以脊柱脊髓为中心，均从脊髓两旁发出许多成对的支脉别络分布到全身皮肤、肌肉和内脏器官。脊柱脊髓成为周围神经经络与脑之间的通路枢纽。

4. 脊柱脊髓为生命信息的传导中心

人体生命信息正常而有序的传导与输布，是生命精微物质的运转与代谢、生命能量的转化与平衡的基础，是生命存在的必要前提和人体健康的基本保障。"元神之府（脑脏中枢）"与脏腑组织器官（外周脏器）之间生物信息恒持不息的循环往复（传出与反馈），是生命信息最基本、最重要的传导路径；神经经络巨系统，是所有生命信息传输、调制的路径与通道。具有特殊结构与功能的脊柱脊髓（脊脏），正是这一信息巨系统的主干线、高速路，是生命信息整合调制的次级中枢、传导的中心环节。

5. 脊柱脊髓是生命稳态的平衡中心

基于中西医融合的认知方式，中医学注重人与天地自然生态的整体协调与平衡，现代医学注重人体自身组织的健全与生物理化指标的正常与否。人文整体医学则集中、西医学的理论精华与技能优势于一体，注重"身—心—灵—境"四维生命的整体稳态与平衡，重视脊柱脊髓（脊脏）在维护生命健康与疾病防治中的重要作用，重视"脊脏"在人体的"形—神合一""动—静协调""人—境相宜"等宏观层面，和"精微物质代谢""生命能量输布"和"生命信息调治—传导"神经经络三大动态要素等微观层面的平衡、平稳作用，从而认为脊柱脊髓为恒持维护生命稳态的平衡中心。

6. 脊柱病变是人体病证的万病之源

脊柱脊髓的中心位置、特殊结构与上述种种重要功能及特点，加上人从爬行到直立行走的巨变，直接影响并改变了脊椎大小关节的生理状态和功能，必然潜伏了许多已被发现和尚未发现的致病因素，决定了它成为人体疾病"万病之源"的病生理基础：

（1）从西医生理学角度来看，人体神经系统分为中枢神经和周围神经两大体系；中枢神经系统，又包括位于颅腔的脑和位于椎管内的脊髓；周围神经系统，则由 12 对脑神经、31 对脊神经和内脏神经组成。因此，整条脊柱是中枢神经和周围神经的枢纽。

（2）从中医生理学角度来看，经络系统的督脉和足太阳膀胱经也循行于脊柱区，并有许多支脉别络与脏腑器官组织相联系，脊柱脊髓（脊脏）是机体调控脏腑功能、气血运营的信息网络的主干道。

（3）从脊柱病生理学角度来看，一方面，由于脊柱的解剖结构复杂，而脊柱缺乏大动脉供给营养，脊柱耗氧量又高，供养量又少，大量脑力、体力劳作极易造成脊柱缺养性损伤，人体脊柱极易由于营养缺乏而发生退行性变化，这也是人由生长、发育、成熟到老化的一个关键。另一方面，脊柱由 26 块椎骨及其附属组织组成，是人体中最容易错位的部位。椎骨关节的生物力学和病理学改变，当错位超过了生理限度范围，自我运动不能实现自我复位时，就会发生脊椎关节错位，进而压迫脊神经、交感副交感神经、椎动脉、颈动脉窦，导致神经经络的传导障碍、气血运营的功能失调，引起五脏六腑功能失衡、神经经络循行不畅、血管舒缩失衡等，脑供血不足、心脏供血不足、新陈代谢功能减退、免疫系统功能下降、内分泌失调等病变，从而出现错综复杂的亚健康状态或易于误诊误治的症候群。

（4）从人体病证表现角度来看，目前人类的85%疾病源于脊椎，为脊椎关节错位而导致，使脊椎平衡失稳，导致脊神经、交感副交感神经、椎动脉等造成压迫和牵拉的刺激，引发各种病证，即"脊柱源性疾病"。如：人体第一、二颈椎错位，就会出现眩晕、头痛、全身无力等；第三、四颈椎错位，就会出现面、牙、三叉神经痛、心动过速等疾病；第五、六颈椎错位，就会出现高血压、低血压、肩痛等病证；胸三、四椎错位，就会出现乳腺增生、胸闷、气短等病证；第二、三腰椎错位，就会出现股骨头坏死、妇科疾病；更不用说颈椎病、椎管狭窄、椎间盘脱出、椎体侧弯等椎体的直接病证了。真可谓"万病皆由脊椎生"。

然而，由于多数患者没有脊椎本身的病痛感觉或临床症状，而突出表现为头面、胸背、四肢及某些内脏器官等各种各样的、似乎与脊椎毫无关系的病证。因此，在临床上常常被误诊、误治，因而采用常规的对症治疗方法，往往达不到预期的效果。

（三）创新意义

脊柱中心论，是一次深度融合中、西医学相关认知的大胆尝试，也是基于中、西医学对脊柱脊髓的传统认识，进行理性地包容超越的理论结晶。其创新意义可简略概括如下。

1. 实现了中、西医对脊柱认知的融合与发展

从客观现实来看，我们发现，现代医学的中枢神经、自律神经系统及敏感点，与中医学的"督脉""足太阳膀胱经"和"背俞穴"，无论在人体上所处的位置，还是在与内脏器官的关系上，都有惊人的相似；而脊柱脊髓又是一个相对直观的人体结构，不像对体内脏器的认识，中、西医学因医学理论与认识方法不一，二者的认识相差甚远。脊柱中心论，既继承中、西医学的脊柱脊髓的既有认识，又增添了笔者多年来对脊柱脊髓的生理学、病生理学和临床诊疗研究的最新成果，从而实现了中、西医脊柱认知的深度融合与创新发展。

2. 升华了脊柱脊髓生理学与病生理学的认识

脊柱中心论，基于对中、西医学的既有认识，从生理学角度提出了"脊柱直立是人类进化的中心环节""脊柱脊髓是人身形体的中心构架""脊柱脊髓是神经经络的中

心枢纽""脊柱脊髓为生命信息的传导中心"和"脊柱脊髓是生命稳态的平衡中心"等五项新认知,因而从人类进化、形态结构和脏器功能等多层面,升华了人类对脊柱脊髓的认知,为中、西医学相关研究和脊柱医学的进一步发展,提供了新的视野与方向。

3. 揭示了"脊柱乃万病之源"的原理与意义

许多人都有这样的经历:头昏、头沉重、眩晕、易疲倦,心悸、胸闷气短、哮喘、失眠、头痛、耳鸣、心动过速过缓、多梦、早晨恋床、无精打采、情绪紧张、体虚多汗、猛起立时眼前一片黑、易感冒连绵不愈、心烦气躁、身体发热、脱发白发、月经不调、性功能减退、脑供血不足、心肌供血不足、视力模糊、嗜睡、鼻塞、打喷嚏、恶心、呃逆、落枕、血压波动、胃肠功能失调、四肢冷凉、双腿双膝打软无力、颈肩腰背胸腿酸、手足麻木、后头麻木、记忆力减退、全身处处痛、不重亦不轻等症状,到医院去检查化验,结果大多基本正常。这种错综复杂、莫衷一是的病状,往往会导致如下几种尴尬的现象:①患者莫名其妙、不知所措,医者查这查那、诊断不明;②患者疑神疑鬼、心情郁闷不堪,医者往往按亚健康状态诊疗,疗效平平;③患者惊恐不安、轻病变重症,各科医生都看,诊断不明确、治疗不得法;④患者有病乱投医,东看西治白花钱,医院过度服务,盲目追求经济效益。

临床上,对于以上种种病证,绝大多数医生往往忽视了其根源所在,局限于自己所学专业或现行诊疗套路,按亚健康、更年期综合征、神经衰弱等大内科诊疗模式诊治,很少有从脊柱脊髓病变的角度查病因、治根本。脊柱中心论求真务实,从根本上揭示了以上病证的致病原理和诊疗方向,不仅具有划时代的理论创新意义,更重要的是阐释了"脊柱乃万病之源"的标本所在、治本所向。

6

第六章

多维立体创新中医病生理学

一、颈椎病变与脑血管病相关学说及其临床意义

（一）该学说的创建背景

我们在为军民脑中风患者进行医疗服务的实践和开展脊柱疾病防治的研究中发现，一方面，无脑动脉硬化、高血压、高脂血症、糖尿病等"脑卒中危险因素"的脑中风患者，往往患有严重的颈椎病变（颈椎间盘突出症、颈椎管狭窄、椎动脉型颈椎病等）；另一方面，大多数患有触及或伤害到颈段血管、神经的颈椎关节或软组织的病变（从脊源性疾病审视可致）的颈椎病患者，往往表现出明显的头颅感觉障碍（头晕头胀、视物不清、听力障碍）、肢体运动或感觉障碍、言语或吞咽功能障碍等类似脑中风（脑卒中）的表现。因而颈椎源性脑中风理论的建立，不仅有利于两者的区别，在缺血性脑血管病的治疗中，弥补了不足，提出了新观点，倡导了新治法。

（二）该学说的核心内涵

1. 颈椎病变与脑血管疾病相关的生理基础

西医生理学基础：颈椎通过环枕关节与头颅相连，各椎体轴中心线与枕骨髁中心线在 X 光正位片上重合，侧位片上符合正常的生理弯曲，并通过肌肉、韧带等稳定系统来加固与维持，以保证颈椎与头部结构的稳定。椎动脉分 4 部分，自锁骨下动脉的椎动脉起始部上升，沿第 7 颈椎横突前缘至第 6 颈椎横突孔为 V1 段；第 6 颈椎横突孔和第 1 颈椎横突孔为 V2 段；第 1 颈椎横突孔至椎动脉至椎动脉跨枕骨大孔处为 V3 段；枕骨打孔硬膜以上椎动脉至双侧椎动脉汇合成基底动脉处为 V4 段[1]。由此可见，颈部正常的脊椎结构、血管状态和经络通路，是头颅正常血液循环、营养能量供应和生命信息上下传递的基本保障。

中医生理学基础：颈部与脑气血同根，均来源于脏腑，且肾中精气通过颈部向上充于脑海，脏腑气血充沛，颈部气血荣活是隋海充沛，生理功能正常进行的基础。另一方面，颈部为督脉与膀胱经等阳经上行头目的枢纽，如《难经·二十八难》载："督脉者……并于脊里……入属于脑。"《灵枢·经脉》载："膀胱足太阳之脉……上额，交巅……从巅入络脑，还出别下项……属膀胱。"因而颈部功能正常，气血调和，经络通

---

[1] Hong JT，Lee SW，Son BC，et a1. Analysis of anatomical variations of bone and vascular structures around the posterior atlantal arch using three—dimensional computed tomography angiography. J Neurosurg Spine,2008,8(3): 230–232.

我是如何爱中医的——蒋戈利的中医多维创新之道

畅，才能发挥正常的枢纽功能。

2. 颈椎病变与脑血管疾病的病理机制

西医学病理基础：颈椎通过椎—基底动脉系统影响脑供血：颈椎生理结构改变、各关节和小关节出现错位时，一方面会使椎动脉受到牵拉和挤压：如寰枕关节和寰枢关节在解剖位置发生变化时，会更明显地挤压椎动脉[1]，或椎动脉 V1 段血管受到牵拉或血管迂曲受到挤压[2]；另一方面椎动脉周围的交感神经受到刺激[3]，使椎动脉产生扭曲、痉挛及血液动力学改变[4]，从而产生椎—基底动脉供血不足[5]的症状，成为颈源性缺血性脑卒中的病理基础。有研究表明，椎—基底动脉循环障碍，可引起脑干、小脑及大脑半球后部等区域的功能障碍，患者即使没有临床症状也存在脑的潜在缺血，在血流动力学改变情况下（如体位、头位变化等）更易诱发，反复发作将演变成以小脑、脑干或枕叶为主的完全性卒中[6]。因而颈源性脑血管性症状更应引起临床医生的足够认识。

中医学病理基础：或因六淫外邪，或因脏腑气血亏虚均可影响颈部气血的运行，形成"风、火、痰、虚、瘀"的病理改变，而致"气血逆乱、上冲犯脑"、髓窍闭塞发为"卒中"。另一方面，颈椎病时督脉与膀胱经气血失调，阴阳失衡，不能正常发挥阳经之枢纽功能，成为颈源性脑血管病的病理基础。

大量的临床实践表明，颈椎病变应是比已提出的"缺血性脑中风危险因素"，更主要、更直接、更应早期预防、尽快消除、更应得到重视的致病因素。这即是该学说的基本病理学关键。

（三）对常见脑血管疾病诊疗的指导作用

1. 颈椎的影像学检查，应成为脑血管病患者的常规检诊项目

影像学检查（X—线与 CT、MRI），排除眼源性、耳源性与中枢源性。但往往患者

---

[1] 吴锦秋，林海滨，李盛华. 椎动脉型颈椎病非骨性因素发病机制的研究进展 [J]. 甘肃中医，2007，20（4）：63-64.

[2] 范炳华，许丽，林敏. 颈性眩晕的椎动脉起始段（V1 段）血管形态病理学改变 [J]. 浙江中医药大学学报，2014，38（10）：1135-1140.

[3] 王琳，孙月芳，陈宪福. 彩色多普勒和经颅多普勒对椎动脉型颈椎病牵引治疗效果的评价 [J]. 中国组织工程研究与临床康复，2010，14（17）：3094-3098.

[4] 刘霞. 针药并用对椎动脉型颈椎病血流动力学的影响 [J]. 上海针灸杂志，2010，29（2）：109-110.

[5] 邵开超，查和萍，范志勇. 从寰枢椎错位探讨颈性眩晕的治疗 [J]. 江西中医药大学学报，2014，26（4）：16-17.

[6] 梁芳，魏德芝，王宇新，等. 颈复汤对颈性眩晕患者血浆内皮素和降钙素基因相关肽水平影响的研究 [J]. 现代中西医结合杂志，2013，22（4）：343-345.

许多病因同时存在，如颈椎病史患者同时存在高血压、脑血管病史，临床难以鉴别和诊断，所以需要一种更为有效、便捷、准确的诊断方法。经颅多普勒超声在观察椎—基底动脉供血变化方面，具有方便、快捷、无创、价廉、直观、准确等优势，且可以反复检查，可作为脑供血评价的参考[1]。宋利宏利用CT血管成像观察寰枢关节选转时椎动脉寰枢段的变化，发现头颈部旋转可导致椎动脉的形态学改变，椎动脉倾角大小可以影响椎动脉的伸缩程度，第2.4弯曲的改变可能影响椎动脉血流。CT血管成像技术同样可以作为椎动脉V1段血管形态学改变的诊断依据[2]。由此可见，颈椎病通过影响椎动脉血流影响脑供血，颈椎影像学检查与血管超声、CT血管成像一起可以作为颈源性缺血性脑血管病的诊断依据。但仍有一部分颈椎源性脑缺血症状患者CTA无明显改变（排除耳源性与眼源性），所以，需要进一步完善颈椎源性疾病的诊断。

针灸治疗颈椎病在减轻颈椎局部症状的同时，可明显缓解或消除脑缺血症状，改善椎动脉血流[3]。因而，我们认为以针灸治疗前后的椎动脉血流动力学观察，应作为颈椎源性缺血性脑中风诊断与鉴别诊断的补充。

2. 颈椎病变的调治，应作为脑血管病的基础性治疗内容

针刺颈部夹脊穴可祛痰化瘀，醒脑开窍，畅通督脉及太阳经气而调和阴阳，运行气血，气血上荣头目，筋得以养，髓得以充，改善脑部供血。研究表明，电针颈夹脊穴可以明显改善椎动脉型颈椎病椎动脉血流[4]，提高脑血流量，对神经进行良性调节，纠正颈椎解剖位置，恢复其力学平衡，从而达到治疗"脑缺血"的目的。

多年来，我们采用治疗颈椎病的专病疗法——三步针罐疗法，治疗缺血性脑中风，收到了显著的临床疗效。临床实践证明，颈椎病变与缺血性脑中风之间存在明显的相关关系。

3. 颈椎病变的调治，应作为脑中风的常规康复治疗内容

根据颈椎与脑"气血同根""经脉相通"和"病机相联"的生理病理基础，"颈椎调治"必将成为脑中风后肢体功能改善的有效治法。本中心已在临床中大量的应用并取得了很好的疗效，如"三步针罐疗法"与"醒脑通经针法"的联合应用，与传统针灸相比，更加有效改善肢体症状、加快功能恢复，将进一步在临床中研究推广。

[1] 赵玉顺，赵保礼.彩超对椎动脉型颈椎病的诊断价值[J].现代中西医结合杂志，2013，22（12）：1336–1337.

[2] 宋利宏.多层螺旋CT血管成像评价后循环缺血患者椎动脉病变与脑梗死的相关性[J].广东医学，2013，34（1）：101–103.

[3] 蒋戈利，刘玉珍，邢军.三步针罐疗法治疗椎动脉型颈椎病的临床研究[J].安徽中医学院学报，2002，21（2）：32–34.

[4] 蒋戈利，李坚将，刘向健，等.三步针罐疗法治疗颈性头痛的临床研究[J].世界中医骨伤科杂志，2001，25（8）：114–117.

（四）该学说的理论创新与学术价值

1. 本学说升华了"整体观念、辨证论治"思想

中医认为"人体是一个有机的整体"，"脑缺血"是全身阴阳气血失衡在头部的反应。而颈椎与脑部关系最为密切，因而调整颈部气血的运行正常，有利于脑缺血的恢复。

本中心创新联合使用"三步针罐"与"醒脑通经"疗法治疗缺血性脑血管病，不仅体现了头部与肢体是一个整体，更体现了颈椎与头部是一个整体，颈椎与肢体关系密不可分，颈椎的气血通行、经脉流畅既帮助改善脑缺血状态，又通过刺激神经根促进肢体功能恢复。因而，该学说的提出补充了现有的治疗方法，完善了"整体观"在"脑卒中"治疗中的重要性。

2. 本学说符合中医"治未病"理念，调治颈椎病变可防治头部疾病

中医"治未病"思想即"未病先防，既病防变"，指疾病未发生时应当采取养生或医疗方法来预防，如果已经患病了就应该采取生活行为与医疗手段预防其下一步发生的变化。当颈椎病发生时，特别是引起椎—基底动脉供血不足时，我们应采用针灸、中药、推拿康复等方法，预防缺血性脑血管病的发生；对于缺血性脑卒中的患者，我们也应采用颈部治疗的方法，不仅有利于脑供血的恢复，也会预防下一次脑卒中的发生。因而，我们应树立"颈—脑结构一体化、保健一体化和防治同时化"的新理念，增强"颈椎健康是颅脑健康之基，颈椎病变是颅脑病变之源"的新认识，自觉养成"改善生活方式，重视颈—脑一体化调养维护"的预防保健意识和习惯。这就是该学说的预防保健理念和"治未病"思想。

3. 该学说具有重大深远的学术意义

在临床思维方法上，充分体现了人文整体医学模式的思想和中西医学融合的理念。

建立了多元多系统多层次医学整体观，即基于系统整体的医学人本体论及"生命乃多元文化载体与统一体"理念，以及人的社会属性、生态属性和生活环境的多元多层次相对整体性的凡涉及生命健康、疾病防治和养生保健的思维活动与行为措施，均应兼顾生命的方方面面，才是全面完整的。因而缺血性脑血管病的发生就不能单纯地考虑脑的局部病变，从多元因素导致颈椎病，到颈椎病的诊治与脑血管病相联性的分析，不仅丰富了脑血管病防治的内容，更体现了这一整体观思想。

在诊疗方面，较好地展示了整体调治、多病同治（颈椎病、脑血管病同治）的整体医学观点。创立了颈椎病变与缺血性脑中风相关学说，有效指导了脊柱疾病学、心脑血管病的医、教、研工作，为中医针灸康复学科的建设发展提供了借鉴，因而具有创新性，值得推广和研究。

4. 该学说具有重要的社会医学价值

一是为心脑血管病的防治、脊柱医学的发展，提供了新理念、新方法和新思路。提出并论证了"经络、经络系统新概念"[1]"脊柱中心理念"[2]、"颈源性疾病"等一系列新概念；揭示了该类疾病的病因与发病机制；建立了相关的人文整体诊疗观；研发了系列准确的诊查方法；研创了四维解析[3]及系列新针法。

二是拓展了脑中风、脊柱病新的诊疗途径。基于"身—心—灵—境"四维人学观、生命观、健康观和医学观而界定的完整意义上的人的定位，使患者在更容易接受诊疗方法的同时配合诊疗过程，能够取得更好的治疗效果，最大限度地减轻患者及家属痛苦与负担。诊疗模式的转变顺应当今医学发展趋势及身心整体健康需求。经过4万多例临床应用证明，该诊疗体系具有见效快、疗效稳定的特点。

二、全息失衡标志与脊柱脏器病变相关论及意义

（一）创建依据

1. "腑 - 经络 - 腧穴相关理论

中医基础理论常识，具体内容从略。

2. 全息学说相关理论

全息的来源：生物全息律的"全息"一词，来源于激光全息技术，激光全息的"全息"是"信息全息"；而生物全息也是信息全息。生物全息学说是研究生物体的部分与整体、局部与局部之间全息对应性，揭示相关部位有序的全息分布形式，每个独立相关部位都可以看作是一个全息胚胎，胚胎细胞处于低级并且功能相似而组成全息元。

全息元：是指生物体具有一定形态和基本功能的结构单位，能反映整个机体的信息，且与其周围的部分有相对明显的边界。全息元是生物体基本结构单位，全息元上的各个部位，都分别在整体或其他全息元上有各自的对应部分：各部分在全息元上的分布规律与各对应部位在整体上或其他全息元上的分布规律相同。

1973年，张颖清先生发现了第二掌骨侧穴位群排布规律，经过研究发现，这一节肢恰像个人体的成比例的"缩小"。他总结了这一规律：人体任何一个节肢——任何一

---

［1］蒋戈利.脊柱源性疾病学的理论构建与人文针灸调治研究［J］.解放军医药杂志，2015，27（1）：1-6.

［2］蒋戈利，刘文红，聂道芳，等.脊柱源性疾病学理论与技术研创述要［J］.解放军医药杂志，2016，28（2）：1-4.

［3］蒋戈利，医学思维观念的变革与人文整体医学的建构［D］.天津：南开大学，2015.

个相对独立的部分都是这样的微体系统，任何一个节肢的新穴都遵循着第二掌骨侧相同的分布规律。这一规律即是穴位分布的全息律。

人体全息元可以分为点状全息元、线状全息元、面状全息元，大全息包括小全息，并且人体全息信息平衡具有正信息对应、逆信息的对应特点。正信息是指全息单元信息码排列秩序是与人体躯干信息直接对应，不出现倒错或逆信息的情况。即躯干信息是头上、颈中、胸腹腔在下的信息分布规律。而有些全息穴区的信息对应也应遵循头上，胸腹腔在下的规律。如头皮、鼻部、面部、舌部、颈部、任脉、督脉、华佗夹脊、背腰骶部膀胱经等都是正信息对应关系。

在中医诊断中，人体面部、舌象、眼部、耳部等相关诊断理论都涉及全息理论。

3. 脊柱病变相关全息反映

中医学认为，督脉和足太阳膀胱经的腧穴及四肢的许多腧穴与内脏器官有着功能上的联系，从督脉与足太阳膀胱经走行看与脊柱相关，《黄帝内经》对脊柱已有认识，"经脉为始，营其所行，知其度量，内次五脏，外别六腑"（《灵枢·经脉》）。"督脉者，起于少腹以下骨中央……绕篡后，别绕臀，至少阴与巨阳中络者合，少阴上股内后廉，贯脊属肾，与太阳起于目内眦，上额交巅，上入络脑，还出别下项，循肩髆内，侠脊抵腰中，入循膂络肾"（《素问·骨空论》）。"督脉之别，名曰长强，夹膂上项，散头上，下当肩髆左右，别走太阳，入贯膂"（《灵枢·经脉》）。"督脉者，起于下极之俞，并于脊里，上至风府，入于脑"（《难经·二十八难》）。督脉总督全身之阳经，发挥着督导、调控诸阳经的中枢作用。纵观督脉的循行规律，其循行于脊柱正中的经脉部分（即"贯脊""并入脊里"部分），与脊髓分布相一致；其循行于脊柱两侧边缘的经脉部分（即"夹膂上项"、"夹脊抵腰"部分），类似脊神经的走向。足太阳膀胱经，其循行于脊柱两侧旁开 1.5 寸的纵向侧行线部分，类似于交感神经在脊柱旁的循行路径；脊柱旁线 3 寸，与脊神经后支的皮神经通路相一致。

经络是经脉络脉的总称，它们是人体内运行气血的通路。经，经脉，是直性的主干，贯通上下，沟通内外，纵行于头身四肢，较大者行在里。络，络脉是经脉分出的旁支，较经脉细小，行在表，其走向横斜，反复分支，纵横交错，形如网络，遍布全身，有联络功用，故名"络脉"。络脉分出浮形于浅表的孙络和浮现于皮肤表层能看到的浮络，它们遍布全身难以计数，其作用主要是输布气血于经筋和皮部。人体的面部为人体阳经与阳经的汇集之处，头为诸阳之会，督脉又总督全身之阳经，督脉为阳脉之海。因此，脊柱与人体面部在经络上紧密联系。

根据全息理论，我们把眉间区域、鼻面口区域、上唇系带区、下舌系带区域、手背区域看作为人体全息的反应区域，每一个区域分别与人体躯干信息相对应。如眉间区域可以看作是躯干信息是头上、颈中、胸腹腔在下的信息分布规律。根据信息点即是以一个点作为信息对应关系理论，每一个区域都可看作是信息点的集合。全息医学就是运用这种个体或局部与整体之间，个体全息胚之间的全息共振关系来为人类健康做出贡献的。

人体是一个有机整体，局部的病变可以影响全身，内脏的病变可以从五官、四肢、体表等各个方面反映出来，传统的中医治疗本身就蕴藏着全息治疗理念，通过望、闻、问、切四种方法，从观察表象来判断人体疾病的发生、发展、变化。全息医学诊断也是通过望、闻、问、切，对人体某一区域病理反应表现于外的征象，去了解对应整体部位的病理变化的技术，即通过某些局部异常变化，察知整体的病理变化所在。

4. 普遍存在的疾病反应点现象

皮肤覆盖在人体的表面，是接受和传递人体内外信息量最大的组织，一方面，人类生存环境中的各种信息通过皮肤传递到中枢，影响脏腑功能；另一方面，人体脏腑功能的好坏又通过皮肤反映出来，成为"望诊"中的重要内容。如《灵枢·本脏》"视其外应，以知其内脏，则知所病矣。"而皮肤反应点，则是体内脏腑、脊柱疾病通过经络在体表的反应，对反应点的研究不仅有利于疾病的早期预防，而且对诊断也有一定的价值。

体表斑痣及赘生物，为体表"反应点"的一种表现形式。机体在疾病状态下，体表相关部位会出现病理反应，这种病理反应随疾病的发生而产生，随病情的改善而减轻或消失，这个相关部位在出现病理反应期间，就称为疾病反应点。古人在长期的医疗实践中，已经认识到这种疾病反应点的部分特性及其与疾病的相对特异性联系，创立了一系列通过疾病反应点来治疗疾病的疗法。针灸疗法作为刺激疾病反应点的一种典型治病疗法，创造了人类疾病诊治史的奇迹，开创了疾病诊疗的奇特途径。

5. 多年临床实践的惊奇发现

20世纪90年代，我们在开展"三步针罐疗法治疗颈腰椎病临床与基础系列研究"过程中发现，90%以上的脊柱关节病患者存在不同种类、不同程度的脊柱相关性疾病，相当多（45%～90%）的内妇儿男、五官心理科疾病与脊柱病变或损伤有关，这与此后的相关文献报道基本一致。

此后，我们还发现这些患者普遍存在颜面、躯体外形的非对称性（失衡）改变。近10年来，在防治颈、腰椎脊柱病和脊柱源性疾病的实践中，我们惊奇地发现，头面正中的任督二脉及邻近组织在脊柱关节与脏腑器官之间，扮演着"神秘角色"，发挥着"特殊的生理、病理及病证反馈作用"。经过近5年的广泛观察、潜心揣摩，逐渐形成了以下规律性的认识：

（1）眉心皱纹和手背斑痣与脊柱相关性病变存在明显的对应关系。

（2）在众多的颈腰椎病的患者中，逐步发现唇系带、舌系带出现明显的结节状赘生物，有些患者出现系带肥大充盈（大多数辨证为中医湿热壅滞；另一部分患者出现系带瘦薄（多见于中医辨证为虚寒），舌系带的位置与颈腰椎病灶存在对应关系。

（3）在全息论的启示下，我们惊喜地发现舌系带、唇系带本身为全息单元，具备全息胚的生物学特性。

（4）随着临床实践的进一步推进，我们发现颈腰椎患者的鼻梁、鼻唇沟、人中沟出现明显偏斜，两侧眉纹出现高低不一，双侧面颊部肌肉厚薄不一，舌下系带两侧的伞襞、静脉出现异常的变化（或壅滞迂曲，或苍白塌陷），舌下襞、舌下阜、舌蒂等部位也出现相应有规律性的变化。

（5）在原有的规律性观察的基础上，进一步发现手背斑痣分布体现出全息对应分布的规律。同时发现，全身性的斑痣分布也体现出循经络、循脊神经阶段分布的特征。

两年多来，我们对 1000 余例患者进行了综合观察。从临床表现、体征表现和影像学检查等多角度观察及对比，以上区域性、规律性的变化确实与脊柱关节退行性疾病、脊源性脏器病变之间存在密切联系。2010 年春，笔者提出"全息失衡标志与脊柱—脏器相关"假说；再经过多元化的理论探讨、多层次的实践探究与原创性的理性升华，2012 年秋提炼成一套全新理性认识——全息失衡标志与脊柱—脏器相关学说。

（二）该学说的基本内容与意义

"全息失衡标志与脊柱—脏器疾病相关学说"的基本内容：

上唇系带、舌下系带、眉间皱纹等，是新发现的人体微型全息单元，它们隐含着脊柱、脏器的整体性机能信息，具有重要的中、西医生理学意义。

由眉心、鼻梁、鼻唇沟、上唇系带、舌下系带及其邻近部位，构成了一个大全息单元（群），可纵横双向显示脊柱的生理平衡状态。其纵横双向的异常改变，在相当程度上，可显示出脊柱关节及相关脊神经支配的脏腑、器官的病生理状况。

这一大全息单元（群）的异常变化（对称性改变、形态改变、颜色变化、赘生物形成等），与相应脊柱（关节）阶段和相关脊神经（经络）相连或支配的脏腑、器官组织的病变之间，存在密切的相关关系。由此观测、判定这些异常改变，可作为一种新的诊查方法；通过系统探究升华，完全可能形成一套全新的早期预测、简捷诊断脊柱疾病和脊源性病证的诊测方法。

采用特制针具和 / 或特定方法，良性刺激或点刺这一大全息单元（群）的相应部位和 / 或相邻特定穴位或穴方，可以有效调治相应的脊柱疾病和脊源性脏器疾病。在这方面，已开展了广泛探索，研创出多种特效针法，具有鲜明的技术特色、显著的疗效优势，具有良好的研究、应用前景。

显而易见，以上独特见解，是对中医学经络、穴位理论的新认识、新发展，也是对生物全息理论的丰富与发展；是运用中医经穴学、全息理论诊治疾病方法的新发现、新突破，为预测、诊断、治疗和预防脊柱关节病、脊源性疾病及相关脏腑器官组织病证，提供了新思路、新理论和新方法。这一新创学说，具有重大的医学理论意义、诊疗技术价值和科技进步潜质，更具有深入系统研究的广泛前景。

三、蒋氏舌下全息失衡标志学说的病生理学意义

（一）理论依据

1. 现代生物全息理论

生物全息论认为，在生物中普遍存在"结构形状与整体相似，蕴含整体生物信息，反映整体状态"的生物全息反应规律；生物全息胚，是生物整体结构与功能的缩影。观察人体局部的全息胚的变化情况，可以间接了解人体的整体状况；以适当的方式或方法刺激全息胚，即能良性调节人体的机能状态。

2. 传统中医基础理论

依据中医学的经络理论，"舌"是人体经络的一个汇聚之所，人体十二正经和奇经八脉均直接或间接与舌头发生密切的联系，尤其是循行于人体前后正中区域、网络人体"小周天"的任、督二脉，就连接汇聚于舌。中医脏腑理论认为，"舌"为人体唯一的一个"实体"官窍；五脏六腑通过经络信息系统，均与"舌"有着密切联系；具有"五脏六腑之大主"之称，主血脉与神明的"心"，开窍于"舌"。从古至今，舌诊都是极富特征的中医检诊方法，尤其作为重大科技成果的现代舌诊研究，更显示出了舌诊的科学性、实用性和重要性。

3. 蒋氏全息创新学说
笔者创立的"全息失衡标志与脊柱—脏腑疾病相关"学说，应是研发舌下全息检诊法最直接的理论依据。作为语言表达、食物摄取、展现人性、体现个性的重要器官的"舌"，在结构上紧邻两个"生命中枢"——大脑和脊髓，在功能上汇集了中、西两大医学主体的"意识智慧之源"——"心"与脑，对生命正常与医学诊治的重要性不言而喻。笔者发现的多个全息胚，如上唇系带、舌下系带和生殖泌尿器官对应点等，均位于"舌"的附近或就在其中。

（二）基本内涵

这一学说的核心内涵，在于"舌下人形全息胚"的发现与具体全息结构的定位。

1. 全息胚定型定位

（1）蒋氏舌下人形全息胚的完美定型

世间自然生物的形成、结构与功能之完美，往往充满着神奇神妙，令人百思不得其解，深感神秘而深邃，唯有厚德明道者，方能揭示其幽隐、深悟其奥妙。"蒋氏舌下人形全息胚"，就是这样的一个富含人体生命奥秘、反映生理病理变化与状态的神奇神妙的"全息单元"，其形态犹如一尊"合掌端坐、盘腿打坐的活佛真身"，真可谓巧夺天工、上苍杰作啊！

让我们以更敏锐、更深邃的医学哲学视角，来进一步揭示蒋氏舌下人形全息胚的神奇奥妙和重要性吧。

①其隐居于人体最柔软、最幽隐之处，紧贴于人体最灵活、最敏感的巧舌之下，连接着构成"人体小周天"、贯通人体前后正中的任督二脉，是生命信息汇集之所。

②其所在的部位，血管脉络最为丰富、最为显露，神经末梢极为发达，极为敏感，上紧连着意识智慧之源——"脑"，下紧连着"五脏六腑之大主""神明出焉"之脏——"心"，是中西医学的"意识智慧"器官"心与脑"相连之处。

③其是"人舌"最隐秘的部分，而"人舌"最能品尝、感知人间的"辛酸甘苦咸"五味，最能表达诉说个人的"喜怒忧思悲恐惊"七情，既是摄取食物营养、维护生命存在成长的基本保障，又是表达思想情感、进行社会交往的主要途径。

④中医学认为，舌下有"金津""玉液"两个重要穴位，是生津止渴的生理之源，是虚实寒热、精血状态的检诊之所，是开窍醒神的调治之处。西医发现，舌下血管脉络显露，血液循环顺畅，神经末梢浅布，知觉触觉敏感，便于药物吸收，是硝酸甘油、速效救心丸等急救药物的最佳施治部位。

所有这些奥妙与神奇，所有这些优势与特点，怎不令世人惊叹与折服，怎不让笔者因有缘结识"她"、有幸揭示"她"而惊喜与自豪，又怎能因自私保守而秘而不宣？面对如此神奇的人体奥秘，对于如此重大的科学发现，正确的态度应该是：满怀深情地珍惜"她"，用人文整体的观念思索"她"，用科学严谨的方法研究"她"，将她所隐藏的生命奥秘展示人间，让她所蕴含医学价值福泽苍生。

（2）蒋氏舌下人形全息胚的基本定位

纵横坐标定位：以对应整个脊柱的舌下系带为纵坐标，以舌下系带下端的基点及其左右两条皱襞为横坐标。

人体结构定位：舌下系带上端的舌尖，对应人体的头部；其下端的根部，对应人体的泌尿生殖系统；从上至下，按节段依次对应人体的颈椎→胸椎→腰椎→骶椎；舌下系带胸椎段、腰椎段的左右两侧部位，按左右上下的顺序，一一对应人体体腔内的脏腑器官；与舌下系带纵向并行的左右两侧的舌下静脉，分别对应人体脊柱两侧的大血管；左右舌下静脉的外侧至舌体两侧边缘，对应人体的上肢；舌下系带下端左右的两条皱襞，对应人体的下肢。整体而言，整个人体所有组织结构，犹如一幅浓缩了的立体图画，就这样精密地镶入了舌下全息人形胚。

（3）舌下全息胚的正态景象

身心健康的正常人的舌下全息胚景象，应该是：①整个舌下大小厚薄适中，无肿大肿胀或萎缩变小之征象；②颜色淡红润泽，无苍白或青紫之色象；③舌下系带粗细、长短适中，淡红或淡白而润泽，无缺痕、毛刺或结节之表现；④舌下血脉与血络，走形流畅而无迂曲或结节，颜色鲜红或深红，而无瘀紫、青紫、瘀滞等异常；⑤其他脏器组织的对应部位，凸起适中，走形自然流畅，而无重大膨胀或萎缩凹陷之征象。

2. 检诊方法与内容

（1）观察体位：在足够的自然光下，患者取端坐位或仰卧位，嘴自然张大，舌尖上翘顶住上颚前端，舌体自然放松，头颈随光亮或观察部位可适度上仰、下垂。医者可根据观察需要，与患者配合，采取相应的观察体位，以自然舒适为要。个别人的舌下系带生理性短粗，可用压舌板或舌钳，适度提拉、翻转舌体，以便观测。

（2）观察内容：对照舌下全息胚的正态景象，依次观察以下几个方面：

①舌下全息胚整体观感，有无形态、大小、颜色的异常。

②色泽变化，有无干涩、黏液过多、颜色异常等。

③舌下系带情况，舌下系带对应整个脊柱、反映脊柱关节的状况，应重点观察，仔细观测有无缺痕、毛刺、结节等病理改变。

④舌下系带根部状况，其根部对应整个盆腔区域，反映泌尿生殖系统的状况，宜重点观察，看是否有凸起、结节、瘀斑及两侧的对称情形。

⑤舌下血管脉络对应人体的整个血管系统，反映整体血运状况，也是应该重点观察的区域，看是否有颜色、形态的异常改变，有无迂曲或结节等形态改变，有无瘀紫、青紫、瘀滞等色泽异常。

⑥舌下系带根部两侧皱襞，对应人体的双下肢、反映双下肢的病生理状况，尤其是大腿、小腿部位的血运情况，也可反映腰腿病变的严重程度，应注意细心观察，看是否有充盈肿大结节或皱褶等异常现象。

⑦舌尖及内部脏器组织对应区域，是反映头颈及五脏六腑的病生理状态，应当仔细观测审查，看是否有形态、颜色及色泽方面的异常改变，以便做出相应的诊断性判断。

例如，肝胆区域若有凸起、结节或毛刺，其邻近的脉络迂曲青紫，呈现瘀紫之象，提示患者肝胆存在血运瘀滞、组织增厚、代谢障碍，甚至占位性增生，可能患有重度脂肪肝、肝硬化、肝胆结石或肝癌等病证，此时应建议患者进行有针对性的中西医检查，如腹部 B 超、肝胆 CT 或核磁共振检测等，以相互验证，及时确诊，提高诊断准确率。其他脏器部位的推断，可以此类推。

（三）主要适用范围

这一检诊方法，依据的是全息结构最全、最紧密和代表性最强的蒋氏舌下人性全息胚，从理论上而言，它是人文整体医学最精妙的临床检诊法。由于这一全息胚反映的是人体全身脏器组织的病生理状况，其相应的检诊法应当具有广谱性的运用价值，可以适用全身的常见病证的检诊，可以广泛应用于内外妇儿各科病证的检查与诊断。经过多年的实践摸索与临床应用，我们越来越发现这一检诊方法的简便灵验，越来越感觉到其所蕴含的深厚学术价值和重大的医学意义。这有待于进一步的探索和研究。

根据笔者多年的研究观察，发现舌下全息胚的病理反映以人体中、下部位的病证较为敏感，准确性比较高。这可能与舌下全息胚的结构特点有关，因为其中、下部的立体性较强，皱襞及凸起组织较明显，易于反映瘀滞性、器质性疾病。目前我们多采用这一检诊方法，检诊中、下焦（即腹腔、盆腔）脏器疾病和腰骶椎病变为主，如肝胆疾病、脾胃病证、泌尿生殖系统（妇科、男科）疾病和腰椎、骶椎及下肢病证。

四、蒋氏手背全息失衡标志学说的病生理学意义

（一）理论依据

建构蒋氏手背全息失衡标志学说的理论依据，主要有如下五个方面：

1. 人体生物进化理论

包括达尔文"适者生存，优胜劣汰"理论，马克思"劳动成就人类""手制造劳动工具成熟了人类"等论断，传统生命科学关于"手的精巧劳作与精确技艺促进了大脑的发达""人体愈精巧灵活的部位（如手尤其是手指）在大脑的对应支配区域愈发达"等认识。这些人类经典认识表明，"手"对于人的进化、对于人类的形成与生存、对于人脑的发达与智能化，具有极其重要的作用，如同大脑的思维、语言的表达，是人之所以成其为人的重要标志之一。

2. 传统中医基础理论

中医经络理论认为，手三阴经、三阳经分别循行于手的手掌、手背两面，人体的阴阳气血交汇承接于手指；手部，循行分布着重要的经络，分布存在着密集的（相对应躯体区域）、独特的（五输穴中的井、荥、输、经四种穴位）经穴或穴点。可想而

知，手部的频繁活动，特别是手指的精巧灵活的劳作，对维护和促进人体的经气循行、津血循环和能量输布，具有重要的促进作用和生理意义。

3. 现代西医基础理论

主要现代医学的解剖学、生理学知识，尤其是神经生理学理论。手部的神经支配，虽然主要来自尺神经和脑神经，但由于长期进化使然，手的生理功能特殊性和技能操作特殊性，手的复杂运动功能、独特的知觉（如触觉、痛觉、温觉和立体感觉）明显优于人体的其他部位，这使得它与心脑等人体重要生命器官有着特殊的联系，对人体重要生命器官组织有着独特的影响。这也使得它一方面成为了人体的一个独特的外源性信息或刺激的感应、接受和传导结构；另一方又成为了一个独特的脑源性指令的接受、执行终端和内源性病生理变化的反应区域（这便是手部反射的生理基础）。

4. 现代生物全息反射理论

自创立生物全息理论和发现生物全息律以来，人体的区域性全息反射研究获得了高度重视，陆续发现了耳部全息元、鼻部全息元、第二掌骨侧全息元和手足反射区等一系列人体机能状态与病理变化的观测、诊疗区域，并由此研发、形成了耳诊耳针、鼻诊鼻针、舌诊舌针和第二掌骨侧全息诊疗法等一系列诊疗方法，甚至开发、造就了较大规模的各种足疗保健产业。其中，手部生物全息反射的理论研究成果和人体器官组织的全息反射定位，为笔者创立相关的全息反应学说和全息诊疗方法提供了启发与借鉴。

5. 蒋氏全息反映创新理论

笔者基于长期临床观察、反复探索提炼，先后完成了"手背斑痣与颈腰椎退行性疾病相关性"研究、"人体斑痣与脏器组织机能减退和慢性病变相关性"观察，建立了人体"脊柱中心论""全系失衡标志与脊柱—脏器疾病相关"学说。这些创新理念，是笔者研创"手背全息新构型"，创建蒋氏手背全息失衡标志学说的直接理论依据。

（二）基本内涵

立足于人体斑痣与脊柱—脏器疾病相关性的惊奇发现和探索实践，科学借鉴传统中医基础理论、现代医学神经生理学、生物全息反射理论和蒋氏全息反应创新理论，而务实创建起来的"蒋氏手背全息反射区域新构型"及其全息结构的合理定位。

1. 手背全息（斑痣）反映单元的构型与定位

手背全息斑痣全息反映单元，是依据手背斑痣对人体机能减退和慢性病变的客观反映，及其与人体脏器组织疾病对应关系的深入观察，并基于手部经络的纵向循行分布规律和中枢脊髓神经的"纵向轴型分布"特点及其对人体组织器官的"横向移行支配"规律，研究而成的手背疾病全息反映区域。

我是如何爱中医的——蒋戈利的中医多维创新之道

（1）手背全息（斑痣）反映单元新构型：所谓新构型，意指手背斑痣全息（疾病）反映单元，是一个既不同于以前的手背全息图构型，又不同于手掌组织器官反射区构型的，以脊椎为中轴划分区段，以斑痣为检诊、判断依据的病生理全息反映单元。

手背（斑痣）全息反映单元构型的内涵与特点：

核心理论依据：手部经络的纵向循行分布规律和中枢脊髓神经的"纵向轴型分布"特点及其对人体组织器官的"横向移行支配"规律。

"纵横经纬定区域"构型内涵：①以手背五指尖至腕横纹的垂直连线，为纵向纬线；②以从指根与手背脊椎全息的颈椎、胸椎、腰椎和骶椎的结点处引出的横线，为横向径线；③以中指尖（中冲穴）至腕横纹中点（阳池穴）的正中线，为代表头颅—脊柱的中轴线；④如此一来，整个手背（五指尖至腕横纹）就形成了五个横段分隔的全息反映区域，从上到下分别对应头颅、颈椎、胸椎、腰椎和骶椎5个部位；⑤这5个手背浑然一体的全息反映区域，蕴含着区域内相应部位组织器官的生理机能状态，反映着区域内相应部位组织器官的病理病变状况。从而形成了手背全息反映单元的新构型，奠定了手背斑痣检诊法的理论基础。

这一新构型的创新意义：①科学广泛地吸收与凝聚了中医经络理论、西医神经生理学和人体生物全息理论的精髓，并精妙地于极富生命意义医学价值的人体部位——手。②辩证地发展了"手部全息反射区"理论，既精炼简化了其脊柱中心意识，又避免了其肢体部分全息意涵的模糊性；既突出了头颅至脊椎的结构一体化和机能中轴一体性生理特征，又避免了支配主体（中枢）与被支配客体（周围）之间的主次模糊认识；既体现了手背、手掌结构与功能的整体性及其全息反映与诊治功用一致性，又避免了手背、手掌"两张皮"（二者的全息反射部位不一致）的模糊认识。

（2）手背全息（斑痣）反映单元的定位：多年的临床研究与运用经验表明，这一独特的全息反映单元具有明显的"部位区域与组织器官对应关系"。其基本对应关系见表6-1。

表6-1　手背全息（斑痣）反映单元定位关系

区　序	分　区	对应的组织器官	手背斑痣反映病证
第一区	头颅区域	头部、颈项、颅内组织	相应组织器官病证
第二区	颈椎区域	颈肩、心肺、上肢部位	手背斑痣反映病证
第三区	胸椎区域	胸肋、肝胆、脾胃组织	相应组织器官病证
第四区	腰椎区域	腰胯、肾膀胱、盆腔内组织	手背斑痣反映病证
第五区	骶椎区域	骶髂、腰腿、泌尿生殖器官	相应组织器官病证

（3）手背全息（斑痣）反映单元研发特点

这一独特的全息反映单元极其新构型的研发，具有3个显著特点：①遵循并体现了"源自医疗实际、服务于临床诊治之需"的医学研究原则，从手背斑痣与机体疾病的相关现象入手，继而探究其内在联系，终而以斑痣征象为基点，研发检诊方法与调治疗法。②实现、凸显了手部全息单元反映机体病生理状态的形象、直观性，克服了"手部全息反射区"的抽象、模糊性。③体现了人文整体医学临床研究成果的检诊和调治两用一体化的优势与特点。

2. 手背的正态景象与斑痣的病生理意义

（1）手背全息反映单元的正态景象：手背（斑痣）全息反映单元的正态景象，即正常手背表面表现，应该是：颜色符合相应人种的肤色，表面光滑，小关节部位的皮肤凸起及皱褶自然，血络走形及纹路均匀，没有任何斑痣、色素沉着、异常突起或结节等病理改变。

（2）手背全息斑痣的病生理意义：正常情况下，人体表面应该没有斑痣，若是有的话也应是色泽鲜明、周边清晰的，即人们通常所说的"痣"。一般情形下，正常的"痣"应是生理性的，虽有所谓的"相术学"意义，但没有特定的病理学意义。通常表现于人体皮肤的"斑痣"，尽管目前对其形成机制和诊疗意义尚不十分清楚，但都是人体代谢机能减退（老化）和各种慢性病变产物（病理），以某种途径或方式在体表一定部位、按某种颜色与形状而显现的病生理征象，具有重要的医学意义。

手背斑痣，是人体病理性斑痣表现的一部分、一区域，是手背全息胚的一种病理性全息反映形式。依据斑痣在手背全息单元中的显现部位或点位，便可对其病生理意涵与检测诊断意义进行揭示，这便是手背斑痣检诊法的基本原理。

7

第七章

多维立体创新中医检诊学

一、对称平衡检诊法对传统中医望诊的拓展

对称平衡检诊法，是在人文整体观指导下，依据人体对称平衡生理法则，基于长期医疗实践摸索验证，而研创的一种新型检诊方法。这一检诊法研创于 2009 年春，既是人文整体医学的首要诊测方法，也是其他人文整体检诊方法的衍生之源，具有较广泛的临床应用价值。该检诊方法，是对传统中医学"望闻问切"四诊中望诊的一次宏观与微观的双向拓展。

（一）研创的理论依据

笔者研创这一检诊方法的基本理论依据，主要有如下三个方面：

1. 人文整体医学的创新原理之一，即人体的"对称平衡生理法则"

其主旨为：人体正常组织器官的空间结构，具有对称（或基本对称）分布与构架的组成特性；人体正常的生命机能与理化要素，具有动态平衡的生物特性；认识和表述方式，包括定性、半定量和定量三种具体形式。

2. 传统中医学的藏象理论和望闻问切四诊基础知识

其思想理论源自《灵枢》，《灵枢·外揣》："司外揣内，司内揣外。"其思想含义是：体内一切变化，通过内外相袭的整体性规律，必然有相应的征象显露于人的体表。

3. 近现代医学的解剖学、生理学和病生理学等基础知识和各种检查、检验和检测等临床基础知识，尤其是神经生理学的（大脑与脊髓）中枢神经对人体组织器官的对称性、平衡性支配调控原理。

（二）检诊的技术内涵

这一检诊法的技术内容十分丰富，主要可分为定性和定量两大类技术内涵。

1. 定性类对称平衡检诊方法

通过细致全面地观察位于人体某部基线（如脊柱正中线）左右、前后或上下对称部位的组织器官，进行对照性检查、检测，并根据对称性改变情况和程度做出诊断。以颜面部的对称平衡检测为例，通过对比性地观测面部正中线两侧的相应组织器官，如眼、耳、鼻、唇等器官和眉间皱纹、人中沟、唇系带、舌下系带、面部肌容量等，看是否对称、不对称的程度。依据检诊结果，进行病位、病性、病势的判断。

2. 定量类对称平衡检诊方法

利用检查器具或检测检验仪器，对人体某种或某方面的生命机能、理化指标，如

心率、脉搏、血压、血糖、血象等，进行尽可能的精确测量或测定，并以正常值或正常区间为平衡判断基线，按照偏离平衡基线的程度或性质，做出定量或半定量的检诊评估（诊断）结果。判断这类检诊结果是否正常或平衡时，应当充分考虑到个体差异或某些群体的特殊性。例如对心率的检测与判断，正常值（或平衡区间）一般是60～80次/分，55～59次/分为心动过缓，50～54次/分为明显过缓，49次/分以下则为严重过缓。但有的人（如运动员）由于训练有素，心脏机能强劲，50次/分左右亦属正常。

（三）主要适用范围

对称平衡检诊法为人文整体医学的首要诊测方法，是人文整体医学的思维性、原则性的临床检诊方法，也是其他人文整体检诊方法的衍生之源。一方面具有重要的指导性应用价值，可对研发具体的、更具针对性的检诊方法，提供思路和参考；另一方面，基于其多元、深广的理论依据和丰富、多方面的技术内涵，具有广泛的临床适用范围，既适用于望闻问切、视触叩听等传统中西医的检诊范围，也适用于分子组化、基因测序和电生理等各种最现代化的检验检测方法与范围。

二、舌下全息观测法对中医舌诊的深化与拓展

舌下全息检诊法，亦称蒋氏舌下全息人观测法，是在人文整体观指导下、依据生物全息律、基于长期观察验证，而研创的一种新型检诊方法。这一检诊法，笔者于2010年春发现"舌下人形全息胚"后，创建"蒋氏舌下人形全息学说"基础上，在舌针疗法基础上发展演化而研发的，也是最奇妙的人文整体检诊方法，具有较广泛的临床应用价值。这一全新的检诊方法是对中医舌诊的一次极大丰富与深度拓展。

（一）舌下人形全息定位

这一检诊法的诊测方法非常简单，其基础在于"舌下人形全息胚"的全息定位及正常形态的判定。

1. 蒋氏舌下人形全息胚的定位

纵横坐标定位：以对应整个脊柱的舌下系带为纵坐标，以舌下系带下端的基点及其左右两条皱襞为横坐标。

人体结构定位：舌下系带上端的舌尖，对应人体的头部；其下端的根部，对应人体的泌尿生殖系统；从上至下，按节段依次对应人体的颈椎→胸椎→腰椎→骶椎；舌

下系带胸椎段、腰椎段的左右两侧部位，按左右上下的顺序，一一对应人体体腔内的脏腑器官；与舌下系带纵向并行的左右两侧的舌下静脉，分别对应人体脊柱两侧的大血管；左右舌下静脉的外侧至舌体两侧边沿，对应人体的上肢；舌下系带下端左右的两条皱襞，对应人体的下肢。整体而言，整个人体所有组织结构，犹如一幅浓缩了的立体图画，就这样精密地镶入了舌下全息人形胚。

2. 舌下全息胚的正态景象

身心健康的正常人的舌下全息胚景象，应该是：①整个舌下大小厚薄适中，无肿大肿胀或萎缩变小之征象；②颜色淡红润泽，无苍白或青紫之色象；③舌下系带粗细、长短适中，淡红或淡白而润泽，无缺痕、毛刺或结节之表现；④舌下血脉与血络，走形流畅而无迂曲或结节，颜色鲜红或深红，而无瘀紫、青紫、瘀滞等异常；⑤其他脏器组织的对应部位，凸起适中，走形自然流畅，而无重大膨胀或萎缩凹陷之征象。

（二）检诊方法与内容

1. 观察体位

在足够的自然光下，患者取端坐位或仰卧位，嘴自然张开张大，舌尖上翘顶住上颚前端，舌体自然放松，头颈随光亮或观察部位可适度上仰、下垂。医者可根据观察需要，与患者配合，采取相应的观察体位，以自然舒适为要。个别人的舌下系带生理性短粗，可用压舌板或舌钳。适度提拉、翻转舌体，以便观测。

2. 观察内容

对照舌下全息胚的正态景象，依次观察以下几个方面：

（1）舌下全息胚整体观感，有无形态、大小、颜色的异常。

（2）色泽变化，有无干涩、黏液过多、颜色异常等。

（3）舌下系带情况，舌下系带对应整个脊柱、反映脊柱关节的状况，应重点观察，仔细观测有无缺痕、毛刺、结节等病理改变。

（4）舌下系带根部状况，其根部对应整个盆腔区域、反映泌尿生殖系统的状况，宜重点观察，看是否有凸起、结节、瘀瘀斑及两侧的对称情形。

（5）舌下血管脉络，它对应人体的整个血管系统，反映整体血运状况，也是应该重点观察的区域，看是否有颜色、形态的异常改变，有无迂曲或结节等形态改变，有无瘀紫、青紫、瘀滞等色泽异常。

（6）舌下系带根部两侧皱襞，对应人体的双下肢、反映双下肢的病生理状况，尤其是大腿、小腿部位的血运情况，也可反映腰腿病变的严重程度，应注意细心观察，看是否有充盈肿大结节或皱褶等异常现象。

（7）舌尖及内部脏器组织对应区域，是反映头颈及五脏六腑的病生理状态，应当仔细观测审查，看是否有形态、颜色及色泽方面的异常改变，以便做出相应的诊断性判断。

例如，肝胆区域若有凸起、结节或毛刺，其邻近的脉络迂曲青紫，呈现瘀紫之象，提示患者肝胆存在血运瘀滞、组织增厚、代谢障碍，甚至占位性增生，可能患有重度脂肪肝、肝硬化、肝胆结石或肝癌等病证，此时应建议患者进行有针对性的中西医检查，如腹部B超、肝胆CT或核磁共振检测等，以相互验证，及时确诊，提高诊断准确率。其他脏器部位的推断，可以此类推。

（三）主要适用范围

这一检诊方法依据的是全息结构最全、最紧密和代表性最强的蒋氏舌下全息胚，从理论上而言，它是人文整体医学最精妙的临床检诊法。由于这一全息胚反映的是人体全身脏器组织的病生理状况，其相应的检诊法，应当具有广谱性的运用价值，可以适用全身的常见病证的检诊，可以广泛应用于内外妇儿各科病证的检查与诊断。经过多年的实践摸索与临床应用，我们越来越发现这一检诊方法的简便灵验，越来越感觉到其所蕴含的深厚的学术价值和重大的医学意义。这有待于进一步的探索和研究。

根据笔者多年的研究观察，发现舌下全息胚的病理反映以人体中、下部位的病证较为敏感，准确性比较高。这可能与舌下全息胚的结构特点有关，因为其中、下部的立体性较强，皱襞及凸起组织较明显，易于反映瘀滞性、器质性疾病。所以，目前我们多采用这一检诊方法，检诊中、下焦（即腹腔、盆腔）脏器疾病和腰骶椎病变为主，如肝胆疾病、脾胃病证、泌尿生殖系统（妇科、男科）疾病及腰椎、骶椎、下肢病证。

三、手背斑痣检诊法对第二掌骨侧诊法的拓展

手背全息斑痣检诊法，亦称蒋氏手背斑痣检测法，是在人文整体观指导下，依据中医基础理论、生物全息律和蒋氏斑痣医学学说，基于长期观察验证而研创的一种人文整体医学检诊方法。这一检诊法，是笔者在2008年提出并论证"大脊柱"理念，2009年发现人体斑痣反映脊柱—脏腑疾病规律，2011年完成"手背斑痣与脊柱退行性病变相关性研究"后，基于"手背全息标志反映学说"，经不断摸索、总结和升华基础上研发成型的，也是最直观形象的人文整体医学检诊方法，具有较广泛的临床应用价值。这一创新检诊方法，是对第二掌骨侧全息诊疗法的一次成功拓展。

（一）手背全息（斑痣）反映单元的构型与定位

手背全息斑痣全息反映单元，是依据手背斑痣对人体机能减退和慢性病变的客观反映及其与人体脏器组织疾病对应关系的深入观察，并基于手部经络的纵向循行分布规律和中枢脊髓神经的"纵向轴型分布"特点及其对人体组织器官的"横向移行支配"规律研究而成的手背疾病全息反映区域。

1. 手背全息（斑痣）反映单元新构型

所谓新构型意指手背斑痣全息（疾病）反映单元，是一个既不同于以前的手背全息图构型，又不同于手掌组织器官反射区构型的，以脊椎为中轴划分区段，以斑痣为检诊、判断依据的病生理全息反映单元。

手背（斑痣）全息反映单元构型的内涵与特点：

（1）核心理论依据：手部经络的纵向循行分布规律和中枢脊髓神经的"纵向轴型分布"特点及其对人体组织器官的"横向移行支配"规律。

（2）"纵横经纬定区域"构型内涵：①以手背五指尖至腕横纹的垂直连线，为纵向纬线；②以从指根与手背脊椎全息的颈椎、胸椎、腰椎和骶椎的结点处引出的横线，为横向径线；③以中指尖（中冲穴）至腕横纹中点（阳池穴）的正中线为代表头颅—脊柱的中轴线；④如此一来，整个手背（五指尖至腕横纹）就形成了五个横段分隔的全息反映区域，从上到下分别对应头颅、颈椎、胸椎、腰椎和骶椎5个部位；⑤这五个手背浑然一体的全息反映区域，蕴含着区域内相应部位组织器官的生理机能状态，反映着区域内相应部位组织器官的病理病变状况，从而形成了手背全息反映单元的新构型，奠定了手背斑痣检诊法的理论基础。

（3）新构型的创新意义：①科学广泛地吸收与凝聚了中医经络理论、西医神经生理学和人体生物全息理论的精髓，并精妙地于极富生命意义医学价值的人体部位——手。②辩证地发展了"手部全息反射区"理论，既精炼简化其脊柱中心意识，又避免了其肢体部分全息意涵的模糊性；既突出了头颅至脊椎的结构一体化和机能中轴一体性生理特征，又避免了支配主体（中枢）与被支配客体（周围）之间的主次模糊认识；既体现了手背、手掌结构与功能的整体性及其全息反映与诊治功用一致性，又避免了手背、手掌"两张皮"（二者的全息反射部位不一致）的模糊认识。

2. 手背全息（斑痣）反映单元的定位

多年的临床研究与运用经验表明，这一独特的全息反映单元具有明显的"部位区域与组织器官对应关系"。其基本对应关系见表7-1。

表 7-1　手背全息（斑痣）反映单元定位关系

区 序	分 区	对应的组织器官	手背斑痣反映病证
第一区	头颅区域	头部、颈项、颅内组织	相应组织器官病证
第二区	颈椎区域	颈肩、心肺、上肢部位	手背斑痣反映病证
第三区	胸椎区域	胸胁、肝胆、脾胃组织	相应组织器官病证
第四区	腰椎区域	腰胯、肾膀胱、盆腔内组织	手背斑痣反映病证
第五区	骶椎区域	骶骼、腰腿、泌尿生殖器官	相应组织器官病证

3. 手背全息（斑痣）反映单元研发特点

这一独特的全息反映单元及其新构型的研发，具有 3 个显著特点：①遵循并体现了"源自医疗实际，服务于临床诊治之需"的医学研究原则，从手背斑痣与机体疾病的相关现象入手，继而探究其内在联系，终以斑痣征象为基点，研发检诊方法与调治疗法。②实现、突显了手部全息单元反映机体病生理状态的形象、直观性，克服了"手部全息反射区"的抽象、模糊性。③体现了人文整体医学临床研究成果的检诊和调治两用一体化的优势与特点。

（二）手背斑痣的病生理意义

1. 手背全息反映单元的正态景象

手背（斑痣）全息反映单元的正态景象，即正常手背表面表现，应该是：颜色符合相应人种的肤色，表面光滑，小关节部位的皮肤凸起及皱褶自然，血络走形及纹路均匀，没有任何斑痣、色素沉着、异常突起或结节等病理改变。

2. 手背全息斑痣的病生理意义

正常情况下，人体表面应该没有斑痣，若是有的话也应是色泽鲜明、周边清晰的，即人们通常所说的"痣"。一般情形下，正常的"痣"应是生理性的，虽有所谓的"相术学"意义，但没有特定的病理学意义。通常表现于人体皮肤的"斑痣"，尽管目前对其形成机制和诊疗意义尚不十分清楚，但都是人体代谢机能减退（老化）和各种慢性病变产物（病理），以某种途径或方式在体表一定部位、按某种颜色与形状显现的病生理征象，具有重要的医学意义。

手背斑痣，是人体病理性斑痣表现的一部分，是手背全息元的一种病理性全息反映形式。依据斑痣在手背全息单元中的显现部位或点位，便可对其病生理意涵与检测诊断意义进行揭示，这便是手背斑痣检诊法的基本原理。

3.检诊方法与内容

患者取端坐位或仰卧位，在足够自然光下，患者双手自然放松，检诊者依据手背全息元的构型与定位标准，仔细观测斑痣的有无、分布部位或位点、颜色、形状、大小等。

（三）主要适用范围

这一检诊方法，是人文整体医学最直观便捷的临床检诊法。由于这一全息胚反映的是以头颅—脊椎为中轴的相邻组织器官的病生理状况，其相应的检诊法具有普适性的运用价值，可广泛应用于内外妇儿各科病证的检查与诊断。经过多年的实践摸索与临床应用，我们越来越发现这一检诊方法的简便灵验，越来越感觉到其所蕴含的深厚学术价值和重大医学意义，有待于进一步的探索和研究。

根据笔者多年的研究观察，发现手背斑痣的病理反映以头部、脊柱的病证及脊柱源性疾病的病证较为敏感，准确性比较高。这可能与手背全息胚的构型特点有关。

第八章

多维创新中医针灸治疗学

一、药物新疗法对中医药治疗学的拓展

（一）选药组方依据与原则

笔者认为，现代中医药执业者在对中药饮片的临床运用与研究方面，要尽量做到做好"三个应当"：①应当体现出中医药学的学科性质、传统优势和时代特征，不宜人云亦云，随波逐流；②应当充分学懂、学透中医药学的经典和经方，不宜被所谓的现代单味中药药理研究"成果"或"成分"所误导；③应当努力形成自己的选药组方，不宜盲从所谓的"名医名方"。

笔者倡导，为科学实践对传统中医药学的继承传扬与创新发展，在临床"选药组方"的实践中，在现代中医药的药品研制和剂型改革过程中，我们应遵循以下最基本的理论和原则：

（1）中医药学固有的临床选药组方特色——在"辨病与辨证相结合"的诊疗思维模式指导下，形成"方证相宜"原则。

（2）中医药学特有的复方选药组方优势——在"中药性味、归经"理论指导下，发挥中药复方药效的"君臣佐使"原则。

（3）中医药学具有的与时俱进组方理念——在"因人因时因地制宜"观念指导下，充分重视患者的个体性、诊疗的阶段性和中药产地的地域性，科学合理地确定用药的剂型、剂量与具体的使用方式。

（二）药物新疗法方药简介

1. 蒋氏药物疗法概况

笔者在中医药、中西医融合的医疗实践工作中，始终谨守"以患者为中心"的行医初衷，始终谨守"辨病与辨证相结合"的现代中医药诊疗模式；既重视选药组方的"共性与规律"摸索与升华，又重视临证用药施治的"个体化、整体性"演绎与综合；既注重传统经方、现代验方和名家时方的学习与揣摩，又注重自身选药组方的法度总结、疗效观察和专病验方的提炼与验证。随着研究方向、主攻病证和临床实践的转换，先后研发了针对心、肝、脾、肺、肾、脑、脊（髓）等"七大脏器功能系统"病证的系列特定验方近百个，包括汤剂、丸药、膏贴、散剂、涂剂等多种剂型。例如较常用和成熟的中药制剂有："病窦针辅" A-B 方、冠脉疏通丸、"醒脑通经" A-B 方、"非典安"口服液、筋骨灵神贴、儿痔散、肤炎净（涂剂）等。

2. 蒋氏系列验方简介

（1）"病窦针辅"A方：即针刺治疗病窦综合征的辅助中药验方。基本方药组成：黄芪、桂枝、杜仲、肉苁蓉、藿香、水蛭、鸡内金、怀山药、炙甘草。依据"辨病与辨证相结合"模式和"个体化、整体性"原则进行方药剂量随证添加，但须谨守"基本方药构成"的原则性与"因人因证相宜"的灵活性之辨证统一（下同）。

（2）冠脉疏通丸：即调治中医胸痹（冠脉综合征）的基本方药。基本方药组成：黄芪、薤白、桂枝、肉苁蓉、泽泻、水蛭、地龙、皂角刺、怀山药、炙甘草。

（3）"醒脑通经"B方：即用于脑中风（脑梗死）稳定期的基本方药。基本方药组成：羌活、葛根、桂枝、牛膝、菖蒲、水蛭、皂角刺、藿香、炙甘草。

（4）"非典安"口服液：基于"肺朝百脉"与"非典"特点研制。方药组成：黄芪15g，藿香15g，杏仁10g，百部20g，金银花10g，板蓝根15g，红花5g，生甘草10g。水煎服，每次125mL，一日2次，早晚餐后温服。功效与运用：益气宣肺，清热解毒，预防非典。

（5）通脉宣肺冲剂：基于"肺朝百脉"理论新认知的基础医学研究成果研制。方药组成：川芎20g，水蛭5g，地龙10g，薤白15g，杏仁15g，百部20g，郁金10g，泽泻10g，大黄5g，藿香10g，葛根15g，生甘草10g。制作与用法：采用广东三九集团生产的单味中药颗粒剂，按本方的药比配制成袋，开水冲服，每次150mL，每日3次，早、中、晚餐后温服。功效与运用：行气活血，化瘀通脉，利肺顺气；主治慢阻肺，亦可用于治疗急性肺水肿、肺纤维化、肺心病、慢性咳喘、矽肺等病证。

（6）咳喘疏通冲剂：基于"肺朝百脉"理论新认知和咳喘的共同病机"肺气不宣，呼吸不利"研制。方药组成：麻黄15g，杏仁15g，百合20g，陈皮10g，麦冬10g，枇杷叶10g，菊花15g，枳实20g，红花10g。制作与用法：采用广东三九集团生产的单味中药颗粒剂，按本方药比配制成袋，开水冲服，每次150mL，每日3次，早、中、晚餐后温服。功效与运用：理气宽胸，活血化痰，宣肺平喘；主治急慢性咳嗽、气喘，兼治感冒、胃肠型感冒、急慢性咽喉炎等。

（7）宁神夜安丸：主治各种原因引起的失眠梦多、入睡困难或早醒等病证。基本方药组成：益智仁、百合、郁金、夜交藤、葛根、枸杞子、茯神、磁石、炙甘草。根据患者具体病证情形，配制方药剂量，交由专业制剂室或药厂制成水丸，按疗程服用（丸剂类验方制作同此）。

（8）通督疏脊汤：主治脊柱关节退行性病变引起的颈、腰椎病与脊柱源性疾病。基本方药组成：伸筋草、鸡血藤、羌活、独活、水蛭、川芎、川断、藿香、葛根、木香、补骨脂、炙甘草。

（9）儿疳散：主治小儿疳积、小儿营养不良、厌食症、发育迟缓等。基本方药组成：黄芪、藿香、槟榔、莱菔子、益智仁、郁金、鸡内金、枸杞子、怀山药、炙甘草。

（10）解郁逍遥丸：主治妇人脏躁、抑郁症、更年期综合征、应试综合征及失恋综合征等。基本方药组成：柴胡、郁金、藿香、青蒿、百合、菊花、益智仁、枸杞子、酸枣仁、怀山药、枳实、炙甘草。

二、心理—心灵解析法拓展中医身心诊疗学

在构建人文整体医学过程中，笔者逐步建立起了"身—心—灵—境四维疾病解析法"，其中对"心理"和"心灵"及其病变机制、病证表现的诊察与解析，是人文情境疾病解析法最主要、最必要的内容，其常规的方法与内容可简述如下。

（一）基于"心（理）"的解析方法

1. 基于"心理情志"的诊察方法

依据具体患者个体或疾病类型，可以采用以下心理情志诊察模式或方法。

（1）中医"七情"诊察方法：根据病患的情感、情绪及精神意识等心理情志状态，首先按照"喜、怒、忧、思、悲、恐、惊"七种分类法，对患者的心理情志障碍进行判断；其次依据中医"五脏分主五（情）志"的"脏—志"配属关系，进而了解患者机体五脏的病变情况；再次依据中医"脏与腑相表里"、五脏开窍于五官七窍等理论，间接了解人体六腑、官窍和经脉血脉、气血津液等的机能状态，确定患者的心理情志病证，以及因心理情志障碍而引起的脏器组织病变情况。

（2）医学心理学检测方法：采用现代医学心理学的各种检诊、测试方法，诸如各种心理测试量表，对患者的心理、情绪、精神或性格进行必要的全面检查，了解患者的心理情志状态后做出相应的诊断。

（3）人文整体医学检诊方法：按照人文整体医学模式的思维范式，对"心理情志"障碍检诊。在此基础上，还应"深究其因缘，广寻其所然"，即：纵向追溯导致心理情志障碍的具体事由、具体形成及病变演变情况，甚至医源性因素；横向寻查其家庭因素、社会因素和环境因素。

2. 基于"心理情志"的解析内容

在采用以上方法，探寻、收集和了解心理情志障碍所形成的缘由与临床表现的基础上，给予科学的解析。解析的基本内容应包括如下三个要素：①阐释引起心理情志障碍的关键病因、基本病生理环节；②努力让患者清晰地认识到形成其心理情志障碍的主观与客观因素，尤其是患者自身的主观因素所在；③指明如何通过医患互动的方

式有效减轻或消解其心理情志障碍，激发患者了解心理情志问题的兴趣，治愈心理情志障碍的信心。

（二）基于"心灵"的解析方法及内容

1. 对"心灵"的深度认识

为了阐释临床医疗对人体生命的"心灵"认识与调理，笔者认为，有必要再次界定或统一我们对"心灵"的认知：

（1）"心灵"与"心理"，是意涵和意指不同的、可以也应该厘清的两个基本概念。

（2）简要地说，"心灵"是一个人的内心神态、真如本心、根本观念和道德品性；"心理"是基于心灵的意识欲望、精神状态、情感取向和主观意志。二者的关系是一种体用关系、本象关系和本标关系。

（3）心灵既是抽象的、深邃的，又是具体的、显现的和可知的；既是相对稳固的，又是可教化的、可调理的和可转变的。有道是"江山易改本性难移""教师是人类灵魂的工程师""毛泽东思想活的灵魂是……"等，就充分蕴涵了"心灵"的这些特征。

（4）心灵是一个人的人性所系，是一个人良知良能与智慧德行的基元，是知行方式、生活方式与人生命运的主宰，与人生逆顺、生命健康、身心疾病和康寿福禄密切相关。

（5）心灵健康为世界卫生组织（WHO）所倡导的四维健康之一，是适应社会、融入社会的道德健康的实质，也是身、心、灵、境四维生命健康观念的最核心内涵。

对"灵性心态"及其病变机制、病证表现的诊察与解析，是人文情境疾病解析法最深邃、最富道德特性的内容。

2. 基于"灵性心态"的诊察方法

基于"灵性心态"诊察方法，是人文整体医学所特有的诊察方法，目前尚处在研究探索阶段。其具体的诊察途径，主要从观测患者的性情、心态、道德觉悟和善恶知行等角度或方面入手。

（1）性情分辨：观测是否宁静稳重、形神契合，《黄帝内经》有云"神与形俱，精神乃治"。有无神情飘忽、神不守舍、性情怪癖、优柔寡断、犹豫不决、多愁善感，或心神不宁、狂妄孤傲等。

（2）心态分辨：观测是否心胸豁达、为人大度、处事大方，有无猥琐孤僻、胆小怕事、内向闭锁、唯唯诺诺、任性固执等负面心态。

（3）道德分辨：观测是否具备正常的人性良知、责任心、公德心、义务感、理性公道和最基本的法规意识等。

（4）善恶分辨：观测是否具有清晰的善恶辨别与知行意识，有无嫉妒习惯、自欺欺人、忤逆不孝、自私偏执等。

3. 基于"灵性心态"的解析内容

在采用以上针对人的"灵性心态"重要性和特殊性的诊察方法，探寻、收集和了解患者心灵神态、心态禀性和道德品行方面的异常或扭曲的形成缘由与临床表现的基础上，医者应当针对个体病患的具体心灵病变情形，进行审慎而深邃的思考。在此基础上，以平衡病患心态、健康病变心灵为目的，给予患者以科学的解析和友善调理。

解析的基本内容，应包括如下三个基本要素：①医患双方均应理性地认识到，心灵存在的客观性和心灵异常或扭曲的可能性；②心灵对人的心理情志和知行方式具有决定性作用，心灵的异常或扭曲对人的思想行为、生活方式和身心健康、疾病发生与转归，具有决定性的影响；③阐释引起心灵异常或扭曲的关键病因、基本病生理环节，努力让患者清晰认识到形成其心灵异常或扭曲的主客观因素，尤其是患者自身的主观因素所在，指明如何通过医患互动的方式有效减轻或消解其心灵异常或扭曲；④逐步引导患者，从性情认知、心态调整、道德取向和善恶是非四个方面进行调理，以促进"身、心、灵、境"四维康复与健康。

三、针灸新疗法对传统针灸治疗学的发展

笔者对针灸技术的酷爱，不仅是因为针灸是中医学科的特色、优势，更重要的是笔者日益认识到，奇妙的中国针灸不仅是中医药学的精髓、绝技，也是古今中外人类医学的奇葩、瑰宝。

1987 年，笔者报考了代表全国针灸最高水平的天津中医学院（现为天津中医药大学），与当代针灸大师（中科院院士、国医大师）石学敏教授结下了师徒之缘。在天津中医学院学习期间，得到了导师石学敏院士的亲传，这也为后来笔者能够在针灸医学领域有所建树、有所成就奠定了坚实的基础。经过六年的学习探索，传奇般地完成了硕士学位（1990）、博士学位（1994）课题的研究，研创出了"通关利窍针法""益气复脉针法"两项独特的专病疗法，分别攻克了（针灸）有效治疗假性延髓麻痹（重度）、病态窦房结综合征（轻中度）两项世界医学难题。这两项科研成果均达到了国际领先水平，荣获国家级科技进步奖，这对于一名年轻的中医针灸研究生来说，既是一种罕见的幸运，也是一份难得的荣耀。

这两项近乎神话般的世界级医学技术发明，昭然若揭地证明，针灸医学不仅能调

治常见多发病证，也能有效治疗其他医疗技术无法治疗的危重疾病。这也充分表明，传统的中医针灸医学中蕴藏着丰富的医理、医技资源，具有无穷的发掘、开采和提炼潜力。当然，这需要科学的思维、智慧的方法；针灸医学具有其他医学难以比拟的实用性、灵活性、简便性、安全性和经济性。

（一）针灸调治原理方面的拓展

笔者基于理论探索和临床实践，从经络实质、效应特点和主要途径三方面，对针灸调治原理进行了新的拓展。

1. 经络、经络系统新概念

基于系统论、信息论和中医经络理论，我们对长期困扰针灸医学发展的经络实质研究，开展了富于创意的探索，提出了具有划时代意义的经络新概念，即"经络，是生命调控信息的传递通道和生物能量的输布途径；经络系统，是以大脑为高级中枢，循行渗透于脊髓、神经、筋膜、结缔组织等全身脏器组织的实质结构之内在人体生命机能的自我调控、自我平衡机制"。这一融合了古今医学智慧和中西医科技最新理论成果的经络新概念，为经络腧穴的基础研究提供了新的思维模式和探索方向，也为中医针灸的临床研究提供了广阔的发展前景。

2. 针刺的"双向趋衡调节效应"规律

"双向趋衡调节效应"规律，也称"双向趋衡调节作用"原理。这一针刺的作用特性是在 1993 年 5 月，笔者做"针刺治疗病态窦房结综合征的临床与电生理实验研究"博士论文课题研究期间，通过患者的疗效观察、实验动物（兔）的心电生理变化效应两方面发现、提炼和论证而确立的。此后，被学界所广泛认同和引用，成为现代针灸作用原理研究的重要发现和一大成果。

研创背景：采用神经兴奋剂和受体阻滞剂联合应用而制作成的窦性心动过缓、窦性心动过速模型，心电生理参数改变较大、持续时间较长，可用于针刺效应的动态观测，能准确地反映出针刺调治作用的研究。结果发现，同一针刺方法既能使过快的心率减慢，也能使过慢的心率加快，电生理指标也有相应的变化。这表明针刺对心脏窦房结的自律性和心率，具有显著的"双向趋衡调节"作用。

3. 经络的诊测原理与针刺的调治原理

笔者发现，中国针灸的所有诊疗优势都是源自中医针灸学对人体生命机能与病变机制的独特而奇妙的诊测和调治原理：①经络诊测原理——"有诸于内，必形之外"，即机体内部的病理变化，必然通过一定征象表现于体表或官窍，通过观测或诊查这些征象，就能诊测或诊断相应疾病；②针刺的调治原理——"凡刺之要，气至而有效"，即通过直接或间接地刺激机体相应穴位或部位，调动机体固有的自我调控机制，激活人体潜在的平衡自愈机能，起到调治疾病、保健身心的作用。这正是我们能不断研发灵验的疾病诊测方法、疾病防治方法的理论依据和科学原理之所在[1]。

（二）针灸调治实施模式的拓展

笔者倡导的针灸调治实施模式，称为"人文运动针灸"模式，也是对人文针灸学针刺方法的统称。这是一种由特定的取穴针刺手法、相应的运动方式和因人因病而定的人文个性内涵三大要素构成的新方式。其基本特点有三：①基于传统针灸而异于传统针灸的穴位组方与施术方法；②每一特定或专病针灸疗法，均具备相应的理、法、方、穴、术的完整内涵；③注重身—心—灵—境四维情境的解析与调适，强调主病主症的针对性调治、全身性的整体调适、及时效应与疗程效果的统一。

例如对腰椎间盘突出症的人文运动针刺治疗过程：第一，实施三步针罐疗法的快速针刺操作；第二，依次进行患侧腰腿的上下踢腿、前后摆腿、高低劈腿的所谓"三腿"运动；第三，在进行第二（步）的运动过程中，让患者进行腹式呼吸运动（吐故纳新），并引导患者进行"心念"活动——肢体伸展时，心想将体内的二氧化碳（浊气）、病气、负能量等摒弃排出体外；当肢体回收时，心想将体外的氧气、正气和正能量等吸纳体内，上归入上焦的心肺，下归于下焦，如此通过中医的"心肾相交"理论和联系，达到整脊、行气、活血的调整作用……

（三）蒋氏专病针法的研发运用

在近30年的临床研究与实践中，我们针对临床重大疾病或病证，基于辨病辨证相结合的研创思维，陆续研发出了以醒脑通经针法（主治脑血管疾病）、通关利窍针法（脑中风性延髓麻痹）、益气复脉针法（主治心血管病证）、三步针罐疗法（主治颈腰椎脊柱病证）和人文太极针法（整体性调治）等专病针灸疗法50余种，极大地丰富传统针灸疗法，显著提高了调治效果。在此，仅以三步针罐疗法为例，简要说明蒋氏专病针灸疗法的特点与风格。

三步针罐疗法：由远道平衡针刺、夹脊电针和局部刺络拔罐三步有序构成的综合性专病针灸疗法，是蒋氏系列针灸专病疗法的标志性疗法之一。已发表相关论文论著40余篇，2005年获重大军队科技成果奖，军内外、国内外已广泛应用。穴位组方：①百会穴、整脊穴、环跳穴、中平穴；②相应病变段的华佗夹脊穴；③阿是穴。技术要领：

---

［1］蒋戈利．人文整体医学的理论与实践［M］．天津：好彩源图文快印公司印制，2017：288．

我是如何爱中医的——蒋戈利的中医多维创新之道

三步治疗有序进行，并配合相应的人文情境解说和尽量自主有序运动[1]。

经过多年的流行学调查、专病疗法研发和多中心、多病种大样本的临床疗效观察，研创出了以"三步针罐疗法"为代表的多种脊柱关节病的专病疗法，具有适应证广（20余种）、见效快（1～3分钟）、疗效高（平均治愈率75%以上）、疗效稳定（复发率8%以下）和简便灵验等特点。迄今这一疗法已在军内外、国内外广泛应用，累计治疗病例达300余万例。

（3）三维一体调神针法：人文针灸方法（绝密技术），可进行快捷高效的身、心、灵三维整体调治，达到当即减轻或消除临床病痛或功能障碍，逐步缓解器质性病变的专病针灸疗法。这是继三步针罐疗法后，又一品牌性蒋氏绝技专病疗法[2]。

（4）舌下微针点刺法：依据笔者的"舌下微缩人体全息胚"理论，点刺相应脏器或组织阳性反应点，用以防治疾病的一种微针疗法，作为辅助针刺方法，用于调治几乎所有的常见病证[3]。

（四）人文临床针灸学的创建与应用

人文临床针灸学（Humanities Clinical Acupuncture Medicine），也称蒋氏人文针灸治疗学。简言之，即是赋予了人文理念和人文内涵的独特临床针灸学。特征性的定义，就是在传统中医基础理论和经络、经络系统新概念指导下，融合了现有的中医生理病理学、经络腧穴学、治法技法学和西医基本的解剖、病生理学、检诊诊断学等中西医精华，采用新研发的专病或专项针灸疗法融合辨证适用的情境疏导、呼吸调节和身心运动等人文调治方法，进行身、心、灵三维整体调治的新型针灸医学。

早在2005年，基本完成"三步针罐疗法治疗颈腰椎脊柱病系列研究""醒脑通经针法治疗脑中风及其后遗症系列研究""益气复脉针法治疗冠心病、病窦综合征等系列研究"和"中医药针灸配合身心解析疗法调治身心、情志疾病系列探讨"之后，笔者即开始了近10年的现代新型针灸医学的探索与构建，现已基本建立起了具备独创学科理念、理论和检查诊断规程、施治方法的临床针灸学。经多年的临床实践表明，其理论独特、疗法简便、疗效快捷，已产生了显著的学术、社会影响和经济效益，自成体系的人文临床针灸学著作，即将出版问世，这是对传统针灸、近现代针灸的一种拓展与升华。

———————————

［1］臧喜林.慈诚精勤的国医传人［N］.天津老年时报，2008-08-01.
［2］张彬彬，蒋戈利.三维一体调神针法治疗颈性眩晕［J］.辽宁中医药大学学报，2013，29（4）：665-666.
［3］蒋戈利.杏林探索新征程［M］.天津：天行办数码印刷公司印制，2014：156.

9

第九章

新功法拓展中医养生保健学

一、人文仿生健身功法对传统五禽戏的发展

20世纪70年代，湖南长沙马王堆三号汉墓出土的《导引图》，记载了40多种健身导引姿势，是先秦导引术的总结。从此可以推断，我国在秦、汉以前就非常重视医疗导引的研究与应用，已形成了有许多类似五禽戏的健身方法，这些保健养生功法及其理论，对后世医疗保健功法及武术、气功的形成与发展产生了积极影响。笔者基于理论学习和临床实践摸索，创编了一套人文仿生健身功法。

（一）该功法的创编依据

1. 传统五禽戏保健仿生方式

五禽戏，是通过模仿虎、鹿、熊、猿、鸟（鹤）五种动物的动作，以保健强身的一种医疗导引功法，是中国古代医家华佗在前人的基础上创编的，故又称"华佗五禽戏"。最早记载了"五禽戏"名目的是《后汉书》和《三国志》，南北朝陶弘景的《养性延命录》也有提及。

《太上老君养生诀》中有如下记载："老君曰：古之仙者为导引之事，能鸟伸。挽引肢体，动诸关节，以求难老，名曰五禽之戏。挽引蹄足，以当导引。体中不快，起作一禽之戏，故令汗出，以身体轻便。普施行之，年九百余岁，耳目聪明，牙齿完坚。夫为导者甚易，行者甚希，悲哉！……虎戏：四肢距地，前三踯，却三踯，长引肤，乍前，乍却，仰天即返伏，距地行，前、却各七。熊戏：正仰，以两手抱膝下，举头，左擗地七，右亦七，蹲地，手左右托地各七。鹿戏：四肢距地，引项反顾，左三，右三，左伸右脚，右伸左脚，左右申缩，亦三止。猿戏：攀物自悬，伸缩身体，上下七，以脚拘物倒悬，左七，右七；坐，左右手拘脚五，按各七。鸟戏：立起，翘一足，伸两臂，扬扇用力，各二七；坐，伸脚，起，挽足指，各七；伸缩两臂各七。夫五禽戏法，任力为之，以汗出为限。轻身，消谷气，益气力，除百病。陀行之，年过万岁。教传弟子广陵吴普，亦得延年长寿。"

对于五禽戏的由来及功用，较公认的认识为：一次，华佗看到一个小孩抓着门闩来回荡着玩耍，便联想起"户枢不蠹，流水不腐"的道理，于是想到人的大多数疾病都是由于气血不畅和瘀寒停滞而造成的，如果人体也像"户枢"那样经常活动，让气血畅通，就会增进健康，不易生病了。

于是，华佗有时间就专心致志地研究锻炼身体的方法，参照当时古人锻炼身体的"导引术"，不断琢磨改进，根据各种动物的动作，创造一套模仿虎、鹿、猿、熊、鸟

五种动物的拳法。这套拳法，模仿猛虎猛扑呼啸、小鹿愉快飞奔、猿猴左右跳跃、黑熊慢步行走，以及鸟儿展翅飞翔等动作，通过这一系列的动作，能清利头目、增强心肺功能、强壮腰肾、滑利关节，促进身体素质的增强，简便易学，不论男女老幼均可选练，待体质逐渐增强后再练全套动作。五禽戏不仅具有强身延年之功，还有祛疾除病之效。正如华佗所说："体有不快，起作禽之戏，怡而汗出……身体轻便而欲食。"

近年来五禽戏作为康复医疗的一种手段，已广泛应用于中风后遗症、风湿性关节炎、类风湿性关节炎、骨质增生症、脊髓不全性损伤等患者的辅助治疗。

2. 现代医学仿生学研究进展

2001 年，我国学者基于以下认识，提出了一个对研发"人文仿生健身功法"具有重要启迪意义的新医学概念——仿生医学[1]。

在历史的长河中，亿万种生物能够适应环境的变化，得以繁衍生息、长存至今，除了超强的繁殖能力外，还有赖于生物机体自身的防御能力和修复能力。生物具有种种与生俱来的潜能，即所谓生物的本能，它是生物在进化过程中和内外环境相互作用而逐步形成的。正是这种非常微妙的生物本能，保证了生物能够在这个星球上顽强地生存下来（当然也有自然淘汰的）的能力，如果只有超强的繁殖力而没有自身抵御伤害和自身修复缺损的能力，就不可能在激烈的生存竞争和动态的生态平衡规律中得以侥幸保存。

生物的防御本能，大致可分为本能性和智能性两种。高等动物中的灵长类——尤其是我们人类，智能性的防御能力已达到相当高的水平，几乎能以"回天"之力战胜大自然，但本能性的防御能力仍然绝不可少。在还没有医学的远古年代，人体靠的就是自身的防御能力来保持健康，一旦生病或受伤，往往凭借生活中逐渐积累（或摹仿）的一些经验来抚慰伤病。如今，我们目前临床上治疗疾病，不外乎采用对症治疗法和病因治疗法两类，而它们的治疗效果在很大程度上取决于该疗法是否有助于机体防御能力的充分发挥和顺应人体免疫和修复机能的固有规律。

随着相关研究的推进，2005 年有学者进一步明确了仿生医学的概念与宗旨[2]：仿生医学是仿生学与医学之间的一门新兴交叉学科，是以模仿生物系统的优异能力为手段，以恢复、保持和增强人的身心健康为目的的综合性知识体系和实践活动。它是以仿生学技术和原理，为临床医学治疗提供新思路、新方法。创立仿生医学的主要宗旨，在于明确一切人类健康问题，皆可以从自然界的生物保护中寻找到解决方案的仿生理念，始终贯彻以仿生理念去解决临床未能解决的问题。

---

［1］涂元远，涂佳宁．一个新的医学概念——仿生医学［J］．凉山大学学报，2001，3（2）：46-47.

［2］解启莲，胡盛寿．仿生医学——一个新的医学理论体系的创立［J］．医学与哲学，2005，26（7）：73-74.

3. 脊柱中心论的核心理念

人类之所以能成为灵长类高等动物中的佼佼者，成为所谓的"万物之灵"，关键就在于"脊柱的直立进化与人脑的高度发达"。笔者基于这一认识论，结合长期的临床实践感悟，创建了"脊柱中心论"，提出了如下六大基本观点：①脊柱直立是人类进化的中心环节；②脊柱脊髓是人身形体的中心构架；③脊柱脊髓是神经经络的中心枢纽；④脊柱脊髓为生命信息的传导中心；⑤脊柱脊髓是生命稳态的平衡中心；⑥脊柱病变是人体病证的万病之源（详见本书第六章）。笔者并以此作为创编人文仿生健身功法等系列人文导引保健功法的理论依据。

（二）该功法的研发进展

人文仿生健身功法，属于人文养生保健系列功法中的初级类功法。近10年来，笔者在人文仿生健身功法的研发策略、功法创编、传播应用等方面，均取得了显著进展，产生了良好的保健养生功效和社会影响。

1. 主要研发策略

（1）人文仿生健身功法研发宗旨：①模仿自然生物，强化人体机能；②效仿动物技能，激发生命潜能；③继承中医养生理念，创新传统保健功法；④倡导人文整体健身观念，追求身、心、灵、境整体健康。

（2）人文仿生健身功法学理导向：①自觉顺应人体免疫和修复机能的固有规律，充分发挥机体防御和自平衡能力；②继承、拓展"动静结合""吐故纳新""形神合一"等中医传统养生保健理念；③倡导修炼保健功法过程中的"意念、呼吸、运动与环境"高度协调与统一；④倡导人文整体医学模式，推行身、心、灵、境四维健康共识。

（3）人文仿生健身功法研发思路：基于"七脏系统论""脊柱中心论"等创新理论，借鉴华佗五禽戏的发明与创编思路，拓宽模仿自然生物活动技能（即仿生）的视野与内涵，注重人体重要脏器组织机能的维护与保健，针对心脑血管病、颈腰椎脊病、代谢障碍性疾病和心因性疾病等现代重大疾病的预防、治疗与康复，大胆开展人文仿生健身功法的研究发明与应用完善，逐步构建起具有中医学科属性，具有中国文化内涵的现代导引养生保健功法体系。

2. 主要功法选介

（1）鲲鹏展翅功法

仿生主旨：模仿鲲鹏起飞过程中的头颈部活动特点，旨在增强对头颈、脊柱和心脑等重要器官功能的保健作用。

功法修炼要领：①起势：立正姿势，全身放松，双手置于下腹丹田部位；调息到腹式呼吸状态，想象鲲鹏展翅起飞的姿势与景象。②开势：双臂徐徐展开，同时慢慢向前俯身（75°左右），抬头伸颈（45°）。③展势：双臂模仿鲲鹏展翅的动作与姿势，上下—前后协调摆动；同时，上半身做前后—上下起伏运动，头颈部做上下—左右—旋转活动；根据个人身体状况，反复修炼 10 ～ 15 次。④收势：缓缓恢复立正姿势，双臂高举合掌，置于头顶并深深吸气；双手慢慢放下并徐徐呼气，分别在天目、嘴部、心部、丹田处稍做停顿，分别默念"感天""谢地""正心""固本"，完成修炼。

（2）雄狮步行功法

仿生主旨：模仿雄狮初醒伸腰、步行过程中的头脊和四肢活动特点，旨在增强对头颈、脊柱和内脏等重要器官功能的保健作用。

功法修炼要领：①起势：选择适宜的场地（柔软的草地或地毯），戴上手套、护膝；屈膝跪地，缓缓俯身，双手展开着地；全身放松，调适呼吸；想象雄狮初醒伸懒腰、健步行走的姿势与景象。②开势：模仿狮子初醒时打哈欠、伸懒腰的动作，身体前伸深吸气，缓缓伸直脊柱；随即，徐徐呼气，身体后收压臀；随后，调整体位，伴随腹式呼吸，收放内脏器官。③展势：放松腰身，模仿雄狮做爬行运动；注重脊柱的放松和肩、胯关节的协调运动；做排尿憋尿、提肛收腹运动。④收势：根据自身情况，修炼 15 ～ 30 分钟后，缓缓恢复立正姿势，双臂高举合掌，置于头顶并深深吸气；双手慢慢放下并徐徐呼气，分别在天目、嘴部、心部、丹田处稍做停顿，分别默念"感天""谢地""正心""固本"，完成修炼。

（3）鲸鲨摆尾功法

仿生主旨：模仿鲸鲨畅游过程中腰身和尾部协同摆尾的活动特点，旨在加强对头颈、脊柱和泌尿生殖系统等重要器官功能的保健作用。

功法修炼要领：①起势：选择适宜的场地（如泳池或草地、大床）；取俯卧位，将圆垫或枕头置于腹下，双手自然前伸，双下肢放松伸直；调整呼吸，想象鲸鲨摇身摆尾畅游大海的姿势与景象。②开势：双手自然张开着地，头颈部放松，屈膝，双腿向左右两侧做开合运动。③展势：两小腿、两脚掌自然并拢，脚掌适度上翘，形成鲸鲨巨尾状；随即向左右极度摆动 9 ～ 12 次；随后，向前后屈伸 9 ～ 12 次；同时，做收腹、提肛运动。④收势：缓缓恢复立正姿势，双臂高举合掌，置于头顶并深深吸气；双手慢慢放下并徐徐呼气，分别在天目、嘴部、心部、丹田处稍做停顿，分别默念"感天""谢地""正心""固本"，完成修炼。

（三）研发意义

相对于传统的五禽戏，人文仿生健身功法的继承传扬是十分到位的，其创新与拓展更是显而易见的，简要地说，可以概括为以下几点。

一是对传统五禽戏的继承与传扬是极为深刻的，不仅较简明扼要地阐述了五禽戏的历史渊源、实质内容和现代应用概况，还将对这一古老的保健功法的认识上升到了现代仿生医学的高度。

二是充分拓展了中医养生保健的理论认识，深化了对人体固有的免疫和修复机能的认知，强化了对机体防御和自平衡能力的认识，继承、拓展了"动静结合""吐故纳新""形神合一"等中医传统养生保健理念，坚持了修炼保健功法过程中的"意念、呼吸、运动与环境"高度协调与统一。

三是构建了中医养生保健新功法研发的理论与技术创新模式，提出了研发宗旨、研发思路和学理导向，并从陆、海、空三个维度研创出了系列新功法，增强了模仿、仿生自然生物技能的广度、深度，突出了养生保健功法研发的针对性和实用性，从而铸就了中医养生保健学的新发展。

二、人文呼吸运动功法对保健气功法的拓展

（一）理论依据

笔者基于中西医融合思维方式，进行了较深入的探究，对"肺朝百脉"理论得出了新认知："肺朝百脉"是中国传统医学一个内涵丰富的经典理论，蕴涵着多重深邃的生理学认识，阐释的关键在于对"朝"和"脉"完整准确地理解与把握，其核心内涵主要有四：①"肺"，既指五脏之一的肺脏，更确切的意指应当为由肺泡、血脉与经脉等构成的网状组织结构。②此处的"朝"，其意有二：一是意指朝会、会合，即气管中的气流与血管里血液的交汇与渗透；二是"朝"通"潮"，意指像潮汐般有节律地起伏流动，即组织间液犹如潮汐一样顺着经络循行路径的流动与输布。③此处的"脉"，其意有二：一是意指为血脉，即营运输布血液的血管；二是意指经脉，即营运输布津液（组织间液）的经络。脉的综合含义，则是指运行气血的脉道网络，亦即大小血液循环系统和经络系统。④此处的"百"意指众多、丰富，即寓意人体周身的血脉系统与经络系统的丰富、复杂与庞大。唯有如此，才能完整而准确地认识"肺朝百脉"理论的深邃意涵。

（二）研发运用

"肺朝百脉"理论的新认知，进一步揭示了正常呼吸、清洁呼吸和深度呼吸对富于营养（精）与能量（气）的血液循环、体液循环的生理意义；进一步认识到"肺朝百脉"通过充分有效的"吐故纳新、气归丹田"，在康复治疗和养生保健中的调理作用；

我是如何爱中医的——蒋戈利的中医多维创新之道

进一步探析了"呼吸、意念、运动三者高度协调统一",在传统保健功法的修炼、新疗养功法研发中的极端重要性。

1. 人文呼吸导引功法的修炼及功效

修炼要领：主要修炼要求——人文意念、调息运气、肢体运动高度协调与融合，亦即"意、气、动三元合一"。

修炼环节：①起势，立正姿势（站如松），微闭双眼，放松全身，两足分开，与两肩同宽；两手掌叠加，左上右下，护住丹田。②举手吸气，伴随徐缓地腹式吸气，两手向左右两侧分开；伸直两臂，并缓缓上举，上臂紧贴双耳，徐徐合掌，置于头顶之上；缓缓跷起脚跟，一直保持吸气状态，直至吸气到极致。③放手呼气，保持合掌姿势、徐徐呼气状态，缓缓放下手掌，第一步合掌置于额前天目处（天部），念想"与宇宙进行良性信息沟通"；第二步合掌置于口鼻下颌处（地部），念想"感恩大地赐予空气水谷"；第三步合掌置于胸前心处（人部），念想"端正心态、感念正道、真诚相待"。④收功，缓缓呼气，完成一个呼吸周期，合掌徐徐放下，继而分掌、伸直手臂，双臂下垂，自然置于大腿两侧，完成一个修炼单元。随即开始下一个修炼单元，可视个人具体情形，连续修炼三、六、九个单元。姿势可视个人情况或喜好，采取站姿、坐姿或卧姿。

主要功效：强化吐故纳新，贯通周身经脉，促进新陈代谢，增强生命机能。

适宜人群：人文呼吸导引功法，老幼皆宜，适于各类人群；随时随地均可修炼，可作为全民修炼身心的"群众健身养生运动"。

2. 呼吸正脊保健功法的修炼及功效

修炼要领：主要修炼要求——人文意念、调息运气、肢体运动高度协调与融合，亦即"意、气、动三元合一"。

修炼环节：①预备式，即着装宽松舒适；平卧姿势，双眼自然闭合，全身放松，肢体舒展，始终保持均匀深度的腹式呼吸状态；双肘着地，双手微屈置于小腹两侧，护住丹田，双腿伸直。②顺呼吸提肛运动，即吸气过程中，徐徐缓慢收缩提升肛门，念想"全身气血从四周向丹田会聚"；呼气过程中，徐徐缓慢放松肛门，念想"气血从丹田向四周弥漫扩散"，完成一次修炼；序贯修炼三、六或九次。③顺呼吸抬手运动，即吸气过程中，舒展双臂，掌心朝上，徐缓地举手，至头顶时，双手转向、合掌，上臂紧贴耳朵，尽力舒展延伸脊椎和四肢，念想"脊柱和手足是向上下两端无限延伸的直线"；呼气过程中，让气从丹田徐缓地呼出，同时分掌，掌心朝下，徐徐放下双手，手掌自然垂落两侧床面，完成一次修炼。④伴呼吸 S 形运动，即两手掌叠加，左上右下，护住丹田；双腿屈膝、并拢，双足稍稍分开、落地；随即以脊柱为轴线，头颈、腰腿向左右相反方向，进行"S"形逆向摆动 12～15 次。⑤顺呼吸五体梳理运动，即在完成第④步后，伸直四肢，舒缓肢体；双手搓揉头面、双耳，用十指梳理头皮；四肢做屈伸运动，上下肢体交叉屈伸运动；腕踝屈伸，旋转运动；指趾屈伸，旋转运动。⑥收功，恢复到平卧姿势，全身放松，肢体舒展；静心凝神，微闭双眼，合口闭唇，念想"脊椎关节平衡，脊柱端庄匀称；脊髓神经通顺，任督通达日增"。

主要功效：舒筋正脊，通督顺气，强腰补肾，宁心益智；既可用于养生保健、延年益寿，更可用于颈腰椎脊柱病证、脊柱源性疾病的自我调治与康复。

适宜人群：老幼皆宜，适于各类人群。

（三）拓展意义

比较而言，较之太极拳、八段锦等传统保健功法，该功法具有如下几个显著特点：

（1）具有鲜明独到的创新理论依据：该功法是直接在笔者所创建的"身、心、灵、境"思维生命观/健康观、所阐释的"肺朝百脉"最新认知指导下研究发明的，重视呼吸之气、经气与血液运行的高度协调。

（2）具有鲜明而丰富的人文内涵：该功法注重人文意念、调息运气、肢体运动的高度协调与融合，亦即力求意念、呼吸、肢体运动的"三元合一"。修炼者可以结合自身的身体状况、文化背景、职业特点，进行极具个体化的修炼，从而获得整体性的修炼、提升的效果。

（3）具有显著的实践性和普适性特点：不仅可以有针对性地治疗脊柱疾病，而且也具有良好的养生保健效果，具有广泛的适用性。

三、人文心灵静升功法对中医养心法的拓展

（一）创建依据

笔者基于多年的理论探索与临床实践，逐渐提炼出了别具一格的"人文心灵静升"养心功法。这一养心功法的创建依据主要有以下几个方面。

1. 古今中医养生养心的理论与智慧

纵观当前出现的养生保健理论，基本达到共识的内容是：要认知健康的重要性，养生保健重于治疗，心理平衡、营养平衡、适当运动、戒烟限酒、生活规律、劳逸结合、按时体检、有病早治等。世上没有一种食物和一种药物适合所有的人，也没有一种养生保健功法能适合所有的人。这里有个因时、因地、因季节、因人的体质和年龄不同等问题。历来医家主张"得当者为宜，失当者为忌"。所以"审因施养，辨证施

养"的是传统中医养生原则。

中医学对"养心"的重要性早有深刻认识,认为养生当先养心。中医里讲"心藏神",认为心脏掌控着人的情绪。心绪必须先稳定、平和下来,这样人才会长命百岁。《黄帝内经》讲:"心为君主之官,主不明,则十二官危。"意思是说,如果心里不平静,人体所有的脏腑就会陷入危险之中。心为五脏之主,是全身血脉的总枢纽,任何一种不良情绪的出现都会连累到它。所以心脏是最勤奋,又是最容易受伤的。心阳不足会造成肾精亏损;心里装的事太多,则易伤脾;心肺功能不协调,则血气交换不全,"心主血"与"肺主气"相协调,浊气和清气才能正常交换,真正完成"吐故纳新"的机能。

传统医学认为,"心"为人的精神、理智与一切行动之主宰,养心之道在"平静"。认为"静"可以养成,心静如水不忧,久而澄清,洞见其底;"心静"可以固元气,元气固则万病不生,寿命长。一有妄念,则神驰以外;心有冲突,则气散于内,血随气行,营节混乱,则百病相攻;屏息妄念,节制冲动,则百病可防。所以强调"心静,可以通神明"。

2. 参考借鉴"易—儒—释—道"修心养性智慧

著名中医学专家张其成教授,对"易—儒—释—道"等国学文化的修心养性智慧和精华进行了全面的总结与阐释[1]。其主旨可概括为:①易道的洗心观,是中华养生的根本之道;②儒家的正心观,是内圣外王的自我修炼;③道家的炼心观,为返璞归真的永生之路;④佛学的明心见性观,是大自在、大欢喜的生命解脱。中国传统文化是中医文化之母,其中所蕴涵的生命哲学观念、修心养生智慧,既是我们为人处世的精神家园,更是研发"人文心灵静升"功法的思想根基与学术源泉,作为中医药学者不可不知,亦不可不用。

3. 人文整体医学观和身、心、灵、境四维生命观

笔者创建的这两个观念的核心意涵,就是强调应该用"辩证唯物"与"人文理性"相结合的整体视角,从"身—心—灵—境"四个维度,才能真正全面地认识人类生命,才能真正有效地诊疗人体疾病。而在所有的生命要素中,"心灵"是最为核心、最为关键的要素;在所有的人体病变中,"心灵因素"是最为深层、最为根本的因素。笔者深邃而真切地体悟到,"继发于先天因缘而又深受后天感化"人的"心灵",是人体生命健康与人生命运境况的"主宰"(即决定因素)。正如《素问·灵兰秘典论》所云:"心者,君主之官,神明出焉。"更如明·张景岳所注:"心为一身之君主……脏腑百骸,惟所是命,聪明智慧,莫不由之。"

"心灵"的学问,既是生命科学和人类医学最为深奥、最为神秘而又最为薄弱的领

_____

[1] 张其成.修心养生[M].北京:东方出版社,2008.

域，又是诊疗调治和养护保健最为重要、最为精深的部分。其相关的理论与观点，可参见本书有关章节。

（二）人文心灵静升功法的研发运用

人文心灵静升功法是蒋氏系列养生新功法的高级功法，以"升华心灵境界，提振德行心力"为旨归。该功法的基本内涵与要领，可简述如下。

1. 基本前提要求

（1）人文理性基础：①具有基本的自我认知、自我约束能力；②具备基本的人体结构与功能常识；③具备基本的人性、道德素养；④具有提升"身、心、灵、境"四维整体健康，净化心灵德行的意愿追求。

（2）修炼时辰环境：只要能静心入静，随时随地均可修炼。但最佳时辰是：子夜（23-1时）、清晨（5-7时）、正午（11-13时）和傍晚（17-19时）四个时辰，以顺应阴阳日月的消长规律。最佳环境为：依山傍水，或临边湖畔，周边环境优雅宁静，空气清新流动，天气晴朗，气温适宜。若居闹市，可寻闹中取静之所；若遇阴雨、酷暑或寒冷等恶劣天气，可择安静、宽敞之地。

2. 修炼基本要领

调息入静要求，包括"调息"与"入静"两个相辅相成的环节或方面。

（1）调息：是本功法的关键环节与基本特色之一，要求做到以下四个"切实"：

——切实做到呼吸"深—长—匀—细"四字诀。深，即深呼吸，就是一呼一吸都要达到最大限度；长，即长呼吸，就是呼吸、吐纳的时间，要应尽量地放慢、拉长；匀，即匀称，就是呼气、吸气要均匀等速，切勿快慢不均；细，即细微，就是呼气、吸气绵细广博，让清气（体外氧气）充分布达周身，使浊气（体内二氧化碳等）充分排出体外，尽力做到"吸入一大片，呼出一条线"。

——切实从内心树立起"吐故纳新、净化吾心"思想理念。

——切实树立起"纳气（鼻—肺）归根（丹田—肾）、气（氧气—阳气）血（血液—血流）交融、经（神经）络（经络）输布"的动态意识。

——切实树立起"心脑一体、灵（心灵）慧（智慧）出焉"的目标旨归。

（2）入静：是关系到本功法能否顺利修炼到位的重要环节，要求做到如下四个"彻底"：

——彻底消除杂念，合嘴闭目，调整呼吸，屏蔽外境，逐渐排尽各种世相，消解各种人事思绪与念想，让自我逐步潜入"身、心、灵、境"整体的和谐状态。

——彻底放松身心，让自己全身的神经经络、所有脏器组织、所有细胞基因、所有生命机能，逐渐回归自然和谐、舒适顺畅和动态平衡的自我生命稳态。

——彻底达成形神合一，基于前两步的修炼，平静徐缓地驱动意念，让自我"神魂"逐步回归、接近吾身形骸，经周身的官窍毛孔融入脏腑，契合心脑。

——彻底通达心灵境界，接续修炼精进，平静徐缓地驱动意念，接通地气，开启天目，让自我"元神"回归心灵境界，消解一切自私与恶念，将天地所赐的宇宙智慧与人性的良知良能永植心灵世界。

（3）基本注意事项：①修炼本功法，要以平常心对待，切勿操之过急；②修炼过程中，要始终保持心脑的清醒，不得想入非非，预防走偏，误入歧途；③修炼前，应做好相应的思想准备，调适身体基本状况，过饱过饥、过喜过怒过悲之际，都不宜修炼；④但凡养生修心，非一日之功，宜坚持不懈，持恒修炼，并与日常生活、工作的道德修养、职业修为相契合。

3. 功效与适用人群

（1）功效：①养身强体，增强生命活力；②养气健身，疏通经脉，防治疾病；③养生安神，通调脏腑功能，增强机体免疫力；④净化心灵，聪慧心脑，提升人性道德与人生境界。本功法堪称"智慧修炼"功法、"知行修为"功法。

（2）适宜人群：本功法既可作为"独善其身"的个人修炼功法，也可作为"共享健康智慧"的群体锻炼功法，具有相当的普适性。随着本功法的进一步完善，并配以适当的音乐，引导解说词，更利于人们修炼本功法。

（三）创新意义

人文心灵静升功法，充分吸纳了中医传统养生功法的理论精华和修炼功艺，充分继承发扬了中医养生理念和养心思想，辨证地借鉴了儒释道等中华国学、中国哲学的修身养性的思想精华，并以人文整体观和身、心、灵、境四维生命观等最新生命哲学研究成果为理论指导，是一种有深厚学术渊源、有独特理论创新和功法修炼创新的心灵净化与智慧开发功效的养生保健功法，是对中医传统养生保健功法的一次重大拓展与丰富。

10

创新学科拓展临床中医药学

一、人文绿色诊疗学对中医诊疗固有特色的升华

（一）初步定义

简要地说，"人文绿色诊疗学"的初步定义，可以表述为：在人文整体观、人文整体医学观和人文整体医疗观指导下，以"融合中西医学诊疗优势与精华"为构建基础，以"包容原有，超越现有"为建构理念，以现行的中西医诊疗方式方法为技艺创新、重建平台，逐步构建起来的，以人文整体、绿色无害、诊疗简便和疗效快捷等为基本特征的新型临床诊疗学科；是人文整体医学体系中的临床基础学科，也是人文整体医学理论学科与各临床学科之间的过渡性诊疗理念与诊疗方式方法体系。人文绿色诊疗学建立，是对中医诊疗的固有特色与优势的一次划时代升华。

人文绿色诊疗学，是基于笔者及其研创团队的医疗实践，逐步总结、提炼出来的。这一崭新的诊疗学科，目前尚处于创建的初级阶段，随着我们研创队伍的不断壮大，随着研创工作的持续推进，其内容必将越来越丰富，其学科的构架必定会不断完善。

（二）理论研创

1. 身—心—灵—境四维整体诊疗模式

正常情况下，人的身体与生命应保持相对的平衡、稳定的健康状态。人一旦发生病变或受到伤害，就会引起"身心—环境整体和谐性"的失常而发生疾病。医学的作用或目的，就尽力地提高健康的程度，改善身体、生命的不良状态。中华医学自古以来就极为注重对"身、心、灵整体和谐性"维护和调节，中医的整体观念、辨证论治、自然哲学观、朴素的唯物辩证观、因时因地因人制宜原则、五运六气学说、阴阳五行学说、藏象学说、经络学说等一系列基础理论，都是对这一生命特性的科学认识。中医的各种调治疗法和养生保健方法都是调节、维护这一生命特性的有效方法。

因此，这是中国传统医学的理论优势，应当进行深入的研究，深化对这一生命特性的认识，形成更科学完善的理论。这对解决中医重大理论问题，对在中西医逐步汇通融合的基础上，建立人文整体医学摸索下的新型诊疗学——人文绿色诊疗学，均具有划时代的重大意义。

身—心—灵—境四维整体调治理念，是人文绿色诊疗学的第一大理念，也是最基本、最重要的导向性、主导性理论。这一理念的核心内容，在本书的相关章节已有所阐释，在此不必详细陈述。但需强调的是，其显著的特点就是从身体、心理、灵性

（心态）和与生命健康及疾病发生密切相关的环境因素这四个维度或四个方面，进行富于人文精神、科学精神和整体性的诊疗调治和保健维护。

2. 基本理念

经多年的实践摸索和理论升华，我们已经陆续提炼出了人文绿色诊疗学的基本理念，逐步形成了以下三大独特理念。

（1）医患互动、动静结合理念：是治疗过程中的"全程人文调治"，不仅仅是现代西医所谓的医学人文、人文关怀、人道主义等，而是为了更充分地彰显人类医学的本质特性，更大限度地实现人类医学的根本宗旨，在中医整体调治基础上的进一步完善和提升，使医学的人文精神与科学精神高度融合互补互进，并贯穿于从养生保健、病证询问、检测检验、分析诊断、治则疗法、施治用药、护理调养，直至治后医嘱等的医疗全程。

（2）情境调神、科普解说理念：强调的整体服务理念，要求在诊查、诊断、医护和治疗后的全过程中，自始至终地注重人们的生活方式因素、心理精神因素、家庭社会因素、地理环境因素，甚至人种、血缘因素等对身心健康（即前述的"身心—环境整体和谐性"）的影响，采用富于人性、人文、人情、文明和艺术性的绿色诊疗方法、治疗措施等，对患者的身体、心理、精神进行个体化的整体性调治，以及不良生活方式、饮食习惯的评定纠正和指导。只有这样，才称得上是完整意义上的整体性的人文绿色针灸的独特理念。

（3）无痛无害、快捷高效理念：将远端针刺和局部针刺以及运动针法巧妙地结合起来。以"动"贯穿治疗过程，并强调局部针刺的直接"通"，远端针刺和运动对局部的"通"，可迅速地疏通经络气血，达到"通则不痛""以动为用"的效应，症状即刻改善，起事半功倍之效。中医学在这方面已有良好的基础，若在现有基础上结合现代科技成果和手段进一步充实、完善、升华，形成现代国医的心诊疗模式和体系，必将对突破目前中医药临床困难，增强医疗市场竞争力产生历史性的重大意义。

（三）技艺研创

作为一门新创建的新兴学科，除要有独特的思维理念和学理脉络外，还应该具备自身相应的研究范畴、区别于类似学科的特性或特征和具体的实质性学术内涵，而且所有的这些学科构成要素均应随着研究的深入、实践的运用，不断得到修正、丰富、发展和完善。人文绿色诊疗学作为人文整体医学模式下重要的基础性子学科，亦当如此。经过多年的不懈努力，我们在这方面已经取得了可喜的进展，为人文绿色诊疗学的进一步拓展与完善奠定了良好的基础。

1. 新诊疗学的研究范畴及特征

人文绿色诊疗学的主要使命，就是依据人文整体思维范式、人文整体医学模式理论，具体实践人文整体医学观和医疗观，探索、构建人文整体医学的检诊方式方法、调治方式方法，逐步建立起富于人性人文属性、绿色无害优势的诊疗体系。

（1）人文绿色诊疗的范畴界定：从人文整体的思维范式关照，人文绿色诊疗的研究范畴可以从如下几个方面加以界定：

一是基于研究方向的范畴界定，包括人文绿色诊疗学的独特理念研究、诊疗方式方法研究、中西医学诊疗技术互参互鉴策略研究、人文绿色特性内涵研究、人文绿色新诊法研究、人文绿色新调治方法研究、人文绿色诊疗的医学伦理研究等。

二是基于研究内容的范畴界定，即依据"身—心—灵—境四维"生命观、健康观、疾病观的诊疗内容研究，包括人体各种病证、体征与实验或仪器检测参数的研究，各种情志、心理和精神的临床表现及其性质评判的研究，病患心灵状态（心态）探测与解析方法的研究，与患者疾病的直接或间接的环境因素的探寻与分析的研究等。

三是基于调治干预方式与途径的范畴界定，即依据各临床领域或科室的人文绿色治疗或干预的具体方式、方法的研究。如手术治疗方面的人文绿色化方式方法的研究，针灸疗法的人文绿色化方式方法的研究，脊柱疾病或临床脊柱医学治疗的人文绿色化研究，肿瘤疾病或临床肿瘤医学的人文绿色化研究等。

（2）人文绿色诊疗的基本特征：人文绿色诊疗学的基本特征，首先源自人文整体医学对现行主流医学的诊疗方式方法的包容与超越；其次源自对临床诊疗领域的"医德异化""医学异化"的消解与匡正；第三，源自现行医学模式在诊疗方式方面的困境；第四，源自人类健康所面临的共同挑战及现代疾病谱的重大变化，如生活方式性疾病、心因性疾病和环境因素引起的疾病等。有鉴于此，人文绿色诊疗学主要有以下六大鲜明特征：

——鲜明的人性化特征　　　　——鲜明的心因性特征
——鲜明的时代性特征　　　　——鲜明的社会性特征
——鲜明的环境性特征　　　　——鲜明的整体性特征

2. 新诊疗学研究成果概要

（1）新诊疗理念研创成果：我们已陆续研创出了一系列人文绿色诊疗理念，例如"信—达—雅—善"处世/执业观、"以人为本—科技为用"人文科技观、医患和谐互动式整体调治理念、医患和谐互动式整体调治理念、生物—心理—社会—生态四维医学观、身形—情志—心态—环境四维医疗观等。为了让大家对这些诊疗理念有所了解，有所领略与发挥，现以"医患和谐互动式整体调治理念"为例，做一简要阐释：

客观而言，如果说"身形—情志—心态—环境四维"医疗观，是由浅入深的纵向整体性医疗服务理念；那么，这一新医疗理念就是医患双方和谐合作调治与医患各自主动调理相结合的立体式医疗理念。这一创新医疗理念，充分体现出了人文整体医学模式下诊疗的优越性和时代感，具有重大而长远的指导意义。

所谓"医患双方和谐合作调治"理念，就是指在实施医疗行为的全过程中，本着相互信任尊重、互相配合的友好和谐精神，形成一个良好的医患关系共同体，在医务人员为实施病员合法、合理、合情诊治调理的同时，患者及其家人应适度了解、充分理解、主动支持与配合医务人员的诊疗救护工作。

所谓"医患各自主动调理"理念，包含医患两方面和层次的自主自觉的医疗性活动：一方面，是病员（包括亚健康者甚至健康人群）在医生的指导下，自主自觉地开展非药物性的自我保健预防和自行养生调理，原则上应遵循维多利亚宣言主张的合理饮食、适度运动、戒烟限酒和平衡心理"四原则"；另一方面，是医者（包括医护技各类人员甚至陪护人员）既应自觉主动加强专业技能的学习、不断提升诊治救护能力，也应自觉注重人文知识的吸纳、不断提升自身的人文精神和医学伦理道德修养，原则上应践行孙思邈《大医精诚》精神和希波克拉底誓言。

（2）新检诊方法研究成果：我们边实践边摸索，研发出了一系列人文绿色诊疗学的检诊方法，如全息失衡标志检诊法、人体斑痣检诊法、蒋氏舌下全息检诊法、人体体态检诊法、耳部全息检诊法等。现对蒋氏舌下全息检诊法做一简要阐释，以便于大家了解人文绿色检诊方法的特点。

这一特色检诊法，堪称绝妙新诊法，也是依据笔者创建的"全息失衡标志与脊柱—脏器疾病相关"学说，经过大量"全息失衡标志与脊柱、脏器疾病对应关系"的临床观察，总结而成简便灵验的检测、诊断方法。其特点有：①蒋氏舌下全息胚，张嘴卷舌诊查时，其形态犹如一个"合掌端坐、盘腿打坐的活佛"，真可谓上天之杰作；②蒋氏舌下全息胚，堪称迄今发现的全息胚中，结构最完整、信息量最大、检诊意义最突出、诊治效应最简洁、理论最奇妙的全息胚；③蒋氏舌下全息胚，生物学意义重大，研究价值最高的微系统。这一独特的系列检诊法，极大地丰富了中医望诊的内容，大大地提高了临床检诊的准确性，也是人文整体医学研究的重要成果之一。

（3）新调治方法研究成果：自攻读医学硕、博学位以来，笔者就开始以重大心脑血管疾病对研究对象，开展了专病针药疗法的研发。从开展人文调治医学模式研创以来，就更加注重人文绿色调治方法的研究与应用，迄今已研发出了近30种此类特色疗法，现已得到广泛应用与验证的有以下十余种：醒脑通经整体疗法、人文运动针法、通关利窍针法、益气复脉针法、三步针罐疗法、四步针药疗法、大椎退热针法、三位一体调神针法、舌下微针点刺法、身—心—灵解析疗法、人文情境解说法等。在此，对四步针药疗法做一简要阐释，以便于读者了解人文绿色调治方法的优势。

四步针药疗法，是指由远道对应效穴针刺、膝周主穴电针、局部刺络拔罐与外敷筋骨灵神贴四步有序构成的专病针药疗法，主治膝骨性关节炎为蒋氏系列专病针法之一。主穴：①曲池、内关／环跳、委中；②血海、梁丘、内膝眼、外膝眼、阴陵泉、阳陵泉；③膝部疼痛阿是穴（刺络拔罐）；④膝部病灶阿是穴（膏药贴服）。中医辨证配穴：①行痹——膈俞、太冲；②痛痹——肾俞、关元；③着痹——足三里、商丘；④热痹——大椎、曲泽。临床功效评估：①多中心疗效评估表明，经1580例系统观察，临床治愈率为35.44%（560例），显效率41.14%（650例），有效率17.1%（270例），无效率6.32%（100例）。②近8年的后续拓展性临床应用研究，发现该针法对常见的各种退行性膝关节病、外伤性膝关节损伤及膝关节术后康复均有显著的调治效果。

二、人文整体针灸学对传统针灸学的拓展与升华

基于现行医学模式面临的困境和长期医学实践的感悟，2008年我们提出"人文医学、绿色医疗"理念。多年来，我们以中医针灸为突破口，以"身—心—灵—境"四维整体调治和医患情境互动为特征，以独特诊测法和针灸技法为研创内容，开展人文针灸学的创建。迄今已取得理论研究和诊治技术体系两方面的丰富成果，并进行了广泛的转化应用，取得良好的诊疗效果。

（一）中医针灸的人文科技内涵与特性

众所周知，自古以来人类医学就是最讲究人性悲悯、人文关怀的职业和学科。相对而言，西方医学尤其是现代西医，纯科技度较高；中医药比较注重天人合一、整体观念和辨证论治，人文程度较高；中医针灸，可以说是人类最奇特、最神奇的一门医学医术，直接接触人体肌肤、刺激经络穴位，间接激发、调控人体的自身调节机能，达到防治疾病、维护健康的效果，既需要医者具备相当的医学医技水平，也需要患者的主动接受与耐受，更需要医患双方的互敬互动和相互配合，所以我们认为，针灸医学是最讲究和体现医学的人文与科技双重属性的职业和学科。

概而论之，中医针灸的人文内涵与特性主要体现在其核心理论——阴阳五行、藏象理论、经络学说和刺灸疗法等，无不包含着中华民族的哲学和文化智慧，无不要求对人体生命真谛、疾病本质及规律和人性化诊治等全过程，进行人文思辨、理性思考和人性呵护。其科技内涵与特性主要体现其科学内容——经络实质、穴位形态、配穴组方、刺灸标准和功效机制等，虽经千百年的研究探索，依然还是雾里看花、不甚明了，虽然简表灵验、疗效明显，但其操作要求规范精准、更好更多的新奇疗法有待研

创丰富，作用原理尚需深入探寻。

基于上述，我们选择了中医针灸作为构建人文整体医学体系的首个医学学科，并定名为"人文整体针灸学"。

前文所述表明，源于长期医疗实践、基于中华传统文化和中国医药针灸医学精华、融汇东西方医学科技的人文整体医学模式已经基本构建起来了，并具有了良好的实践基础和清晰可行的发展愿景，实现了对中医药模式的传扬、对生物医学模式的辨证扬弃、对现代（恩格尔）医学模式的变革与超越。

（二）人文整体针灸学的实践探索与创建

多年来，我们在人文整体医学模式理论的指引下，立足于临床实践，从基础医学（理论研创）和临床医学（诊疗技术研发）两个层面，开展了人文针灸学的系统研究取得了显著进展。在此，提纲挈领地简述如下。

1. 人文针灸学定义的完整界定

人文针灸学（Humanities Acupuncture Medicine），简言之，即是赋予了人文理念和人文内涵的独特临床针灸学。其特征性的定义为：在传统中医基础理论和经络、经络系统新概念指导下，融合了现有的中医生理病理学、经络腧穴学、治法技法学和西医基本的解剖、病生理学、检诊诊断学等中西医精华，采用新研发的专病或专项针灸疗法融合辨证适用的情境疏导、呼吸调节和身心运动等人文调治方法，进行身、心、灵三维整体调治的新型针灸医学。[首次发表于《中华脊柱健康医学》杂志，2014，3（8）：16—20]

2. 系列概念理念的提出与论证

在基础理论研究方面，我们先后提出并论证了以下创新概念或理念：

（1）生理学类：大脊柱理念、大健康理念、经络、经络系统新概念，脊柱节段病变反应点、颈源性疾病、脊柱源性疾病等。

（2）灸作用机理类："双向趋衡调节"作用、经穴自主调节原理等。

（3）学说类："颈椎病变与缺血性脑中风相关"学说、"全息失衡标志与脊柱—脏器疾病相关"学说等。

（4）科医德类：信—达—雅—善的处世/执业观、人文整体医德观等。

现以经络、经络系统新概念为例，做一简释。

经络、经络系统新概念（New Concepts of Meridian and Meridian System）基于系统论、信息论和中医经络理论，我们对长期困扰针灸医学发展的经络实质研究，开展了富于创意的探索，创造性地提出了具有划时代意义的新概念。经络，是生命调控信息的传递通道和生物能量的输布途径；经络系统，是以大脑为高级中枢，以脊髓、神经、筋膜等为实质结构的人体生命机能自我调控、自我平衡机制。

这一融合了古今医学智慧和中西医科技最新理论成果的经络新概念，为经络腧穴学的基础研究提供了新的思维模式和探索方向，为中医针灸的临床研究提供了广阔的发展前景。[中国科技成果，2010，11（5）：63-65]

3. 独特诊疗方法的研发与验证

在诊查方法研究方面，我们先后研发和验证了以下简便灵验的新诊法：全息失衡标志诊查法、蒋氏舌下微型人诊查法、耳郭斑纹检诊法、鼻部斑纹检诊法、人体斑痣检诊法、动静体态诊测法、双直腿抬高诊查法等十余种。经过15000多例各类疾病的临床验证，与中医常用检诊法、西医常规检诊法和影像学检查法的符合率均在90%以上，充分显示出人文针灸学诊查方法的简便快捷之优势。现以蒋氏舌下全息检诊法为例做一简要阐释。

蒋氏舌下全息检诊法（Chiang Sublingual Hologram Observation Method）堪称绝妙新诊法，也是依据笔者创建的"全息失衡标志与脊柱—脏器疾病相关"学说，经过大量"全息失衡标志与脊柱、脏器疾病对应关系"的临床观察总结而成的简便灵验的检测、诊断方法。其特点有：①蒋氏舌下全息胚，张嘴卷舌诊查时，其形态犹如一个"合掌端坐、盘腿打坐的活佛"，真可谓天作之杰作啊！②蒋氏舌下全息胚，堪称迄今发现的全息胚中结构最完整、信息量最大、检诊意义最突出、诊治效应最简洁、理论最奇妙的全息胚。③蒋氏舌下全息胚，生物学意义重大，研究价值最高的微系统。

这一独特的系列检诊法，极大地丰富了中医望诊的内容，也大大提高了临床检诊的准确性，也是人文整体医学研究的重要成果之一。[中华脊柱健康医学，2014，3（8）：16-20。]

4. 系列高效技法的研发与应用

在调治技术研究方面，我们先后研创、转化应用了以下简便快捷高效的新技法：

（1）整体互动式调治理念类：身、心、灵、境四维诊疗理念、蒋氏三部取穴配方法则、主客体（医患）和谐互动式整体调治理念等。

（2）解析调治方法类：人文情境解说法、身、心、灵解析疗法、化性调神术等。

（3）专病针法类：醒脑通经针法、通关利窍针法、益气复脉养心针法、三步针罐疗法、三维一体调神针药法、四步针药疗法、舌下微针点刺法、通督整脊针法、脊柱疾病单元疗法等。

现选择其中两三种作为例证，加以简释。

三步针罐疗法（Three-step Acupuncture and Cupping Therapy）是由远道平衡针刺、夹脊电针和局部刺络拔罐三步有序构成的综合性专病针灸疗法，主治退行性颈腰椎脊柱疾病、肩腰腿痛系列病证；也是蒋氏系列针灸专病疗法的标志性优势疗法之一。该疗法荣获军队医疗成果奖，现已在军内外、国内外得到广泛应用。

这一疗法的中医学理、法、方、穴、术五位一体的基本内涵为：

病理关键：肝肾亏损，气血瘀滞，筋脉痹阻，经气不利，引起血运不畅、营养能量输布障碍，导致以下两种发病机制：①经脉不通，不通则痛；②筋肉失养，不濡即痛。调治法则：依据"治病求本"总原则，当以益肾养精、强壮筋骨，舒筋活血、通经止痛为治则。穴位组方：①百会穴、整脊穴、环跳穴、中平穴；②相应病变阶段华佗夹脊穴；③阿是穴（痛点或阳性反应区域）。技术要领：三步治疗有序进行，并配合相应的人文情境解说和尽量自主有序运动[1]。

人文情境解说法（Humanities Situation Solution Statement）：亦称情境调神、科普解说法，这一人文针灸调治法强调整体服务理念，要求在诊查、诊断、医护和治疗后的全过程中，自始至终地注重人们的生活方式因素、心理精神因素、家庭社会因素、地理环境因素，甚至人种、血缘因素等对身心健康（即前述的"身心—身—心整体和谐性"）的影响，采用富于人性、人文、人情、文明和艺术性的绿色诊疗方法、治疗措施等，对患者的身体、心理、精神进行个体化的整体性调治，以及不良生活方式、饮食习惯的评定纠正和指导。只有这样，才称得上是完整意义的整体性人文绿色针灸的独特调治理念[2]。

身、心、灵解析疗法（Body and Soul Analytical Therapy）：身、心、灵解析疗法，由笔者于2010年正式提出，人文整体医学独特创新疗法之一，是在笔者提出的"人体身、心、灵整体健康观"理论指导下，根据患者具体病证表现及其形成原因，进行病因分析、病情解读、自我康复方法指导和生活方式改进指南的行为疗法，迄今已在临床服务中显示出了业务特色和疗效优势[3]。

（三）人文整体针灸医学发展前景

经过近10年的不懈努力，我们已基本建立起了人文针灸学的观念理论、检查诊断规程和施治方法等学科构架。多年的临床实践表明，其理论独特、疗法简便、疗效快捷，产生了显著的学术、社会影响，呈现出强劲的学科生命力。

展望人文针灸学的发展前景，要系统地建立起、广泛地推广开这一独特的奇特医学，还有大量的工作要做。今后，我们将在人文整体医学模式相关理论指导下，从如下几个方面进一步推进人文针灸学的发展：①在传统中医经穴理论、系统论、信息论和生物全息论的启迪下，进一步研创、完善其独特的理论体系；②在现有的创新诊疗

[1] 蒋戈利.三步针罐疗法治疗颈椎病及颈椎源性疾病的临床研究[J].中医药学刊，2009，21（1）：64-66.
[2] 庞贝，毛艳玲.杏林寻路拓新苑 人文整体立新学[J].科技创新与品牌，2015，95（5）：50-54.
[3] 蒋戈利.脊柱源性疾病学的理论构建与运用进展[J].解放军医药杂志，2015，11（1）：1-6.

方法基础上，推进诊法、针法的研究，编著出版《人文针灸详解图谱》《实用临床人文针灸学》；③深化人文针灸理论与特技的教学与应用。我们坚信，人文针灸学必使传统针灸学和近现代针灸迈入一个划时代发展阶段。

三、脊柱源性疾病学对中医骨伤学科的拓展升华

在长期的脊柱源性疾病防治研究过程中，我们陆续提出了一系列新的概念、理念、理论和学说，逐步构建起一个基于脊柱源性疾病的相对完整的思想体系和学科理论，亦即"脊柱源性疾病学"，为进一步研究发展奠定了基础。这一新学科的建立，是对中医骨伤学科的重大拓展与升华。

（一）提出并论证了系列新概念

十余年来，我们先后提出、论证了 50 多个脊柱源性疾病学相关的新概念、新理念和新病名，大多数已陆续被同行学界接受与认可，并收录相关医学词典。下面简要介绍几个具有代表性的创新术语。

经络、经络系统新概念：基于系统论、信息论和中医经络理论，对长期困扰针灸医学发展的经络实质研究，开展了富于创意的探索，创造性地提出了具有划时代意义的新概念，即："经络，是生命调控信息的传递通道和生物能量的输布途径；经络系统，是以大脑为高级中枢，以脊髓、神经、筋膜等为实质结构的人体生命机能自我调控、自我平衡机制"[1]。

大脊柱理念：2001 年春，我们从脊柱分别与内脏、官窍和情志三个方面（亦即三个层次），以传统中医学的经络理论和现代医学的神经生理学为主线，以经络系统的脏腑—脊背经穴相连互通规律与脊神经节段分布支配及神经血管伴行规律为主体，较系统地阐释了大脊柱理论[2]。

大康复理念：2007 年春，提出并倡导"以中医药针灸为主导，融合传统医药精华与现代理疗康复技术的大康复"理念。这对中医药针灸防治脊柱疾病的综合研究与整体调治，具有重大指导意义[3]。

颈椎源性疾病：也称颈源性疾病。简要而言，就是由于颈椎骨关节及其周围软组织发生增生、错位等病变，对邻近组织器官（尤其是血管、神经、经络等）或相联脏

[1] 赵书馨.精勤睿智创绝技 厚积薄发立新学 [J].中国科技成果，2010，11（5）：63–65.
[2] 吴长波.国医智者蒋戈利.[J].中国科技，2010，13（3）：72–75.
[3] 吴长波.国医智者蒋戈利.[J].中国科技，2010，13（3）：72–75.

我是如何爱中医的——蒋戈利的中医多维创新之道

器，造成病理性刺激或损伤而诱发的各种病证，为脊柱源性疾病的重要部分。

1998—2005 年间，在开展"三步针罐疗法治疗颈椎病及颈源性疾病"专题研究中，笔者创造性地提出并论证了"颈源性疾病"新病名，先后提出近 20 种具体的新的病证名称，并对这些颈椎源性疾病做了较系统地临床及基础探讨。如：颈椎源性高血压、颈椎源性脑梗死、颈椎源性听力障碍、颈椎源性视力障碍、颈椎源性头痛、颈椎源性眩晕、颈椎源性震颤、颈椎源性面瘫、颈椎源性冠心病、颈—胃综合征、脊柱源性乳腺肿、脊柱源性不育不孕症、脊柱源性前列腺炎等[1-6]。

脊柱单元疗法：亦称蒋氏中西医结合脊柱单元疗法，是治疗脊柱病证及脊柱源性疾病的复合型调治方法，由中西医临床医生、中西医手法技师、专业护士、物理治疗师等医务人员组成的一种多学科合作的先进多元的医疗管理模式和诊疗体系[7]。

脊柱源性疾病学：2014 年 6 月在全军中西医结合暨内科学术研讨会上，正式提出、论证这一概念[8]。

（二）揭示了该类疾病的病因与发病机制

颈腰椎脊柱病证（脊痹）病机关键：肝肾亏损，气血瘀滞，筋脉痹阻，经气不利，引起血运不畅、营养能量输布障碍，导致以下两种发病机制：①经脉不通，不通则痛；②筋肉失养，不濡即痛。调治法则：依据"治病求本"总原则，当以益肾养精、强壮筋骨，舒筋活血、通经止痛为治则[9]。

颈腰椎脊柱病证（脊痹）病生理机制：因脊椎关节及其周围软组织的退行性病变或损伤，造成脊柱失稳和脊椎关节紊乱，在一定的诱因作用下，脊柱或脊椎关节发生磨损 / 增生、移位 / 错位、变形 / 狭窄，甚至萎缩 / 变性等系列器质性病理变化，直接或间接地刺激、压迫甚至损伤脊神经 / 脊部经络、血脉、脊髓等生命信息通路（即经络

［1］蒋戈利.脊柱源性疾病学的理论构建与人文针灸调治研究［J］.解放军医药杂志，2015，27（1）：1-6.

［2］蒋戈利，李坚将，刘向建.三步针罐疗法治疗颈性脑梗死 67 例［J］.新中医，2003，21（1）：64-67.

［3］蒋戈利，李坚将，刘向建.三步针罐疗法治疗颈胸综合征效果观察［J］.天津中医，2002，19（4）：31-32.

［4］蒋戈利，夏喜云，邢军.三步针罐疗法治疗颈性视力障碍 68 例［J］.安徽中医学院学报，2002，21（2）：32-34.

［5］蒋戈利，刘玉珍，邢军.三步针罐疗法治疗椎动脉型颈椎病的临床研究［J］.安徽中医学院学报，2002，21（2）：32-34.

［6］董艳，蒋戈利.三步针罐疗法治疗脊柱源性胃脘痛 1 例［J］.吉林中医药，2009，（3）：237-238.

［7］蒋戈利，张凯.具有中国特色的脊柱单元疗法［J］.现代中医药与康复疗养杂志，2009，（1）：7-11.

［8］蒋戈利，白玉，刘文红，等.论脊源性内科疾病学的理论构建［M］.沈阳：全军中西医结合暨内科学术研讨会论文论著汇编，2014，134-139.

［9］蒋戈利，李坚将.颈腰椎病的病因病机探讨［J］.中医药学刊，2003，21（1）：64-66.

循环系统，尤其是任、督二脉和足太阳膀胱经等）和能量营养通道（即经络—血脉系统），导致生物信息传递或调制整合功能、能量营养输布或流通调节机能障碍，所支配的脏器组织的功能性或器质性病理变化，表现出一系列临床症候群／中医证候。从而形成一大类特殊的疾病群，即脊柱源性疾病[1]。

（三）建立了相关的人文整体诊疗观

人文整体诊疗观，是本中心学科带头人所创建的人文整体医学模式的一系列原创观念之一，既是本专题研究的理论升华与结晶，又是指导脊柱源性疾病学研究与运用的理论依据。现择其要者简介如下。

多元多系统、多层次医学整体观：基于系统整体的医学人本体论、"生命乃多元文化载体与统一体"理念和生命的"四组分八构型"整体论，以及人的社会属性、生态属性和生活环境的多元多层次相对整体性。总体而言，凡涉及生命健康、疾病防治和养生保健的思维活动与行为措施，均应兼顾生命的方方面面，才是全面完整的[2]。

身形—情志—心态—环境四维医疗观：基于医疗对象的针对性、医疗服务的整体性和医疗过程的独特性，依据多元多系统多层次整体医学观、生物—心理—社会—生态四维医学观和人体"身—心—灵三维"整体观，映照当今人类疾病谱的变化发展的趋势，注重越来越广泛而严重的心因性致病因素，我们提出了人文整体医学模式下的"身形—情志—心态—环境四维"医疗观[3]。

（四）创立了意义深远的诊疗学说

颈椎病变与缺血性脑中风相关学说：这一创新学说，有效地指导了我们的在脊柱疾病学、心脑血管病的医教研工作。临床近十年来已在军内外得到较广泛的推广应用，产生了良好的社会经济效益。其学术意义：在医学思维方法方面，充分体现了人文整体医学模式的思想，和中西医学融合的理念；在诊疗方法方面，较好地展示了整体调治、多病同治的人文整体医学特点[4-5]。

全息失衡标志与脊柱—脏器疾病相关学说：2009 年 9 月，陆续发现了多个新的全

[1] 蒋戈利.脊柱源性疾病学的理论构建与人文针灸调治研究［J］.解放军医药杂志，015，27（1）：1-6.
[2] 蒋戈利.医学思维观念的变革与人文整体医学模式的建构［D］.天津：南开大学，2015.
[3] 蒋戈利.医学思维观念的变革与人文整体医学模式的建构［D］.天津：南开大学，2015.
[4] 张凯，蒋戈利，邢军.源源性脑梗死与"督脉－脏腑相关说"［J］.中医杂志，2009（12）：1128-1129.
[5] 蒋戈利，刘文红，张彬彬.脊柱源性疾病学的理论构建［J］.中华脊柱健康医学，2014，3（7）：16-20.

息元（或胚），以及这些全息元（或胚）与脊柱及相应脏器、组织的生理性对应关系、病理性反映作用。经过现象感知（临床病证及体征资料的观察观测、收集归类、验证性诊疗等感性认识）、规律总结（临床病证与体征表现与脊柱关节病变、脏器组织病理性变化的内在联系的多层次、多角度的理性探究）与理论升华（理念形成、理论建构和指导验证），2014 年 5 月，较完整提出了该学说[1]。

（五）建构了脊柱源性疾病学的学科框架

脊柱源性疾病学，是基于长期的颈腰椎脊柱病临床防治实践，和作为国家中医药管理局颈腰椎脊柱专病中心的多年研究探索，于 2014 年 6 月正式提出并论证的又一新学科。在完整提出、系统论辩证一系列"脊柱源性疾病"新病名的基础上，提出的一门以整体与局部的辩证关系为医学哲学指导，依据中西医两大医学理论，研究脊柱源性疾病的发生发展规律、检测诊断方法；以融合中西医的优势非手术调治手段，预防、治疗脊柱源性疾病的临床医学分支学科。迄今，已完成了该学科的理论构建和临床诊疗体系[2]。

（六）建立了以诊疗脊柱病证为主的人文针灸

简言之，人文针灸学即是赋予了人文理念和人文内涵的独特临床针灸学。特征性的定义，就是在传统中医基础理论和经络、经络系统新概念指导下，融合了现有的中医生理病理学、经络腧穴学、治法技法学和西医基本的解剖、病生理学、检诊诊断学等中西医精华，采用新研发的专病或专项针灸疗法融合辨证适用的情境疏导、呼吸调节和身心运动等人文调治方法，进行身、心、灵三维整体调治的新型针灸医学。

早在 2005 年，在完成"三步针罐疗法治疗颈腰椎脊柱病系列研究""醒脑通经针法治疗脑中风及其后遗症系列研究""益气复脉针法治疗冠心病、病窦综合征等系列研究"和"中医药针灸配合身心解析疗法调治身心、情志疾病系列探讨"之后，我们就开始了近十年的现代新型针灸医学的探索与构建，现已基本建立起了以诊疗脊柱病证为突破口的、具备独创学科理念、理论和检查诊断规程、施治方法的临床针灸学。经多年的临床实践表明，其理论独特、疗法简便、疗效快捷，已产生了显著的学术、社会影响和经济效益，自成体系的人文临床针灸学著作，即将出版问世。这必将给传统针灸、近现代针灸，带来极大地推动作用[1-2]。

以上所述充分表明，经过多年的实践研究和理论探索，针对颈腰椎脊柱病证，我们基本构建起了融合中西医学理论精髓与临床诊疗优势的分支学科——脊柱源性疾病学。随着这一创新学科的逐渐完善、推广应用，必将为全球性常见多发的颈腰椎脊柱病证的防治，提供一整套全新的理论认识、诊疗方法，从而极大地推动人类脊柱医学的进步与发展。

四、中西医融合心脏康复学对中医心病学的拓展

随着我国冠状动脉搭桥术和支架术的广泛开展，2012秋，本中心在军内率先开设了冠状动脉血运重建术后患者的中西医结合心脏康复业务。随着心脏康复治疗经验的积累与丰富，和相关基础理论的探索与升华[3-4]，笔者2014年初提出并论证了心脏康复领域的一个全新概念——中西医融合心脏康复学。

（一）中西医融合心脏康复学的内涵界定

基于"包容超越型"思维和人文整体医学观念[5-7]，实践经验与理论研究相结合，笔者提出并界定了"中西医融合心脏康复学"的基本定义。即依据身、心、灵、境四维整体康复观念，融合中西医两大医学相关理论，运用中西医康复治疗技术和方法，以增强心肺功能，尽可能地改善和维持患者的身体机能与生命质量，预防心脉病证加重或复发的富于中国特色的康复医学分支学科[8]。通过中西药物、针灸理疗、心理调治、健康教育、合理营养和结合科学的运动疗法等综合整体性康复治疗措施，改善血脉功能，缓解或消除症状，增强生命活力与质量，使患者的生理、心理、生活和社会及环境适应能力方面，恢复或接近正常状态，从而减少心脉病证的复发危险，降低心脏病死亡率。

[1]蒋戈利，刘文红，张彬彬.脊柱源性疾病学的理论构建[J].中华脊柱健康医学，2014，3（7）：16-20.

[2]蒋戈利.杏林探索新征程[M].天津：赛可优数码印刷公司出版，2015，76.

[3]蒋戈利.针刺治疗病窦综合征的临床与电生理实验研究[C].天津：天津中医学院研究生论文汇编，1994：9.

[4]蒋戈利.针刺对心动过缓、过速电生理学影响的实验研究[J].上海针灸杂志，1995，9（6）：17－19.

[5]蒋戈利.医学观念的变革与人文整体医学模式的构建[D].天津：南开大学，2015.

[6]蒋戈利.人文整体医学的理论与实践[M].北京：人民卫生出版社，2016：11.

[7]蒋戈利.脊柱源性疾病学的理论构建与人文针灸防治进展[J].解放军医药杂志，2015，27（1）：1－6.

[8]蒋戈利.继往开来行稳致远[M].天津：赛可优数码印刷公司印制发行，2014：5.

我是如何爱中医的——蒋戈利的中医多维创新之道

（二）中西医融合心脏康复的多元拓展

目前我国的医疗卫生体制，只有针对疾病的治疗，没有完善的康复和二级预防的完整体系，国内心脏康复医学的发展处于起步状态，有些非专业的医生和医院管理者都对心脏康复技术认识不足，由于开展范围有限，患者对这一技术也知之甚少[1]。在这种背景下，我们不仅提出了"中西医融合心脏康复（学）"新概念新学科，还率先在这一领域开展了富于成效的多元探索，从如下六个方面进行了全方位整体性的创新研究，取得了一系列学术和技术成果[2-3]，为中西医融合心脏康复学的建构与发展奠定了基础。

1.理论创新方面

提出了"血脉肉体之心""灵慧虚体之心"等新概念，建构了"身、心、灵、境四维心脏康复""个体化整体性心脏康复""综合性全程式心脏康复"等新理念、新模式。

2.技术研发方面

一是研创了身、心、灵三维一体调神针法、上中下三位益气养心针法等专病疗法；二是研制活络强心冲剂、活血通脉冲剂、益气滋阴汤等中药制剂；三是编排了三步吐纳健心操、静心凝神导引操等有氧运动方法。

3.康复方式方面

从"药物＋运动"的传统康复方式，拓展为"中西药物＋针灸＋复合运动"的综合康复方式；从治后、术后的"滞后康复"方式，变革为疗治同步、术后早期康复的"全程式康复"方式。

4.适应病证方面

除稳定型心绞痛、冠脉支架植入术后、冠状动脉搭桥术后、心脏瓣膜置换术后等传统适应证，增加了冠心病、慢性心力衰竭、心律失常、高血压病等新的适应病证。

5.心脏康复单元建设方面

由随机零散的业务，逐步建立起了人才设备齐全、技术疗法独特、心脏康复方案健全、复流程规范（八大环节）、收治患者明确（十大病证）的中西医融合心脏康复单元。

6.研究范围方面

由单一的"西式对症"康复模式，拓展为"中西融合型""身、心、灵、境四维整体性"的单元康复模式；由单纯的康复治疗，拓展为医教研综合性业务；由简单的康

［1］赵志宏.冠心病的心脏康复［W］.http://www.haodf.com/zhuanjiaguandian/zhihongzhao_54864.htm.

［2］蒋戈利，李坚将.三步针罐疗法治疗颈性冠心病临床观察［J］.天津中医，2002，19（4）：19－21.

［3］蒋戈利，刘文红，张彬彬.脊源性疾病学的理论构建［J］.中华脊柱健康医学，2014，3（8）：16－19.

复效果观察，拓展为全军重大专项课题研究、分支学科创建。

（三）中西医融合心脏康复的优势与前景

20多年来，在中西医融合防治心脉病证方面的全景式探索和研究进展，使我们认识到，中西医融合治疗康复心脉病证的方向选择是明智的，具体的探索路径清晰而明朗，每一步的业务拓展和学术研究目标明确而富于成效，使我们逐步迈上构建和完善"中西医融合心脏康复医学"的快车道。这充分表明，中西医融合防治心脉病证的多元研究，较之单一的研究路径，较之单纯的中医药、针灸或西医方式，具有无法比拟的优势和前景，其根源还在于思维方式、医学观念和研究格局。

1. 中西医融合防治心脉病证的优越性

中西医融合防治心脉病证的优越性，可以从两个方面加以阐释：

（1）心脉病证的病变特点：一是血脉系统是遍布周身的血运网络结构，也是生命有机整体的一部分，人体的"部分与整体"结构相连密不可分、功能相互影响与协调；二是心脉功能的发挥，有赖于人体其他组织系统的协调；三是心脉病变或疾病的调治与康复，有赖于全身性调节机制的协助与支持。

（2）中西医融合调治的优势：其最大的优势就在于这一调治模式融合了中西医各自的专长，克服了单一调治方式的不足，既能有针对性地缓解或消除血脉组织局灶性病变，又能通过整体性的调理以增强对心脉病证的治疗，从而发挥优势互补、相得益彰的治疗康复作用，产生任何单一的中医或西医防治方法难以取得的效果。

2. 中西医融合心脏康复将成为新趋势

心脏康复，是指应用多种协同的、有目的的各种干预措施，包括康复评估、运动训练、指导饮食、指导生活习惯、规律服药、定期监测各项指标和接受健康教育等，使患者改善生活质量，回归正常社会生活，并预防心血管事件的发生。心脏康复是心脏病的一级预防、二级预防和三级预防的重要组成部分[1-2]。可见，"应用多种协同的、有目的的各种干预措施"，是开展心脏康复工作的基本策略与途径，这与我们20多年来一直倡导、践行的"中西医融合心脏康复"理念不谋而合。

自从新世纪初心脏康复引入我国以来，西医院开展心脏康复业务的科室，为了弥补单纯西医康复治疗手段的不足，或防止长期服用西药的不良反应，已将中医药引入

---

[1] 把中医应用到心脏康复领域.中医中药秘方网，2015-03-21.

[2] 胡大一.探索心脏康复模式解除困局［W］.http://heart.39.net/a/120827/4040904.html，2012-08-27.

心脏康复领域，就自觉不自觉地运用了中药、针灸和按摩等中医的诊疗理念与方法[1-3]。近年来，陆续有中医院开设心脏康复中心，开展了包括功能评估、康复运动、康复教育、中医外治、辨证施膳等在内的心脏康复工作，充分发挥中医和西医各自优势，取得可喜效果[4-5]。这种中西医康复治疗方法相结合、相得益彰的中西医融合的康复模式，已成为具有中国特色的心脏康复医学的发展趋势。

3. 四维整体康复将引领康复医学方向

康复医学是一门有关促进残疾人及患者康复的医学学科。更确切地说，康复医学是为了康复的目的而应用有关功能障碍的预防、诊断和评估、治疗、训练和处理的一门医学学科。在现代医学体系中，已把预防、医疗、康复相互联系，组成一个统一体。现代康复医学是近半个世纪来蓬勃发展起来的，它的发展是人类医学事业发展的必然趋势，也是现代科学技术进步的结果。1993 年 WHO 提出："康复是一个帮助病员或残疾人在其生理或解剖缺陷的限度内和环境条件许可的范围内，根据其愿望和生活计划，促进其在身体上、心理上、社会生活上、职业上、业余消遣上和教育上的潜能得到最充分发展的过程。"[6-7]

由此可见，不同的传统医学门类已呈现出"统一化、一统化"趋势；康复的内涵已从早期的"战伤残疾"恢复，扩展到尽可能的"受损生命潜能"的整体性恢复。令人惊喜的是，前者完全契合笔者倡建的"人文整体医学模式"的所倡导的医学观念，后者正是笔者创建的"身、心、灵、境四维"生命观、健康观和医疗观的具体内涵。随着具有一系列的原创思维观念、医学理论、诊疗方式的人文整体医学及其模式在康复医学领域的运用，将极大地丰富康复医学的科学内涵、理念方法，极大地拓展康复医学的学科范围，显著地提高康复治疗的质量与效果，从而更有利于包括心脏康复在内的现代康复医学的健康发展。因此，我们相信，经由中西医融合途径，充分实现"身、心、灵、境四维"整体康复的理念，必将正确引领、大大促进康复医学的发展。

［1］针灸疗法可改善心脏功能 .http://www.69jk.cn.2011–07–02.

［2］辛娟娟，高俊红，杜铁，等 . 针刺改善高血压心肌肥厚及心功能损害潜在机制的新思路［J］. 针刺研究，2015，28（4）：24 – 25.

［3］高积慧，江健锋 . 关于构建中医心脏康复单元的思考［J］. 新中医，2016，34（2）：12 – 14.

［4］360 百科词条：http://baike.so.com/doc/1487922–1573379.html.

［5］刘蕾 . 自励励他 杏林奇葩［N］. 中国城市报，2016–09–05.p26.

［6］360 百科词条：http://baike.so.com/doc/2440752–2580094.html.

［7］心脏康复：降低疾病死亡率的"良药". http://www.haodf.com/zhuanjiaguandian/haodf_826985920.htm.

11

第十一章

多维拓展中医药学科价值观

一、医患和谐互动调治理念的构建及意义

（一）构建依据

1. 基于对医患各自心态与关系的分析

对于医生而言，面对同样的疾病，医生是从医学的角度，按照医学规律去审视病情及决定处理，而患者则从自身的体验来看待和处理。看待问题的方面不同，情感体验也就不一样。在处理目的上，医生因为有着医学专业的优势，除了治疗疾病外，如何减少复发和进展也在医生的考虑之列，考虑问题相对更客观及冷静；而对于患者而言，想的是如何减少痛苦，主观意愿要强烈一些。医生在医疗行为中，更注重的是疾病的诊断与治疗，对于患者伴随的情绪心理变化则忽略的多。

实际上患者作为一个社会人的存在，除了疾病带来的负面情绪，周围的人或环境也会对患者心理产生很大的影响，甚至影响患者如何对待自身疾病的态度，比如身患同一种疾病，家属积极配合的态度可能会鼓励患者积极治疗，直接影响患者病情的恢复程度及预后。因此，医生在诊治疾病的同时，不仅要和患者做好沟通交流，还要考虑患者周围可能存在的影响因子。

2. 基于现实医患不良关系的理性思辨

临床实践中，医生和患者对待疾病的态度是一致的，在追求目标上是同向的，既然如此，为什么医患关系发展至今形成了极不和谐，甚至相互对立的一种畸形社会现象？究其原因，主要还是当今十大医疗矛盾之一的"医患医药行为的聚焦与医患多元文化的散光"所造成的医学异化和医德异化[1]。

这一问题的本质，就在于传统的良好医患关系异化、医学人文精神的消弭和医学价值观的退变；其根源就在过度经济效益的追逐和医学的过度资本化。这也是引发一系列医疗乱象、部分医者道德素养堕落、伤医杀医事件频发的深层次原因。为此，我们基于临床实践体悟，提出了"医—患命运共同体""医—患利益共同体"等新概念，"主客体互动式"医疗行为模式等新理念，构建了具有划时代意义的"医患和谐互动式整体调治理念"。

---

[1] 蒋戈利. 人文整体医学的理论与实践 [M]. 北京：人民卫生出版社，2017：127-136.

（二）该理念的基本内涵

医患和谐互动式整体调治理念，也可简称为医患互动调治理念，其基本内涵有二：① "医患双方和谐合作调治"理念；② "医患各自主动调理"理念。

所谓"医患双方和谐合作调治"理念，就是指在实施医疗行为的全过程中，本着相互信任尊重、互相配合的友好和谐精神，形成一个良好的医患关系共同体，在医务人员为实施病员合法、合理、合情的诊治调理的同时，患者及其家人应适度了解、充分理解、主动支持与配合医务人员的诊疗救护工作。

所谓"医患各自主动调理"理念，包含医患两方面和层次的自主自觉的医疗性活动：一方面，是病员（包括亚健康者甚至健康人群）在医生的指导下，自主自觉地开展非药物性的自我保健预防和自行养生调理，原则上应遵循维多利亚宣言主张的合理饮食、适度运动、戒烟限酒和平衡心理"四原则"；另一方面，是医者（包括医护技各类人员甚至陪护人员）既应自觉主动加强专业技能的学习、不断提升诊治救护能力，也应自觉注重人文知识的吸纳、不断提升自身的人文精神和医学伦理道德修养，应践行孙思邈大医精诚精神和希波克拉底誓言。

（三）该理念的基本意义

客观而言，如果说"身形—情志—心态—环境"四维医疗观，是由浅入深的纵向整体性医疗服务理念；那么，这一新医疗理念就是，医患双方和谐合作调治与医患各自主动调理相结合的复合立体式医疗理念。这一创新医疗理念，充分体现出了人文整体医学模式的优越性和时代感，具有重大而长远的指导意义。

二、医学人文科技观的构建及背景

（一）构建人文科技观的背景

追溯人类医学的历史长河，审视中西医学的困境现实；回顾近现代医学的误区教训，追寻当今医学的异化根源，就在于"护佑生命的人类医学与生物科技的错位对接"。这一矛盾的实质是医学宗旨与医学科技主体化的冲突，也是当今医学人文观念淡漠与医学人文精神迷失、医学异化与医德异化的根源之一，在我国这是导致"看病贵、因病致贫"的重要原因。

由于对医学宗旨和特性坚守的疏忽，更由于名利对医者、医界的考验与诱惑，时常动摇着人类医学的人性人学根基，吞噬了医学人文关怀的精髓，导致医学人文精神的消弭、医学人文精神与科学精神的分离，和医学、医德异化现象的滋生蔓延，全球性医疗改革的举步维艰，造成了当今人类医学的困境。

有鉴于此，我们从人文整体医学模式研究之初，就始终忠实于人性的良知良能，牢牢立足医学的人学根基，谨守着"医学的人本属性"，自觉从理论到实践的"全程式"人本主义医学理念，严防"人医变兽医""人体变物体""人物变实验动物""人命变实验品"的初始异化。为此，我们建构了"以人为本，科技为用；人为主体，科技为人"的医学科技观，并研发出一系列简便灵验的诊疗技术方法。

（二）人文科技观的基本内涵

人文科技观，完整的称谓应为"以人为本—科技为用"人文科技观，这一原创医学观念的基本内涵如下。

依据人类科技，尤其是医学科技的人本主义特性，根据人文整体思维观念，无论从事物的本体意义上讲，还是从唯物史观视角而论，我们都可做出以下关于"人与科技并举并重"的基本推论。

人，是医学产生的本源，更是医学研究与医疗服务的终极归属；任何与医学相关的科学技术、医用药物和干预措施，都必须以人为本体、"效忠"于人命人体，都必须有关爱生命、维护身心安全的人性特质和人文属性，都必须有益于消除人体的病痛、康复患病的人，最大限度地维护人的生命健康，减少或避免伤害人体正气元气（机体的自然修复能力或免疫力）的毒副作用，而绝不能背离科技为人服务的宗旨或目的。有鉴于此，我们得出了以下结论：

（1）所有的医学理论、医疗科学技术，应该是"正面单刃"的（面向病魔、护卫生命），不能是"双刃"的，绝不能是"反面单刃"的。

（2）人文，是目的性、本源性、主体性和旨归性的；技术、疗法和药物，只是手段性、途径性、过程性和派生性的。

（3）医学人文重于、高于医学科技，如何引入或应用于医学领域的科学理论和技术，都必须服从于医学的人文特性，服务于医疗的人文目的，都必须符合医学伦理的要求，通过医学伦理的审查。

鉴于以上推理和前文关于医学异化、医德异化的探讨，我们认为，完全有必要、有理由将"人文为本，科技为用"理念，提升为正确处理"医学人文与医学科技"关系的科学观念和思维范式，即"以人为本—科技为用"人文科技观。

三、"信达雅善"医疗执业观的构建及意义

（一）该医疗执业观的构建背景

首先，医学科技的发展促进了医学的发展，新的诊疗手段、新药的研发，减轻了患者的痛苦，提高了疗效。然而，医疗费用的逐渐增加也加重了医疗负担，甚至产生"因病致贫""因病致困"，究其原因却是多方面的。随着人们对自身健康的关注，对医师的期望值也增加，一旦出现漏诊、误诊，便将愤怒发泄在了临床医生身上，甚至威胁到了医生的人身安全，近年逐渐增多的"杀医"及"医闹"事件也充分说明了这一点。这种职业的不安全感，导致医师在接诊患者时不得不考虑更多，希望通过多做检查以减少漏诊、误诊的情况，而这样无疑会增加额外的医疗费用。

其次，每项科技成果刚应用于医学实践时，便代表了某一领域的最高先进水平，相应的费用也会高于常规诊疗手段。

最后，医源性的损害也会增加医疗费用，如因缺血性心脑血管疾病长期口服抗血小板聚集药导致的消化道出血，尽管出现这种情况的概率并非百分之百，但对于患者个体来说，这种概率一旦发生，除了增加痛苦外，医疗费用肯定也是增加的。而现有的医学模式解决不了这样的矛盾。

由此可见，现代医学尖端科技的研究与运用，大大提升了诊治水平，但其惊人的费用与难以避免的滥用错用，也引发了严重的医疗问题，形成医疗费用暴涨、各国医改受挫、医疗腐败或不公等危机。为此，我们构建了"信达雅善"执业观。

（二）信－达－雅－善处世/执业观

在人文整体观念的映照下，我们对如何客观全面、正确准确地研究学问、处世执业，进行了较深入的思考，确立了一个全新的、可以运用于生活和工作方方面面的人生观念——信—达—雅—善处世执业观。这一新观念，应该是一种现实完美主义的处世、执业标准或方法。

具体地说，在这一具体语境里，信、达、雅和善均有相对特定的含义，简要表述如下：

信——其意有三：①信物，包含客观条件、能力水平、技能实力等客观基础；②信念，包含理想目标、决心愿景等主观愿望；③诚信，包含公平公正、正义公心等道义品德。

达——其意有三：①通达，即对所要解决的问题、所要面对的事物和所从事的工作，应认识透彻；②豁达，即对事物（尤其是不如意的事物）要想得开，豁达淡定；③到达，就是应坚持不懈，尽力实现目标。

雅——其意有二：①儒雅，即自身要加强道德修为，尽力富于知识技能、正气德性，朴实大度，富于儒家风范；②优雅，一方面自身言行要端正，不卑不亢，另一方面既不张扬浮躁，也不颓废消沉。

善——善就是好，包含德善与行善两个方面，应当做到知行合一、知行并进，倡行"我之所能，惠及大众；我之所创，利人利己"。我们的所作所为，利人利己；我们的技能、才智或发明创造，能最大限度地造福于国民大众，造福于社会世界。

秉持以上四字所要求的心态、素养和境界，去看待对待他人和社会，去生活处世，去工作从业，便是我所提倡的"信—达—雅—善处世执业观"。

四、人文整体医德观对中医医德观的拓展

（一）人文整体医学医德观路径

1. 人文整体医德修养观建构的思维路径

人文整体医学模式，是在人文整体的医学思维范式指导下，以"本于人性、立于人学与哲学和关乎人类"的胸怀和勇气，大胆倡建的新型医学模式。这一模式下的医德观念取向，亦即医德修养观的建构，也应以人文整体观为指南，才能保证它的纯度和特性。那就是必须基于以下两方面纵横交互式的深化与拓展：一是医学人文的纵向维度，本于医学人本论及其人性人心的纵向升华，即人性良知良能的自觉张扬；二是整体医学的横向维度，基于生物—心理—社会—生态四维医学观和身形—情志—心态—环境四维医疗观，并将患者的人文素养、健康意识和就医问药道德（病德）纳入医学修养的范畴，在"医患命运共同体""医患主客共同体"思想的映照下，拓展医德修养观念的取向。我们认为，只有在融合国际医学职业精神和中医医德精髓基础上，实行以上纵横两个维度的契合与统一，才能建构起更高境界、更适宜新世纪需求的人文整体医德修养观念。

2. 人文整体医德修养观建构的人学根源

如果我们用心灵的慧眼审视人类医学模式的发展历史，不难发现，作为人学内核的人性良知良能一直未被给予应有的重视，更没有被纳入医德修养的映照核心。六大医学模式中，古代神灵医学模式、自然哲学医学模式、机械论医学模式和生物医学模

式等四种医学模式，根本就没有真正认识到人心良知的生理、病理意义；现代医学模式尽管考虑到了心理因素，但并未做深层次的探究与阐释；中医学模式，虽然早就意识到了"心主神明"及"五脏藏神"，然而遗憾的是并没有结合儒学文化进行深入系统地挖掘升华。

从而，忽视了人类智慧之源、善恶之枢、健康之本与疾病进退所系的人性内核——人的"天性本心"！正如当代鸿儒裴沛然所指出的那样："我们在漫长的历史探寻过程中，太过于依赖外在的力量，要么是寄托于宗教幻想中的上帝，要么是寄托于科技理性的物质力。前者以软弱无力者的泪水来祈求苦难的结束，后者以物质力的傲慢狂妄来蔑视苦难的存在。总而言之，我们最容易忘记的恰恰是我们的这颗"心"！……几乎所有失去灵魂的人都患了某种"远视症"，亦即只看到人身外的偶像，看到远处的镜像，却没能内视一下自己的心，探寻真正的解决途径。[1]

医德修养观念的问题，追溯到根本上，其实就是"人心的从善修为"的价值取向问题。"心"的问题，只能用"心"来解决。我们不能因为它的深邃而畏惧，更不能因为他的博大而迷茫，对心理的认识满足于表浅，应当进行深层次地探索与发掘。尤其是在建构主要取决于医者内心高度自觉的医德修养观念时，万万不可忽视从人心本性的"仁义礼智"本善着眼，从这个最高的、明确无误的仁学原理出发，透过人心的天然良知良能的价值取向和拓展，去构建德才兼备的人文整体医德修养观。

3. 人文整体医德修养观建构的广泛基础

纵观人类医学的道德伦理（医德）建设，大致可分为两大类：一类是东西方医学先祖贤达的德行修为而成，分别以孙思邈大医精诚、希波克拉底誓言为代表或标志，强于感召力而弱于约束力；另一类是国际医学行业组织拟订或伟人指示的约定，分别以国际医学守则、"救死扶伤，实行（革命）人道主义"为代表，强于约束性而弱于强制性。客观而论，二者的共同不足在于：一是取向单一，从医德论医德；二是寓意单调，没能将治学态度及原则、执业观念和诊疗要求纳入其中；三是主体单一，医疗行为是医患双方的共同行为，医学道德理应包括"医者行医之德"与"患者受医之德"。

为此，我们建构了全新的、具备完整意义上的人文整体医德观念。

（二）人文整体医德修养观的核心内涵

经过以上的思维路径、人学根源的探讨，我们顺理成章地推理出了人文整体观映照下的医德修养观念，其核心内涵可表述如下：

自觉履行孙思邈大医精诚精神与希波克拉底誓言，遵守国际医学职业准则，坚持

---

[1] 裴沛然. 人学散墨 [M]. 上海：上海辞书出版社，2008：85-86.

"精专与博学相宜、自然科学与社会科学并举"的治学原则，树立"以人为本、科技为用"的人文科技观念，践行"仁—义—礼—智—信"人性良知和"信—达—雅—善"医疗执业观，持续追寻并努力实践"以更人文的言行、更精妙的技艺、更快捷的进程，实行更和谐的医患互敬互动，实施身—心—灵—境四维整体调治与维护，力求更显著、更理想的诊疗效果"的大医梦。

（三）人文整体医德观的创新意涵

1. 人文整体医德观的三大意义

这一全新的医德观念，有利于复归、复位和复兴医学的人学本质，有利于遏制、逆转和消解医学的异化倾向，有利于营造德才兼备的人文整体医德风尚。

2. 人文整体医德观的九大意涵特点

这只有200字的医德新观念，却蕴涵着以下丰富的创新内涵和诸多特点：

一是涵盖国内国际医学执业道德准则的广泛代表性。

二是融合东西方医学道德精髓的历史传承性，即东方的大医精诚精神与希波克拉底誓言。

三是基于整体人本论提出的合格医者的知识结构与内容的高度兼容性，即精博相宜、自然科学—社会科学并举。

四是凸显医学人本归属的人文与科技辩证关系的明确性，即人文科技观念。

五是发掘人性本善与强调高雅诚信的医德修养的深刻性，即人文整体的医疗执业观。

六是追求医学医疗的人文本性、高超医术的艺术性、医疗过程又好又快的经济性，即人文—文明言行、精妙技艺和快捷调治。

七是首倡医患协同一致、相互尊重、相互促进的医德整体性和医患关系的和谐性，这对从源头上、过程中预防医患矛盾，防止恶性医疗纠纷或事件的发生具有历史性意义。

八是鲜明体现了人文整体观思维范式和人文整体医学模式所倡导、追求的既人性人文又全面整体的医学境界和医学理想，充分显示了人文整体医德修养观念的先进性、科学性，即身—心—灵—境四维整体调治。

九是充分展现了人类医学的促进生命健康、认识消解病苦的学科使命和行业本分，充分揭示了医学医疗永无止境的提升生命质量、提高诊疗技艺、追求更好效果的学科本质与恒持理想。

12

第十二章

创新文化理念促进学科发展

一、突破汇通壁垒拓展学科发展空间

（一）中西医汇通壁垒的形成、现状与趋势

由于医学思维观念、思维方式及诊疗模式的不同，形成了中西医的百年论战、甚至"水火不容"，如此以来造成了我国医界思维观念的僵化、医学阵营的对垒和医疗方法的相对单一，也造成了中西医汇通壁垒。从而，严重影响了中西医自身的发展完善、不同医学流派间的交流借鉴和人类医学整体的发展进步。

纵观百余年来我国中西医药两大医学力量的关系发展历程，基本特征为"主体各自独立，部分自然结合；争鸣论战为主，借鉴交融实难"，大致经历了并立而行、对峙争鸣、存废交恶、西学中医、交集结合、中医西化、理性汇通等几个关系阶段或形态。总观当今我国中西医关系大局，呈现出两个基本特征和两种忧患趋势：

1. 两个基本特征：一是，中西医实质的"不可通约"论调，长期以来，由于中医学术研究和中西医比较研究呈现出过于哲学化、人文化倾向，这些研究从哲学和纯概念的层面展开，探究的重点是如何发现中西医之间的差异甚至对立，往往得出"中西医不可通约"的结论；二是，中西医"汇而难通、混而难融"状态，由于思想境界与认识高度的局限、思维观念相对僵化、对接汇通的方式方法问题等种种原因，迄今仍处于"结而不合""汇而不通""混而难融"的阶段或状态。

2. 两种忧患趋势：一是，现代中医药的"西化倾向"，由于传统中医理论优势的迷失、特色技能的时代科技化滞后、现代科技经济的冲击或侵蚀等种种原因，进入 21 世纪以来，中医药从科教到临床经营等均出现了严重的"西化倾向"，后果堪忧；二是，一方面大量非专业不精通中医药的人员走出国门、走向国外，干起了并非真正中医药水平的中医药业务，有损于正宗中医药的形象与尊严。另一方面西方发达国家开始高度重视中医药、精确精密研究中医药，大量收集中医药情报，颇有"后来居上、墙内开花墙外结果"之忧。

（二）现代科学文化背景下中西医关系的思辨

著名文化学者周有光指出：我们正处在一个"双文化"时代，即每个民族的民族文化和覆盖全世界的现代文化内外并存、新旧并用，而"双文化"的结合方式有三种：

并立、互补和融合[1]。环顾全球，当今中医与西医在一些国家和地区，尤其在包括中国在内的东南亚广大区域，正如固先生所言，已开始相互互补乃至融合。

西方医学进入东南亚地区近百年来，逐渐形成中西医两种医学体系并存的局面，二者承担着疾病防控防治的共同使命。当今，中医防治的对象已由单纯的中医病证向西医病证转换，中西医在其运行过程中绝不会永远特立独行，必定会发生重叠、交叉、碰撞、对接和融合，也不可避免地相互吸纳和借鉴。我国科学家屠呦呦因发现青蒿素而荣获 2015 年诺贝尔生理学或医学奖，就是中西医相互借鉴的成功范例。

我国近半个世纪以来中西医结合的实践历程证明，中西医联合优于单用、互补优于竞争，中西医之间的理论衔接与方法学互补，不仅是中医药学术发展和理论创新的需要，也是我国整个医学科学发展的必由之路，其重要意义不言而喻。

长期以来，中医学术研究和中西医比较研究呈现出过于哲学化、人文化倾向，这些研究从哲学和纯概念的层面展开，探究的重点是如何发现中西医之间的差异甚至对立，往往得出"中西医不可通约"的结论。

有人认为，中医是"生命医学"，西医是"生物医学"；中医是"形而上的医道"，西医是"形而下的医术"；中医是"调和医学"，西医是"对抗医学"等。这些观点严重割裂了人与人体、生命与生物、结构与功能、整体与局部的有机联系，不恰当地夸大了中西医之间的本质区别和方法学差异。从而，加深了中西医之间的思想隔阂和学术背离，这些认识的误区和偏见，也成为了中西医学对接互融最大的思想障碍、学理隔阂。

周有光曾有言："科学是世界性的、一元性的、没有东西方之分，任何科学都是全人类长时间共同积累起来的智慧结晶，经得起公开论证、公开实验、公开查核……学派可以不同，科学总归是共同的、统一的、一元的。"中西医作为人类防病治病的智慧结晶，为人类疾病的防控而诞生发展，在生命与健康的本质层面上也应当是一致的或趋同的。毫无疑问，中西医都是研究人体结构、生理功能病理变化疾病防控的医学科学。

客观上，中西医由于诞生的地域和历史文化背景不同，形成了两种不同的学术体系，但是二者的区别主要体现在认识论和方法学上。相对于生命本质的主体认识和健康维系的基本宗旨，这些差异都是形式上的、非本质的，这些差异使中西医形成了各自的特色与优势，也具有了各自的局限和不足，这就需要通过相互借鉴与吸纳来使中西医的理论和方法得到补充和完善。

---

[1] 尹常健. 穿越时空的科学碰撞与交融 [N]. 中国中医药报（视点版），2016-4-22.

（三）中西医汇通融合的划时代使命

自张锡纯倡导"衷中参西"，百余年来，虽然中外有识之士一直致力于中西医两大医学体系的汇通与结合，我国的中西医结合已成为一支相对独立的医疗力量，并取得了显著进展，屠呦呦因发明青蒿素而荣获诺贝尔奖，就是一个典型例证。但是，由于思想境界与认识高度的局限、思维观念相对僵化、对接汇通的方式方法问题等种种原因，迄今仍处于"结而不合""汇而不通""混而难融"的阶段或状态。更为荒诞的是，某些国人质疑、否定中医药之声，不绝于耳；毁谤、废弃、消灭中医药之举时有发生，实乃中华之国殇、民族之耻辱也，难免贻笑大方。

纵观当今世界，科技信息发展，日新月异；科技经济全球性一体化潮流，浩浩荡荡；人类医学模式的划时代演变，已成为不可逆转的必然趋势。适应 21 世纪人类医学模式的演变趋势，是当今医界精英的历史性机遇；如何应对新世纪医学模式的变革潮流，是对全球医界的时代考验；如何科学构建新世纪的医学新模式，已成为医学哲学家、医界学术权威和各国医药卫生领袖们责无旁贷的历史使命；如何在人类医学模式变革中，于中西医融合的过程中，去伪存真地继承发扬传统中医药学的精华，科学智慧地吸收当今生命科学和医学科学的新理论、新技术以中医药学的时代创新与发展，努力拓展现代中医药学的发展空间，实现中医药学的划时代精进，是当代中医药人的时代使命和历史责任。

中美建交以来，中医药逐渐走出国门、走向世界，甚至一度掀起了"针灸热""中医热"；尤其进入 21 世纪以来，西方国家大力引进、运用和研究中医药，并且大有后来居上之势、"墙内开花墙外香"之忧。有鉴如此，与其"固守阵地、坐而待毙"，不如顺应当今世界文化经济一体化潮流、科技信息全球化趋势，实施"自我进化、主动融合"战略战术，既主动融入世界医学之林，又努力成为富于生命力、惠及全球大众的参天大树。这既是中医药学的"明哲保身"之举，也是中医药学适应新时代人类健康需求、谋求新发展新突破的必由之路。

（四）实现中西医学汇通融合的方略路径

实现中西医学的汇通融合，首先要真正认识中西医学在生命健康本质层面上的一致性和趋同性，理性审视中西医学的方法学异同，克服与消解人们、尤其是国人普遍存在的对中西医的偏见与误解，自觉改变医界同行们的思维定式和惯性，消除中西医各自的流派门派观念和固执已见的中西医对抗与相互诋毁，冲破"中西医不可通约"的思维定式与偏执观念，自觉树立、践行人文整体思维和"包容超越型"中西医汇通融合理念，用我们的学识与智慧，引领传统的中医药学与当代社会和科技、现代医学的对接，搭建起中西医融合的桥梁，逐步建构起中西医双诊双治的诊疗体系，经过长期的汇通融合，实现中西医学的真正融合统一，最终完整建立起人文整体医学体系。

我们作为国学觉悟者和国医传扬者，应该具备传承古今、融合东西、海纳百川和包容超越的胸襟与气魄，义不容辞地担当起历史与现实赋予我们这一代中医药传人的责任，万万不能因我们的懈怠或碌碌无为，断送了中华民族医药的前程，或丧失了我国在中医药研究与应用方面的优势。当下，我们务必在中医药发展战略、中西医融合方略和医学文化建设等重大方面，大胆探索，大胆创新，力争有所建树、有所成就！

基于以上情形，作为负责任、有抱负的中华学者，我们不得不采取两种价值取向、两条拓展路径的战略战术，其宗旨都是为了根本性地突破中西医学汇通融合的种种壁垒，实现中西医两大医学体系的融合统一。

一是身为中华传统医药的传扬者，肩负着振兴中医药的神圣使命，不负列祖列宗、同道前贤，为此，提出并论证了振兴中医药大业的"四化战略"，即整体人文化、时代科技化、绿色生态化和全球大众化。

二是作为人文整体医学模式创建者和中西医融合统一的倡导者，应当不辱今生理想与使命，因此，一方面建构了"包容超越型"中西医汇通融合思维模式、西医药学人文整体化方略，研发了一系列诊疗技艺；另一方面较系统地提出了融合东西方医学的基本策略，即：①融合策略——平等并重，包容并存；相向对接，融会统一。②融合途径——去伪存真，同步进化；中西互济，包容并蓄；融通化异，融合统一。③融合宗旨——传扬古今医学精粹，汇聚中外医疗精华；实现人类医学大统，普济全球众生健康。

以上第一条价值取向和拓展路径，寄望能中医药学的古今穿越与通汇，不失本真地实现传统中医药的时代化、现代化发展，更强劲有力地走向世界，更自信对等地对接通汇西医药学，融入世界医学之林，融入人文整体医学新体系。第二条价值取向和拓展路径，旨在实践医学国际主义理念，顺应全球科技经济一体化潮流，突破中西医融合的层层思维壁垒、观念壁垒和方式方法壁垒，凿通扫平构建人文整体医学模式与体系的道路[1]。

[1] 蒋戈利. 学科建设与专科管理手册 [M]. 天津：赛可优印刷公司印制，2014：178.

二、专科文化理念铸就学科管理风格

（一）专科管理的文化自觉

我们所从事和努力开拓的中医针灸康复学科，既古朴又新奇，是在深深植根于中国传统医学基础之中，以"面向服务军民宗旨、面向中外时代大局和面向学科未来发展"的眼光，以"包容东西方人文与科技医学文明、传承中医药针灸优秀文化和通汇融合中西医正确理论及实用技能"的心态，以"人文精神与科学精神并举、自然科学与社会科学并重、学科理论创新与专科业务并进"为治学执业观，历经 20 余年艰苦卓绝的持续探索、不断创新和经常超越，逐步建设发展起来的新兴大学科。它是我军同类学科的先锋和代表，也是我国相同学科前沿发展的一个缩影和引擎，特色鲜明，优势显著。

我们所追寻和尽力实践的学科创新和专科建设，既具体又抽象，从一穴一针（针灸医学）、一药一方（中西医药）和一招一式（古今康复）的细心琢磨与推敲改进，到基于人学哲学思辨（顶层思维）、新医学新模式建构（顶层创造）、新学科新观念（顶层创新）的探幽开拓与宏大尝试。值得庆幸和自豪的是，在上级党委的关心支持下，经过中医针灸精英团队的共同努力，本学科历经 20 余年坚持不懈的恒持思索、不断升华和陆续成型，现已踏上了稳健发展轨道。学科发展的强盛势头和人类医学的崭新模式，代表着临床医学未来发展的大趋势，前景光明。

（二）专科文化与科学理念精选

1. 学科核心价值观　包容→尊重→学习→创新→超越。

2. 专科事业主体意识　职责意识→作为意识→绩效意识。

3. 诊治疗效优势法则　哲理道法决定医学心法，医学心法决定诊治疗法，诊治疗法决定临床疗效。

4. 三大普适医学法则　正常人体对称平衡法则，身心病变矛盾相适法则，疾病发生因果相生法则。

5. 专科中心科训与目标　修炼自我，同心开拓；强盛专科，争辉天疗；快乐工作，快乐生活。

6. 四有同仁素养要求　有自信自觉，有技能专长，有责任担当，有良医品德。

7. 原创核心医学观念　身、心、灵三维人体观，身、心、灵、境四维生命观，人文整体医学模式，人文整体医学道德观，医患互敬互动理念，身、心、灵、境四维医疗观。

8. 专科忠诚热爱精神

忠于医学事业，忠于中心集体荣誉；

诚信为人行事，诚恳待人敬业行医；

热情对待同事，热心对待军民病患；

爱党爱国爱人民，爱岗敬业爱专科。

9. 专科安全防患共识

安全胜于生命，责任重于泰山；

安全事故红线，绝对不可触碰；

亡羊补牢不宜晚，警钟长鸣保平安。

10. 四个全面提升理念

全面提升思想觉悟，全面提升专业技能。

全面提升创新能力，全面提升医德修养。

11. 振兴中医四化战略

优势理论的整体人文化。

高效疗法的时代科技化。

天然医药的绿色生态化。

推广应用的全球大众化。

12. 专科四维医疗思维

中医药模式→西医药模式→中西医结合模式

→人文整体医学模式（身、心、灵、境四维）模式

13. 学科文化理念风格

治学风格——厚实广博，学贯中西，勇于探索，善于创新。

处世风格——务实清醒，忠义做人，稳劲做事，敬业精进。

为人风格——诚实谦和，求同存异，严于自律，敢于承责。

行医风格——切实调治，人文绿色，基于人本，健于神形。

信念风格——笃实高雅，医释儒道，惠及中外，气贯寰宇。

团队风格——朴实包容，尊贤尚德，诚信协作，持续前行。

14. 学科进取风格　崇尚人文科技的学科价值观，发扬不断追求卓越创新的专科精神，坚持脚踏实地地探索实践，保持和马不停蹄的精勤奋进状态。

15. 科研创新品位　①医疗科研应"求真务实，切勿随波逐流"。②临床课题应"探寻实在，切勿盲从时髦"。③科研成果应"实用灵验，可重复可转化"。

16. 科研创新原则　绿色医疗课题研究，要始终坚持"以人为本，源于病患，基于疗效，注重创新，突出特色，利于军民健康，促进学科发展"的基本原则。医学研究所及每位科研人员，应当有所为，有所不为；既不可虚张妄为，亦不可无所作为；虽然难为，亦须有所行为。发挥学科优势，遵循科研规律，无怨无悔，尽心尽力，尽善尽美，富于创造地自信自主而为之[1]。

17. 工作协作互助方略　采取"各擅其职，相向而行；齐心并进，相得益彰"的策略；践行"多路并进，分进合击；包抄合围，各个击破"的战术。既要一马当先、开拓进取，又要齐心协力、精诚合作；既能各尽所能，又能携手共进，必能共创本中心的更大辉煌[2]。

三、专科经营哲学促进学科持续发展

（一）专科学科核心价值观

1. 要素及其内在关系

本核心价值观由五个序贯递进、完整一体的基本要素构成，五个要素涵盖学科同仁的为人处世原则、相互关系取向、学研要求、学科发展目标等内容。五个基本要素为：

包容 → 尊重 → 学习 → 创造 →超越

2. 各要素内容简释

包容——"海纳百川，有容乃大"。包容乃天地之性也；唯有包容，方能大度，方可容人、容己、容事；善于包容，方可荣辱不惊，行事自然、处世泰然；精于包容，即能取长补短，博采众长，人可明达，学科可强大。

尊重——"相互尊重，人性公德"。敬人，方得人敬；人我互敬，即可互信、互助、共进；人我互尊，乃平等之父、团结之母、和谐之基，令偏见、傲慢、邪恶无存；尊重劳动、尊重创新、尊敬贤能，人必精进，专科必昌盛。

学习——"学习，人类进步阶梯"。学习，乃人生之要务，技艺增长之脚步，创新之基途；尚德可明道理，学知可生智慧，学经可滋心性；不学则无术，怠学即平庸；温故以知新，格物以致知，技能方能长进；全员博学而精专，专科事业必兴旺。

---

［1］蒋戈利 . 学科建设与专科管理手册［M］. 天津：赛可优印刷公司印制，2014：108.

［2］蒋戈利 . 启迪与启示［M］. 天津：天津社会科学院出版社，2016：135–138.

我是如何爱中医的——蒋戈利的中医多维创新之道

创造——"尊重劳动，尊重创造"。创新是创造之基、之途，创造是创新之果、之实；创新可务虚（如新理念、新理论、新技法、新模式等），创造必求实（如新技术、好效果、大效益、新成果等）；全体同仁，理当勤于创新、善于创造，应当捍卫创造、奉献创造、分享创造。

超越——"唯有超越，方能领先"。超越，乃个体之升华、集体之发展、全体之进化；在超越中，个人得以成长、成熟及至成功，单位得以生存、竞争乃至完善；唯具精进之心，方有赶超之势；超越同道不易，超越自我更难，需凭持恒之包容、尊重、学习与创造，方可不断超越，渐至完善。

（二）医学专科的经营哲学

长期的专科建设系统工程，曲折艰难的创业历程，和在综合性医院拓展中医针灸事业的切身体验，让我们不断回顾总结、思考升华，逐步形成了科学经营医疗专科的12 条经典共识，并上升为专科—学科建设与发展的思维方式、基本战略战术，构成了具有普遍指导意义的经营哲学。这些富于真理的基本经验和体会，是专科仁人智士集体智慧的结晶，将长期有效地指导、启发专科今后的各项工作，使专科的建设与发展少走弯路，直趋捷径，提高专科工作的效率与质量[1]。

第一条　学科专业特色与独创技术优势，是专科赖以生存的基石，也是专科赖以发展壮大的保障。

第二条　不断强化、彰显中医针灸特色，不断巩固、更新专病诊治技艺优势，是推动专科业务与时俱进、持续稳定发展的源动力。

第三条　爱科学与爱国、爱军、爱院具有同等重要的政治意义。大力发扬全体同仁的以"爱科奉献、主人翁意识、奋发向上和精益求精"为核心内容的专科团队精神；树立"讲正气、讲学习、讲实干"的专科工作作风；形成"相互学习、相互促进"的专科同事关系，是开展"以患者为中心"的灵活多样的专科医疗的意识形态保障。

第四条　服从组织，诚信为人，诚实办事，完善自我，勤奋敬业，是专科同仁的基本标准，也是保持专科整体的统一意志的个人素质基础。

第五条　坚持中医针灸医学为主导，广泛而自觉地实践结合医学思想和辨病辨证诊治原则，努力建立专病疗法的理、法、方、穴（药）术五位一体的诊疗体系，突出首次治疗效应，是本专科必须始终坚持、严格遵循的基本医疗模式。

第六条　"有效，才有患者；有患者才有医疗竞争力；有医疗竞争力，才有医疗市场；有医疗市场才有专科生命力，也才有专科的一切。"这是专科发展不可逾越、努力

[1] 蒋戈利. 杏林春秋［M］. 天津：海军测绘出版社，2009：56-57.

实践的硬道理。

第七条　业务宣传不可忽视，必须力求花费少、见效快效期长、效果好；必须坚持"以疗效为依据，以患者为媒体，以自身风范为形象"的最直接、最有效的医疗宣传方式。

第八条　患者少时，患者是上帝；患者多时，医生是主人。治好了病，你是病友的座上宾；治不好病，你是彻底的无能者；治坏了病，你就成了患者的躲不过、逃不掉的阶下囚。

第九条　专科富强有赖于医、教、研以及内强外联的多方面、多车轮的协同滚动发展。科研须以应用型研究为主导，坚持源于临床、成于临床、服务于临床的基本原则。教学须以实用性言传身教为主要形式，传授源于实践、高于书本的专病高新技术，始终活生生整体化、个体化诊治思维模式和为人处事、科学的学习工作方法等综合素质的培训与培养。

第十条　专科文化与专科业务具有同样重要的意义。在追求、保持"实干高效"的专科工作风格的同时，不可忽视谋求、营造"多彩活泼"的专科生活氛围。这样既激发同仁们的工作热情和精神力量，又可营造出一种轻松欢乐的专科工作生活环境。

第十一条　基本社会医疗保险经费资源，是当今主体医疗的主要经济支柱和经费源泉，必须在严格地遵守医保制度要求，又科学灵活地结合专科具体情况，合理地开发利用好这一巨大的医疗经济资源。

第十二条　真诚友好的社会关系，是专科业务的重要来源之一；真诚融洽的医患关系，是专科正常正规开展医疗工作的重要保证之一。必须广泛而慎重地建立起各种医疗性社会关系，诚实有度地处理好各种具体的医患关系，预防或减少关系紧张、麻烦，甚至遗憾和损害。

（三）全军中医针灸学科的系列哲学理念

1. 学科核心价值观

全军中医针灸康复中心倡导和践行的核心价值观为：包容 → 尊重 → 学习 → 创造 → 超越。（详见前文）

2. 学科学术思维法则

在长期的医疗实践和学术学研活动中，我们逐步提炼升华、改进完善了一系列极富哲学意味和文化内涵的学科思维风格与科研创新原则。

（1）疗效产生法则：道法决定心法，心法决定疗法，疗法决定疗效。

（2）创新超越法则：心念 →概念 →理念 →理论 →信念 →创新→超越。

（3）三大生命法则：①动态平衡法则。②矛盾相适法则。③因果相生法则。

3. 学科思想工作的二分法

在 20 多年的专科行政管理和科研项目攻关过程中，基于思想政治素质与科学进取精神并举并重的原则，我们形成了一系列行之有效的学科思想工作理念。篇幅所限，此只简介其中之一。

这一具备原创性价值与意义的内涵或创举就是：①我们将专科的政治思想（工作）内涵一分为二 —— A. 组织法规性政治思想（工作）；B. 学科学术性思想政治（工作）。前者适用于党性、人员组织性的教育管理；后者适用于学科学术性、专科技术性的教育管理。②一方面，做好、加强组织法规性政治思想（工作），可以提高组织（专科）、人员的政治思想觉悟，增强组织（专科）、人员的党性意识、法规意识和职业道德意识、行业制度意识。另一方面，做好、加强学科学术性思想政治（工作），可以提高学术机构、人才队伍的学科专业思想觉悟，增强学术机构（学科）、人才的人文科技意识、学科思想意识和科学伦理意识、学术素养意识，从而促进学科的学术研究，增加专科的科研产出。二者有机结合与相互促进，就能大大地促成专科的建设与发展，就能大大地保障学科的持续稳健成长壮大[1]。

4. 学习群众路线的理论创新

在党的群众路线教育实践活动中，我们在深刻学研、精髓领会其精神实质基础上，做了适度的哲理升华和理论创新，提出了如下观念、原理。

（1）多元多层次主客体辩证观：运用马克思主义的哲学原理和毛泽东思想的方法论，进行分析思辨，我们发现，"党的群众路线"蕴涵着一个"多元多层主客体辩证关系原理"；同时，提炼、升华出一个"科学分析处理多元多层主客体关系的方法论"。这非常值得深入研究。在此，对这二者的意义简要阐释。

（2）多元多层级主客体辩证关系原理：这一原理让我们认识到，认识主体自身的复杂性、动态性和相对不稳定性；认识客体的多元多层级特性、丰富复杂性，对更全面地认识事物，更自觉、客观地认识、评价自我和人我关系，均具有重要的指导意义。

（3）科学分析处理多元多层级主客体关系的方法论：这一方法论要求我们，在认识事物、处理具体问题时，既要明确自身的思想、立场和处理方式方法的公正公平性，也要进行换位思考，更多的站在对方（客体）的角度着想，避免过度的主体化、片面性。这对更完整、动态地认识事物、观察分析问题，更全面客观、公正公平地认识和处理人际关系和工作事务，避免或减少失误和错误，均具有很好的正面指导作用[2]。

以上所述，就是我们全军中医针灸康复医学中心"零高度起步—腾飞式推进的专

[1] 蒋戈利. 学科建设与专科管理手册［M］. 天津：赛可优印刷公司印制，2014：178.
[2] 蒋戈利. 杏林正道［M］. 天津：赛可优印刷公司印制，2015：129.

科发展模式"的简要阐述，也是一个医疗机构跨越式发展的学科经营哲学。"它山之石，可以攻玉"，我想这些经验、理念和观念，对同道们的执业创业必有相当的启迪和启示作用。

四、医学文学创作张扬中医文化内涵

（一）医学文学创作的实践与感悟

2010 年 10 月，笔者拙著《感恩与感悟》由天津人民出版社出版发行后，出乎意料地受到了广大读者的喜爱，产生了良好的社会反响。这本以"学人对生命真谛的理性思索，良医对生命健康的务实追寻，人文与科技融合的大胆实践，杏林妙语与诗词优雅展现，人文绿色新理念的创新篇章"为基调，阐述了笔者对人本、人性的深度追寻，对人生、生活的深刻理解，对养生保健、人文医疗的深入研究，和对儒释道国学文化与智慧的深邃而精要的感念，引起了各界读者朋友的共鸣和青睐，为他们改进人生观念、生活方式，解决学习、工作中的实际问题，提供了新的思路；对他们改变不良生活方式、养生保健方法，解决身心亚健康状态、缓解病痛恢复健康，提供了可靠的建议或指导。

与此同时，这也让我豁然发现，在医人学者与社会大众，尤其是需要健康指导的人们之间，存在着一个巨大的交流空间，存在着一种重要的现实需求，存在着一条推介新观念新活法、转化新成果、新方法的有效途径。这更使我意识到，要想利用好这一交流空间，适应好这一现实需求，拓宽这一推介和转化途径，就必须确定一个准确的思考角度，营造一种恰当的表达语境，选择好既有品位、有高度，又适应读者阅读习惯、人们健康需求的文化精神食粮。有鉴于此，笔者做了一番细致的思考，请教了不少良师益友，做出了一个并不轻松的决定和选择：采取"依据大众身心健康需要，立足本人医学职业专长，发挥医文哲诗融合优势，不断积累适时出版发行"的策略，创作"医—哲—诗—文"丛书系列，向读者朋友们陆续推介我们的研究成果和心得体会。

（二）医学文学创作可自励与励他

总的来说，在中医药临床服务实践中，笔者对人生真谛、为人正道的痴痴寻觅，对生命本源、健康内涵的深邃探求，对人文精神、科学精神的深度融合，和对医学本质、医学模式的深入研究，尤其是对身、心、灵、境四维生命整体性的揭示，对灵慧心灵的大胆探寻，真可谓勤勤恳恳、真真切切、痴痴迷迷，颇有心得与创见，颇有观念理论创建和医疗保健技艺建树。

凭心而论，不自负地说，这些经过潜心以求、源自实践的医哲文诗，确实对人们增进生命健康、改善生活行为方式，甚至提升人们的思维观念和生命健康意识，让人们于世俗与鼓噪、忙碌与喧嚣的环境中，在身心病痛或亚健康状态里，变得宁静、清醒与安康，颇具指导和借鉴意义，即所谓"励他"作用。

扪心自问，实事求是地讲，之所以能在平凡的生活工作中，在朴实的学研探索里，在近乎超负荷、殉道式的医教研过程中，在东南西北拜名师、博采众长求精进的人生旅途上，有所长进，小有成就，真乃"天道酬勤"啊！而究其根源，这一切都来源于一个人的人性良知良能，来源于一个人的人生价值取向，来源于浮躁喧嚣环境里"甘于孤独寂寞、勇于创新突破"的坚毅执着与自我激励，即所谓"自励"效应。

为此，我深深体会到，在这种"自励"与"励他"之间，存在着一种交相影响、交互勉励的辩证关系，常常自己被自己的鼓励而感动，朋友们、病友们被我的激励而感化，我自己又被朋友们的勉励和病友们的需求而激化。就这样，在不断的相互启发中，促使我更加勤奋与努力，更加自信而坚毅地向无知求无畏、向未知求精进、向已知求新知……

笔者在现实生活、社会交往、拜师求学、医疗服务和学术探索的人生长河中，自我激励、自我精进和自我实现的文化感悟的结晶，已经逐渐形成一种富于个性特征和共性分享的风格与模式。这些医哲诗文，较充分地体现出了一种独特而丰实的品位与质感，多年以来已呈现出了对己对人的良好启发效应，使笔者自己和接触接受过它的人们展现出了良好的生命状态、精神面貌和健康状况，产生了积极正面的引导作用和社会影响。这表明，这些富于"自励—励他作用"的医哲诗文，具有正能量和实用价值，符合当今时代的特征和价值取向，适应人们的身、心、灵、境四维健康的需要，绝非一般的机械说教和心灵鸡汤。

"自励—励他"是一个富于人间正能量、正义感的完整过程，也是"修炼自我—服务社会"的有效途径。"自励"，既能净化自我、强大自我，也是勉励亲朋、利益大众的基础与前提。只"自励"不"励他"，未免太自私、太狭隘，难免滑向"自利"与"厉他"，这正是人性沉沦、压迫剥削、冲突矛盾的根源，也是国际欺诈、冷战博弈和热战杀戮等人间悲剧的原因。

人类本是一个"命运共同体"，人们渴望健康与尊严，人间需要友善与和平，富于人性良知良能的精英们大多胸怀"人间太平，世界大同"理想。要满足这些并非不可企及的美好愿望与梦想，有赖于人们相互之间的"自励—励他"，相互尊重与鼓励；有赖于你我相互之间的"启迪—启发"，实现自利与利他。如果地球村民都能自觉自省，主动践行"已所不欲，勿施于人"的修为标准，发扬"我之所能，惠及大众"的奉献精神，就能消解人间的欺辱与邪恶，人间将会变成天堂。

（三）人文整体医学文化的提炼方略

从文化的起源及作用来说，文化实际上是一切科目的母体；也就是说，任何科目都从文化衍生出来；就其实质而言，文化乃是一切知识的总和。所以，人文整体医学（模式）的学科文化，就是人文整体医学所有的思维范式、理念观点、养生保健和诊疗法则技能等知识的总和。

生物医学文化，是指涉及保健与疾病的各种正规的人类学活动，包括从生物学和文化角度研究人类行为与保健、疾病标准之间的关系，生物现象、社会文化现象与健康之间的关系。

中医药学文化，是指中医学理论体系形成的文化社会背景以及蕴含的人文价值和文化特征。它是人类文化宝库中一颗璀璨的明珠。中医学文化，以其整体的治疗思想、多角度观察病理的方法、奇特的治疗技术、和谐的用药手段而著称于世，是传统文化中的精华与国粹。

从某种意义上讲，我们所做的一切有关人文整体医学（模式）的理论创建和实践探索，都是在创造一种全新的医学文化。基于长期的医学实践，笔者认识到医学文化，是学科管理与引领、医疗专科建设与发展的思想精髓与行动指南，也是指导医疗服务、疗法研发、疗效提升和学术创新的精神引擎，体现着一个群体或团队的思想品位与精神境界。

经过多年的开拓性探索，我们研创了一系列人文整体医学的思想观念、概念术语、医学理念、医疗技能以及相关的诗词歌赋、佳文集锦等丰富的知识体系，基本形成了一种狭义的（医学）文化。现略举几条，分享如下：①团队核心价值观：包容→尊重→学习→创新→超越。②优势疗效法则：道法决定心法，心法决定疗法，疗法决定疗效。③医学三大普适法则：人体机能结构对称平衡法则，机体病变的矛盾相适法则，机体发病的因果相生法则。④自信行医理念：你给我时间，我就能给你疗效；你给我信任，我就能让你恢复健康。⑤对"中国梦"的领悟：闭目可见——宁心沉思以运筹帷幄，凝神聚力以稳健实干；放眼可现——步步为营以逐项实现，行行振兴以百业兴旺。

这为接触了解、学习应用、研究运用人文整体医学的所有人们进行信息交流，建立了相应的文化基础和背景。同时，也为人文整体医学学科文化的进一步提炼、提升奠定了良好的基础和源泉。

笔者认为，我们可以从以下几个方面或层次，来提炼、提升这一原创的医学学科文化。

1.基于"原创、独特与引领"的原则，继续注重思维方式、生命观念、健康理念、医学原理、医疗技能和养生保健的理念方法等原创性知识的研究和研发，从而进一步巩固、丰富人文整体医学的文化基质或基础。

2.基于"兼容并蓄、包容超越"的原则，在人文整体思维范式和辩证否定观指导下，充分吸纳东西方生命哲学、生命科学和医药学的优秀文化结晶，经过科学的对接整合、提炼升华，并将它们逐步转化、融入到人文整体医学文化之中。

3.基于"以人为本、以人为中心"的医学人本主义精神，从人的原生（胚胎期）到死亡（临终期）的全程式，人文、整体两个维度，个体人、群体人两个层面，"身、心、灵"人体三维度，"身—心—灵—境"生命四维度，以及公共卫生、医学医疗机制等方面，进行多元化整体性的人文整体医学文化构建。

4.鉴于心理、心灵对生命健康、疾病发生归转的主导性意义和影响作用，更因为心理、心灵的复杂性，迄今对心理、心灵认识的肤浅与研究的滞后，和当今医学医疗对普遍存在、爆发性增长的心因性疾病防治的乏善可陈，我们应当突破以往的思维定式，从心神文化、生命哲学和情志医学三结合的整体性探索途径，强化、深化人文整体医学模式下的心理—心灵文化（简称心文）的研究与构建。

5.基于"医患双方互敬互动"的原则，构建新型的医患关系文化。即：倡导"尊重患者意愿，重视患者合理要求"，倡导医患之间的深度交流与"互敬、互谅"，重视"全民健康意识、全程健身养生意识"的重要性，自觉树立、践行"医者医德与患者病德并举并重"理念，逐步树立起"医患命运共同体""医患利益共同体"与医患之间的"疾病防治—身心康复协作者"意识，尽力避免或杜绝医患之间的相互误会、纠纷或冲突，甚至相互敌对、伤害或杀戮，从而构建或形成具有人文整体医学特性的、和谐融洽的医患关系文化。

6.基于"立足现时，面向未来；纵横双向，多维推进"的原则，我们倡导人文整体医学文化的、全民性的创建理念，努力建立起、传播开全球性人文整体医学文化，逐步形成以"身、心、灵、境四维健康"为标准和目标的全民性共识，逐步实现人文整体医学文化从狭义文化向广义文化的转变。

13

第十三章

多维深度推进重大疾病防治

一、心脑血管疾病调治效验研究

（一）疾病及其诊疗概述

心脑血管疾病，是心脏血管和脑血管的疾病统称。这类疾病是一种严重威胁人类，特别是 50 岁以上中老年人健康的常见病，具有"发病率高、致残率高、死亡率高、复发率高，并发症多"即"四高一多"的特点。目前，我国心脑血管疾病患者已经超过2.7 亿人！我国每年死于心脑血管疾病近 300 万人，占我国每年总死亡病因的 51%。即使应用目前最先进、完善的治疗手段，仍可有 50% 以上的脑血管意外幸存者生活不能完全自理，全世界每年死于心脑血管疾病的人数高达 1500 万人，居各种死因首位。心脑血管疾病已成为人类死亡病因最高的头号杀手，也是人们健康的"无声凶煞"！[1]

1. 病生理特点

心脑血管疾病是全身性血管病变或系统性血管病变在心脏和脑部的表现。其病因主要有 4 个方面：①动脉粥样硬化、高血压性小动脉硬化、动脉炎等血管性因素；②高血压等血流动力学因素；③高脂血症、糖尿病等血液流变学异常；④白血病、贫血、血小板增多等血液成分因素。

其相关危险因素有：高血压、血液黏稠、吸烟、酗酒、糖尿病和血管壁平滑肌细胞非正常代谢，其他如肥胖、胰岛素抵抗、年龄增长、性别（男性发病高于女性）、种族、遗传等，都是与心脑血管疾病相关的危险因素。

2. 主要临床表现

（1）心血管疾病的常见症状：心悸、气短、端坐呼吸、夜间阵发性呼吸困难、胸骨后的压迫性或紧缩性疼痛、胸闷不适、水肿、发绀、晕厥、咳嗽咯血、虚弱、嗳气、上腹痛、恶心、呕吐；左后背痛、左手臂痛等。

（2）脑血管疾病的常见症状：偏瘫、偏身感觉障碍、偏盲、失语；或交叉性瘫痪、交叉性感觉障碍、外眼肌麻痹、眼球震颤、吞咽困难、共济失调、眩晕等；或肢体无力、麻木，面部、上下肢感觉障碍；单侧肢体运动不灵活；语言障碍，说话不利索；记忆力下降；看物体突然不清楚；或眼球转动不灵活；小便失禁；平衡能力失调，站立不稳；意识障碍；头痛或者恶心呕吐；头晕、耳鸣等。

---

[1] http://baike.so.com/doc/5379105-5615336.html.

我是如何爱中医的——蒋戈利的中医多维创新之道

3. 相关检查内容

可根据具体疾病进行相应的中西医和人文整体医学检查检测。常规的现代技术检测项目主要为：①血压、心电图、血常规、尿常规、血脂、血糖、血液流变学测定等；②头颅 CT 和 MRI、脑血管造影、经颅彩色多普勒超声，可发现脑血管病变的部位和性质；③超声心动图、放射性核素心肌显像、选择性冠状动脉造影和冠状动脉血管镜等检查，有助判断心脏血管病变的部位和程度。

4. 常规诊疗方法

通过心脑血管疾病的临床表现及相关辅助检查，即可进行明确诊断。常规治疗方法包括：①保持心态平衡；②适度运动；③控制危险因素；④药物治疗；⑤外科治疗；⑥康复治疗。患者病情平稳后，从简单的被动运动开始，逐步做主动运动，最终达到生活自理的目的。早期康复训练对脑血管疾病患者的功能恢复尤为重要。

（二）专病疗法研发概况

早在 1987—1994 年，师从石学敏院士攻读中医针灸学硕士、博士学位期间，笔者就开始了探索高效便捷治疗心脑血管疾病的专病针灸疗法之征程[1]。近 30 年来，笔者立足于临床医疗实践一线，以融合中西医学和现代医学科技的开阔视野，聚焦中医针灸调治重大疾病的技艺真谛与作用原理的寻觅探究，陆续研发出了能简便灵验地治疗心脑血管病、颈腰椎脊柱病、心理情志障碍、代谢内分泌疾病、生活方式疾病与疑难杂病的系列专病疗法。从而，基本构筑起了富于技术特色与疗效优势的人文整体医疗技能框架，为建构人文整体疾病治疗学奠定了基础。

我们大胆地选择了当时尚无有效治疗方法、尚属世界性疑难病证的中风性延髓麻痹和病窦综合征，作为向严重心脑血管病发起挑战的对象，试图以"深入禁区、先难后易、各个击破"的攻坚路径与策略，研究出既有病灶针对性，又具全身整体性调治功效的人文整体调治技术，实现提高防治常见多发的心脑血管病疗效水平的目标。先后研创了具有"双向调治"功效[2]，专治脑血管疾病（脑梗死、脑出血、中风性延髓麻痹和脑萎缩等）的醒脑通经针法、通关利窍针法等[3]；专治心血管疾病（病窦综合征、高血压病、心绞痛、心肌梗死等）的益气复脉针法、宽胸理气针法等[4]。以这些专病针法为主，配合必要的中西药物和人文情境调治，形成了一套独特高效的心脑血管病的调治方法。

———————————————

[1] 蒋戈利，石学敏."通关利窍针法"针刺治疗假性延髓麻痹的临床及实验研究，天津医药，1992，（3）：168–171.

[2] 蒋戈利，马津全.针刺对慢性实验性病窦电生理的影响，上海针灸杂志，1996，15（2）：32–33.

[3] 蒋戈利，王国华，王鹤云.通关利窍针法治疗脑中风性假性延髓麻痹 300 例，上海针灸杂志，1997，16（2）：17–18.

[4] 蒋戈利.针刺对急性病态窦房结电生理影响的实验研究，针刺研究，1995（4）：28–31.

（三）人文整体调治方法

人文整体医学治疗心脑血管疾病，应遵循如下三项基本策略：①在充分收集、了解患者"身、心、灵、境四维"基本病情的基础上，采用"四维临床诊疗思维"模式，对具体的心脑血管疾病做出尽可能明确的诊断。②在明确病变关键和患者整体状况前提下，以"治病求本、标本兼顾，急则治标、缓则治本"为施治原则，以"针灸为主、药物为辅、身、心、灵三维整体调治"为施治方法。③依据病情轻重与患者个体的身、心、灵、境四维情形、意愿及自身条件，给予必要而适度的多元整体性治疗，如住院或门诊治疗、紧急抢救或常规调治、单一或综合疗法、普通针药调治或特殊针药调治等。

常见心血管病调治方法：①依据具体心血管病证，选择性地施以益气复脉针法、宽胸理气针罐疗法、三维一体调神针法等；②按中医辨证施药、西医对症用药原则，给予心血管病常规药物治疗；③依据患者个体病情，施以身、心、灵、境疾病解析法、心脏康复调治。依据心血管病证的恢复或转归情况，调整治疗方法，决定疗程安排。

常见脑血管病调治方法：①依据具体脑血管病证，选择性地施以三维一体调神针法、醒脑开窍针法、醒脑通径针法或通关利窍针法等；②按中医辨证施药、西医对症用药原则，给予脑血管病常规药物治疗；③依据患者个体病情，施以身、心、灵、境疾病解析法、脑血管病及其后遗症的康复调治。依据脑血管病证的恢复或转归情况，调整治疗方法，决定疗程安排。

（四）调治效能基本评估

在此对近五年（2011—2015）来，我们随机收治的心脑血管疾病患者的临床疗效做一统计分析，据此对人文整体调治法治疗常见多发的心脑血管疾病的调治效能，进行基本评估。其疗效判定标准，依据 2010 年版《最新临床疾病诊断与疗效判断标准》[1]，分临床治愈、显效、好转和无效四级评估。主要观察病种、例数及疗效分布情况，详见表 13-1。

[1] 王蔚文 . 最新临床疾病诊断与疗效判断标准 . 北京：人民卫生出版社，2010.

我是如何爱中医的——蒋戈利的中医多维创新之道

表 13-1　人文整体调治法治疗常见心脑血管病疗效评估（n，%）

病　种	病　症	例　数	临床治愈	显　效	好　转	无　效	总有效率
心血管病	高血压病	684	244/35.7	286/41，8	89/13.0	65/9.5	90.5
	心肌缺血	858	478/55.0	192/22.4	169/19.7	19/2.2	97.8
	心绞痛	376	241/64.1	86/22.9	30/8.0	19/5.1	94.9
	心肌梗死	295	112/38.0	132/44.7	20/6.8	31/10.5	89.5
	病窦综合征	174	78/44.8	63/36.2	20/11.5	13/7.5	92.5
脑血管病	脑梗死	1264	791/62.6	243/19.2	161/12.7	69/5.5	94.5
	脑出血	469	176/37.5	192/40.9	58/12.4	43/9.2	90.8
	脑萎缩	267	86/32.2	103/38.6	37/13.8	41/15.4	84.6
	延髓麻痹	418	221/52.9	94/22.5	67/16.0	36/8.6	91.4

人文整体调治法治疗心脑血管病的效能评估：

（1）富于人文内涵与整体调节作用的专病针灸疗法，调治心脑血管病证具有简便灵活、见效快等特点，确有良好的即时效应，对增进医患合作、增强医患调治信心，具有重要意义。

（2）富含人文精神与身心调治作用的"身、心、灵、境思维"解析疗法，能让患者及其家属全面地认识到心脑血管疾病的病因病理及不良心态、情绪、生活方式等，从而可以提高患者的依从性。

（3）人文整体调治法，对心脑血管疾病具有多元综合调治优势，注重改善患者的整体生命机能和生活质量，注重整体性调治效能，而非只注重局部病灶或单一检测指标的改变，相对于常规的中西医治疗方法，具有明显的疗效优势。

（4）从以上十大心脑血管疾病的临床疗效观察结果可见，在临床治愈率、显效率和总有效率方面，均处于较满意的高位水平，表明人文整体调治法具有良好的应用前景，值得进一步研究与推广。

（五）临床典型病例简介

1. 病态窦房结综合征治疗验案

刘凤坤，73 岁，女性，罹患心动过缓症（病窦综合征）19 年，经多方求医就治，心率仍然保持在 38 至 42 次 / 分。经过蒋主任两个疗程的针灸、中药配合心理心灵综合调治，感觉胸闷、憋气明显减轻，不时发生的心慌头晕好几个月没再患啦，好似沉闷的心室打开了门窗，同时周身脉络已渐渐通畅，两侧小腿浮肿现象也在渐渐消失；心跳频繁发生了变化，每分钟最高已经出现过 50 多次，一般情况可达 44 至 48 次 / 分，沉闷的心率已经开始复苏，使她看到了晚年健康生活的阳光！

当然，这与他所提倡的人性整体调治和他所领导的全军中医针灸医学中心医护团队的"细心、耐心和关心"分不开的。在贵院治疗期间，我深深感受到了他们独特的诊疗风格，也真实地了解了蒋博士的治学和创业特点。

"古朴的银针、锋利的银针、神奇的银针、闪光的银针"，是他对手中"武器"热爱至极而发自心底的颂扬；

"医海学无涯，求索永向前""众人为师我为徒，博采众长闯新路"，是他治学求知的精神和态度；

"仁心妙手播康宁，医患同心情似海"，是他治病救人的内心情感的真实写照；

"针刺治疗病窦综合征"国际领先科研课题的成功突破，是他"天道酬勤如神助，业道精进勤奋出"丰硕成果的标志之一。[1]

2. 脑中风性复视症治愈验案

家住天津河西区体院北的柴大爷，82 岁，去年因脑梗，就治于天津市脑系科医院。经过几个疗程治疗后，病情虽然得到基本控制，但却落下了复视的后遗症。除看东西重影（复视）而且物体移动外，老人还经常眩晕，走路不稳，需要常人照顾，严重影响了正常的生活。

家人经多方寻医，经朋友的介绍，柴大爷来到解放军天津疗养院。我们为他制订了五天为一个疗程的针灸治疗方案。2015 年 9 月 18 日，当扎完第一次针灸后，柴大爷感觉周身血液流速加快，情不自禁地行走活动。在医护人员和家属的劝说下，老人才耐着性子坐下休息。扎到了第四针，老人的复视症状已经大为改善，眼前的物体虽说还时有重影，但重影的程度较四天前减轻很多，而且大部分时间看东西已不再重影了。9 月 22 日，当笔者为老人进行了第五次针灸治疗后，奇迹出现了：老人眼前一片清朗，所有物体清晰可见，再也没有重影了。

柴大爷高兴得不得了，连声夸赞："针灸太神奇啦，针（真）乃神功！"并乘兴作了一首打油诗《五针降重影》：

> 脑梗之后患重影，戈利银针施神功；
>
> 五针过后笑开颜，天下景物成一统。

10 个月后随访（2016 年 7 月 8 日），患者一般情况良好，复视病证再没有复发。

---

[1] 蒋戈利. 杏林春秋 [M]. 天津：解放军海军测绘出版社，2009.

二、心脉病证临床康复研究及述评

——中西医融合治疗康复心脉病证研究

心脏康复，是一个古老而崭新的临床医疗问题。从起初的绝对卧床休息到"坐椅子疗法"，到病房步行疗法，再到规范的心脏运动康复，直到当今的综合性心脏康复，已有百余年的发展历程，其间经历了由被否定、质疑到普遍接受的过程。目前最新《美国心脏康复指南》对其权威的定义为：通过多学科合作，采取包括药物、运动、营养、心理和社会支持等综合干预手段，改变患者的不良生活方式，控制心血管疾病的各种危险因素，延缓或逆转动脉粥样硬化进展，降低心血管疾病发病率和病死率，使患者生理、心理和社会功能恢复到最佳状态，从而提高患者的生存质量，延长患者寿命[1]。由此可见，心脏康复如今正呈现出由"单一狭义"向"综合广义"发展的趋势。

尽管中医治疗心脉病证（胸痹）具有悠久的历史和丰富的经验，近现代中医药在这方面的研究也获得了令人可喜的进展，但较普遍的采用中西医结合的方式、用现代检测方法研究心脉病证的中医针灸康复治疗，才刚刚开始[2]。早在1991年，笔者率先开展了针刺治疗病态窦房结综合征（SSS）的临床与电生理实验研究，开启了中医针灸康复治疗心脉病证的先河。此后，我们陆续开展了中西医融合康复治疗心脉病证的系列临床及基础研究，并于2009年提出"中西医融合心脏康复"的概念，2014年承担解放军总后勤部的重大专项课题——针药结合运动疗法康复治疗军地冠心病临床研究。20多来，这一研究荣获多项军地科技进步或医疗成果奖[3]。

为推进和完善具有中国特色的中西医融合心脏康复医疗，现就我们对以中医针灸为主导的康复治疗心脉病证的多元研究进展与趋势，做一介绍与评述。

（一）概念阐释

鉴于医学观念与医疗方式的创新性和独特性，对本文的相关概念做一简要阐释。中西医融合，是笔者在创建"人文整体医学模式"过程中，依据"包容超越型"思维范式，提出并践行的"高度融合了中国传统医学与现代医学的理论和技能精华"的临床诊疗方式；是在"中西医并重"原则基础上，对"中西医结合"医疗方式的进化与

---

[1] 高积慧，江健锋.关于构建中医心脏康复单元的思考[J].新中医，2016，34（2）：12–14.

[2] 张莹，苏敬泽，李庆祥.中医药综合干预对急性心肌梗死患者心脏康复的影响[J].中西医结合心脑血管病杂志，2015，18（16）：1830–1832.

[3] 吴长波.国医智者蒋戈利[J].科技中国杂志，2010，12（3）：72–15.

升华[1]。治疗康复，是笔者依据"人文整体医学观"，基于防治结合原则、全程整体医疗理念和"治未病"理念，提出并倡行的"中西医融合基础上的治疗与康复并举并重、同时并进、无缝衔接"诊疗方式，是当今慢病尤其是冠心病的诊疗发展趋势[2]。心脉病证，是笔者基于人体的有机整体性和长期的心脏疾病诊疗实践，结合中西医对心脏疾病尤其是冠心病的病生理认识和临床表现，提出并论证的、对心血管疾病的新概括新命名，既符合"名实一致"的命名要求，更符合心血管的结构、功能与临床实际[3]。

（二）专病针法治疗心律失常研究概况

笔者在 1991 年开展了针刺治疗 SSS 的临床与实验研究，在基础理论、诊疗技术、疗效提升、效应规律与针刺作用原理等方面，均有显著建树。在此基础上，研发了主治心脉病证的专病针法——益气复脉针法，并持续开展了该针法康复治疗 SSS 的业务、拓展了该针法治疗其他心脉病证的适应证，取得良好的治疗效果和社会效应。

1. 专病针法治疗 SSS 临床及基础研究

（1）揭示 SSS 的中西医学的病生理机制：通过近千例流行病学调查和对典型 SSS 患者深入细致的分析，审症求因，基本揭示出了 SSS 的病生理机制。其中医学病机关键为：① SSS 的病位，主要在血脉，而与脾肾密切相关，其病变性质属虚属寒；②"心气阳虚、心神失调"是 SSS 的发病基础；③"心肾阳衰、心神失守"是 SSS 的病机本质；④ SSS 的病变过程，是一个由虚至实、或由虚至衰，渐至虚实夹杂，病情逐渐加重的演变过程，心气、心阳、心神和肾精亏虚，始终是 SSS 病机的主导方向[4-5]。

现代医学认为，SSS 的病生理关键为：由于窦房结及其周围组织的功能性或器质性病变，窦房结不能适时而规整地形成和传出人体生理所需要的心脏激动，是 SSS 的病理关键；严重而持续的窦性心动过缓，为其特征性表现[6]。

（2）确立针灸治疗 SSS 的治则组方及操作规程：基于 SSS 的中西医学病生理机制，依据"治病求本"诊疗原则，我们确立了康复治疗 SSS 的法则："益气温阳、调神复脉"为主，"活血通络、化痰宣痹"为辅。"益气温阳、调神复脉"，以补益心气，温通心肾之阳，恢复心神对心脏阴阳动静节律的激发与调节作用，从而产生提高基础心

［1］蒋戈利.医学观念的变革与人文整体医学模式的构建［D］.天津：南开大学，2015.

［2］蒋戈利.医学观念的变革与人文整体医学模式的构建［D］.天津：南开大学，2015.

［3］蒋戈利.杏林探索新征程（3）［M］.天津：赛可优数码印刷公司印制，2015.

［4］蒋戈利.针刺治疗病窦综合征的临床与电生理实验研究［C］.天津：天津中医学院研究生论文汇编，1994.

［5］蒋戈利.病窦综合征的中医病机探讨——附 30 例临床分析［J］.中国中医急救，1996，17（5）：45－46.

［6］夏志鸿.内科讲座（3）心血管疾病［M］.北京：人民卫生出版社，1981：121.

率、调整脉律的功效。"活血通络、化痰宣痹",乃是依据"辨证论治"和"辨病与辨证相结合"的诊疗模式,针对 SSS 的两大演变形式(证候)——心脉瘀阻和痰浊痹阻,而确立的[1]。

　　基于 SSS 的康复治疗法则和其心律失常的快慢分类法,依据经穴的相对特异性研究成果和临床经验、自身体验,确立了规范的穴位组方和针灸操作方法。穴位组方:①内关、郄门、人中、足三里;②内关、膻中、三阴交;③心俞、膈俞、肾俞。缓慢型 SSS 用①和③组穴,慢—快交替型 SSS 用②和③组穴[2]。

　　(3)评估针药治疗 SSS 的疗效及特点:做课题研究早间,笔者系统观察了针刺治疗 30 例 SSS 的效果,临床痊愈率为 20%,显效率为 43.34%,有效率 23.33%,无效率 13.33%,显效率 63.34%,总有效率为 86.67%[3];平均 11 个月的远期疗效评估结果,以上前三项疗效指数分别为 17.24%,37.93%,27.59%[4]。此后,继续进行了针药结合康复治疗 SSS 的疗效观察及其推广应用工作。截至 2015 年底,统计分析了我院 21 年(1994—2015)来治疗的 982 例 SSS,临床治愈率、显效率、有效率和总有效率,分别为 21.28%(209 例)、47.25%(464 例)、22.30%(216 例)、90.53%(889 例)。

　　同时,我们观察总结了针药结合康复治疗 SSS 的疗效特点,形成了以下基本认识:①针刺手法是提高疗效的关键之一,针刺治疗 SSS 的最佳手法和量学要素,是"操作应规范,得气须徐缓,感应不宜强,守气宜匀长,留针莫长懒"。②针刺收效以"逐渐生效、渐至稳定"为主要形式,针刺康复治疗 SSS 非一日之功,宜多疗程施治,才能获得较稳定的效果。③专病针法是治疗 SSS 可行可靠的非起搏非药物治疗方法,可以用于不需立即安装起搏器的中轻度 SSS 患者的治疗与康复[6]。

　　(4)探究了针刺治疗 SSS 的基本作用原理:通过窦房结功能临床检测(经食道心电起搏、24 小时动态心电监测和阿托品试验等)和心功能综合指标观测(无创伤心功能检测、心功能评级等),探明了益气复脉针法治疗 SSS 的两大作用原理:①活化窦房结功能,提高基础心率;②改善心脏功能,增加心输出量。这两方面的效能相辅相成、相得益彰,共同发挥作用,可促使病窦综合征的改善与康复。

---

[1]蒋戈利.试论病态窦房结综合征的中医治则与穴位组方[J].实用中西医结合杂志,1997,16(10):19-20.

[2]蒋戈利.略论针灸治疗病窦综合征的理—法—方—穴—术[J].中西医结合实用临床急救,1997,13(5):34-35.

[3]蒋戈利.针刺治疗病窦综合征的临床与电生理实验研究[C].天津:天津中医学院研究生论文汇编,1994.

[4]蒋戈利.针刺治疗病窦综合征远期疗效分析——附 29 例随访报告[J].中国中医药科技,1995,2(2):38-39.

[5]Jiang Geli, Luo Li. Late Result Analyzing on SSS Treated With Acupuncture –A Follow-up Report of 29 Cases. The World Acupuncture and Moxibustion, 1994, 5(4):49 - 51.

[6]蒋戈利,卢绍强,罗利.针刺治疗病态窦房结综合征的临床与电生理研究[J].中国针灸,1995,15(S2):28-31.

2. 针刺治疗 SSS 的电生理实验研究

为探究针刺治疗 SSS 的作用机理，笔者做了临床试验和急慢性动物（兔）实验，客观、量化地观测了针刺对窦房结（SAN）电生理功能的干预效应，以便从临床和实验两方面探求针刺的作用机制。

（1）针刺对 SSS 患者心电生理的调治效验：窦房结恢复时间（SNRT）、尤其是校正窦房结恢复时间（CSNRT）和心动周期（SLC），是客观反映 SAN 自律功能最为直接的电生理指标[1]；窦房结传导时间（SACT）可准确反映 SAN 的传导功能[2]。我们采用心脏电生理诊疗仪，经食道心房调搏法，测定 SNRT、CSNRT；运用 Neural 法[3]，测定 SACT。

在课题研究期间，随机选择了部分 SSS 患者进行了窦房结功能的检测。临床试验结果表明，针刺特定穴方能显著改善 SNRT、CSNRT 和 SLC（n=9，$p < 0.05$ or < 0.01）；对 SACT 也有明显的改善趋势（n=5，$p < 0.05$）。从而，从 SSS 患者身上直接证实了，针刺治疗确能增强 SSS 患者的窦房结电生理功能，患者 SAN 的自律与传导功能的改善与临床病证的改善呈现出良好的正相关关系。

（2）针刺对病窦模型心电生理的调节效应：为进一步从动物实验的角度，检验针刺治疗 SSS 的调治作用，以便深层次地探讨针刺对病态窦房结电生理调节机制，笔者观测了针刺特定穴方对实验性病窦模型心电生理干预效应[4]。

以日本大耳白兔为实验对象，采用甲醛外敷法制作了急慢性实验性病窦模型，全程用示波器连续观测心率、心律变化。观测指标及方法：①采用超速抑制分级递增法[5]，测定窦房结恢复时间（SNRT）、校正窦房结恢复时间（CSNRT）；②采用短阵起搏法，测定窦房结传导时间（SACT）；③采用短阵超速递减法[6]，测定窦房结有效不应期（SNERP）。针刺穴方：内关、郄门、人中穴点。实验分期：①急性实验性病窦，病窦模型稳定后开始实验；②慢性实验性病窦，病窦模型稳定后，测定心电参数，随即缝合切口，1 周后进行实验。

急、慢性实验监测结果表明，针刺对急慢性病窦模型的心电生理功能，均具有显著的调节效应，其调节作用可概括为：①增快窦性心率；②纠正窦房交界区心律失常；③可明显缩短 SNRT 和 CSNRT，提高窦房结自律性；④能短阵性地缩短 SACT，改善

［1］石毓澍.临床心脏病电生理学［M］.天津：天津科技出版社，1988.

［2］石毓澍.临床心脏病电生理学［M］.天津：天津科技出版社，1988.

［3］蒋戈利，马津全.针刺对急慢性病态窦房结电生理影响的实验研究［J］.针刺研究，1995，8（4）：51 –53.

［4］蒋戈利，马津全.针刺对急慢性病态窦房结电生理影响的实验研究［J］.针刺研究，1995，8（4）：51 –53.

［5］蒋戈利.针刺对心动过缓、过速电生理学影响的实验研究［J］.上海针灸杂志，1995，9（6）：17–19.

［6］王文远，蒋戈利.平衡医学［M］.香港：亚洲医药出版社，1999.

我是如何爱中医的——蒋戈利的中医多维创新之道

窦房结传导性；⑤明显缩短SNERP，增强窦房结的兴奋性。基于以上实验结果，笔者通过针刺对窦房结电生理的调节效应，提出并论证了针刺治疗的作用机制：针刺的拟交感（神经）作用，是针刺治疗SSS的主要机制之一，它既可在一定程度上抑制或调节迷走神经张力，更能逐渐兴奋和蓄积维持交感神经的作用，增强窦房结的起搏和传导机能，从而起到治疗SSS的功效[1]。

3. 针刺治疗心率失常的电生理实验研究

为探索针刺对心率快慢不同类型的心律失常的效应及其特点，进一步探究针刺治疗慢—快交替型SSS的电生理机制，我们开展了针刺治疗心率失常的电生理实验研究。

（1）针刺对实验性心率失常的调节效应

实验分类与方法概要：①针刺对心动过缓模型（兔）窦房结自律性的影响，采用乙酰胆碱（1.25mL/kg）和心得安（0.125mL/kg）联合静脉给药法，制作心动过缓模型；②针刺对心动过速模型（兔）窦房结自律性的影响，采用阿托品（0.2mL/kg）和异丙肾（0.2mL/kg）联合静脉给药法，制作心动过速模型。针刺穴方：前者为内关、郄门、人中穴点；后者为内关、膻中穴点。观测指标：两个实验同样动态观测心率（HR）、SNRT、CSNRT。

实验观测结果：过缓型、过速型心率（律）失常模型的窦房结电生理的自律性指标，都随着时程节点呈现出向正常数值双向回归的趋势，表明针刺对心律失常的窦房结电生理功能，具有双向调节效应。这为针刺治疗不同类型的心律失常及慢—快交替型SSS，提供了电生理实验依据[2]。

（2）针刺调治心律失常的作用规律及原理：针刺对心律失常模型窦房结电生理功能所产生双向调节效应，证明针刺特定穴方具有以下两方面的作用：①通过增强β受体活性、抑制M受体，加速消解因"乙酰胆碱和心得安"引起的迷走神经过度兴奋，增强过低的窦房结自律性；②通过增强M受体活性、抑制β受体，加速消解因"阿托品和异丙肾上腺素"引起的交感神经过度兴奋，增强降低过高的窦房结自律性。基于针刺治疗既可增强过低的SAN自律性、也可抑制过高的SAN自律性的效应特征，笔者提出并论证了针刺治疗对人体生命机能、病变状态的作用规律和调治原理——针刺的"双向趋衡调节作用"原理[3]。

---

[1] 黄元铸，编译. 心律失常电生理检查及处理 [M]. 南京：江苏科技出版社，1988：89-95.

[2] 张宝珍，蒋戈利. 强心冲剂对家猫实验性心衰时心功能影响的实验研究 [J]. 中国中医药科技，1997，4（6）：34-36.

[3] 蒋戈利. 脊柱源性疾病学的理论构建与人文针灸防治进展 [J]. 解放军医药杂志，2015，27（1）：1-6.

三、中西医融合治疗康复冠心病研究概况

继针灸治疗康复以 SSS 为主的心律失常的系列研究之后，中西医融合防治心脉病证的研究进入第二阶段，即以冠心病为重点的临床探索阶段。其间，我们主要做了以下几个方面的研究工作：①中西医融合治疗 AMI 并心律失常临床研究：这是我们承担的国家级八五攻关项目。通过针药结合的临床诊疗研究和针刺治疗急性心梗合并心律失常模型（狗）的实验研究，取得了多项成果：①探明了 AMI 合并心律失常的中医病机关键，即气血瘀滞，心络瘀阻，心神失司。②确立了该病的诊疗路径——西医救急治标，中医调养治本；治疗原则——通脉活络，化瘀除痹，养心宁神；建立了集中西药物、针灸、康复于一体的诊疗方案。③基于临床与实验研究结果，探讨了中西结合治疗康复该病的作用机制。该成果荣获天津市科技进步二等奖。②强心冲剂治疗充血性心衰临床及实验研究：基于临床经验和中药药理分析，我们研制了主治充血性心力衰竭的院内制剂——强心冲剂，并开展了系列的临床疗效观察和动物（猫）实验研究，取得良好的治疗效果，现已在多家医院推广应用[1]。该成果荣获军队科技进步三等奖。

（一）中西医融合防治心脉病证新进展

随着本中心在脊柱源性疾病学和人文整体医学模式方面研究的逐步深入，使中西医融合防治心脉病证的探索迈入了多元研究的阶段，在以下几个方面取得了新的进展。

1. 脊柱源性血脉病证及其诊疗的新拓展

在创建脊柱中心论、脊柱源性疾病学[2]、全息失衡标志与脊柱—脏器疾病相关学说[3]和颈椎病变与缺血性心脑血管病相关学说过程中，笔者逐步认识到某些心脉病证与脊柱病变密切相关，而心脏检查（如心电图、彩超等）并无器质性病变。于是大胆提出了颈源性类冠心病、颈源性高血压、颈源性脑梗死等新概念、新病名，并进行了较系统的探索，初步建立相应的诊断标准和调治方案，开展了相关的理论与临床研究[4-6]。

［1］蒋戈利，刘文红，张彬彬.脊柱源性疾病学的理论构建［J］.中华脊柱健康医学，2014，3（8）：16-19.
［2］蒋戈利，李坚将.三步针罐疗法治疗颈性冠心病临床观察［J］.天津中医，2002，19（4）：19-21.
［3］邢军，蒋戈利.三步针罐疗法治疗颈性高血压疗效分析［J］.安徽中医学院学报，2003，16（5）：28-29.
［4］蒋戈利，李坚将.三步针罐疗法治疗颈性脑梗死疗效观察［J］.新中医，2003，21（6）：67-68.
［5］把中医应用到心脏康复领域［W］.中医中药秘方网，2015-03-21.
［6］胡大一.探索心脏康复模式解除困局［W］.http://heart.39.net/a/120827/4040904.html，2012-08-27.

我是如何爱中医的——蒋戈利的中医多维创新之道

这些新概念、新病名，已被医学界公认和采纳。

2. 心脉病证的人文整体调治理念与方法

（1）心脉病证的人文整体调治理念：应遵循如下基本策略：①在充分收集、了解患者"身、心、灵、境四维"基本病情的基础上，采用"四维临床诊疗思维"模式，对具体的心脉病证做出尽可能明确地诊断。②在明确病变关键和患者整体状况前提下，以"治病求本、标本兼顾，急则治标、缓则治本"为施治原则，以"针灸为主、药物为辅、身、心、灵三维整体调治"为施治方法。③依据病情轻重与患者个体的身、心、灵、境四维情形、意愿及自身条件，给予必要而适度的多元整体性治疗，如住院或门诊治疗、紧急抢救或常规调治、单一或综合疗法、普通针药调治或特殊针药调治等。

（2）常见心脉病证调治方法：①依据具体的心血管病证，选择性地施以益气复脉针法、宽胸理气针罐疗法、三维一体调神针法等；②按中医辨证施药、西医对症用药原则，给予心血管病常规药物治疗；③依据患者个体病情，施以身、心、灵、境疾病解析法、心脏康复调治。依据心血管病证的恢复或转归情况，调整治疗方法，决定疗程安排。

（二）中西医融合心脏康复研究新突破

随着我国冠状动脉搭桥术和支架术的广泛开展，2012 秋，本中心在军内率先开设了冠状动脉血运重建术后患者的中西医结合心脏康复业务。随着心脏康复治疗经验的积累与丰富，和相关基础理论的探索与升华，笔者 2014 年初提出并论证了心脏康复领域的一个全新概念——中西医融合心脏康复学。

（三）中西医融合心脏康复的优势与前景

20 多年来，我们在中西医融合防治心脉病证方面的进行了全景式的探索，简略地介绍了各阶段的研究重点和取得的进展，使我们清晰地认识到，中西医融合治疗康复心脉病证的方向选择是明智的，具体的探索路径清晰而明朗，每一步的业务拓展和学术研究目标明确而富于成效，使我们逐步迈上构建和完善"中西医融合心脏康复医学"的快车道。这充分表明，中西医融合防治心脉病证的多元研究，较之单一的研究路径，较之单纯的中医药、针灸或西医方式，具有可想而知、无法比拟的优势和前景。笔者认为，其根源还在于思维方式、医学观念和研究格局。

康复医学是一门有关促进残疾人及患者康复的医学学科。更确切地说，康复医学是为了康复的目的而应用有关功能障碍的预防、诊断和评估、治疗、训练和处理的一门医学学科。在现代医学体系中，已把预防、医疗、康复相互联系，组成一个统一体。现代康复医学是近半个世纪来蓬勃发展起来的，它的发展是人类医学事业发展的必然趋势，也是现代科学技术进步的结果。1993 年 WHO 提出："康复是一个帮助病员或残疾人在其生理或解剖缺陷的限度内和环境条件许可的范围内，根据其愿望和生活计划，促进其在身体上、心理上、社会生活上、职业上、业余消遣上和教育上的潜能得到最充分发展的过程。"

由此可见，不同的传统医学门类已呈现出"统一化、一统化"趋势；康复的内涵已从早期的"战伤残疾"恢复，扩展到尽可能的"受损生命潜能"的整体性恢复。令人惊喜的是，前者完全契合笔者倡建的"人文整体医学模式"的所倡导的医学观念，后者正是笔者创建的"身、心、灵、境四维"生命观、健康观和医疗观的具体内涵。随着具有一系列的原创思维观念、医学理论、诊疗方式的人文整体医学及其模式在康复医学领域的运用，将极大地丰富康复医学的科学内涵、理念方法，极大地拓展康复医学的学科范围，显著地提高康复治疗的质量与效果，从而更有利于包括心脏康复在内的现代康复医学的健康发展。因此，我们相信，经由中西医融合途径，充分实现"身、心、灵、境四维"整体康复的理念，必将正确引领、大大促进康复医学的发展。

四、肺系病证专病研究进展概要
——基于肺朝百脉的新认知新疗法新功法研究

"肺朝百脉"，是中医基础理论对肺脏生理功能的经典认识，出自《素问·经脉别论》。学界认为，肺朝百脉的本义有二：一是肺的功能，通过人体的各条经脉、各个穴位而发生作用；肺的功能好坏，也可通过各条经脉、各个穴位表现出来。二是人体的各条经脉、各个穴位，其功能作用的好坏，最终都能影响到肺的功能状态，体现在肺的病证表现[1]。目前，对"肺朝百脉"的内涵研究主要体现在对"朝"实质探讨上，其临床研究主要偏向于肺病、心血管疾病的防治[2]，而对"肺朝百脉"理论的中西医融合探讨，并基于这一理论研发新疗法的研究，鲜有涉及与报道。多年来，笔者采用"包容超越型"的中西医融合思维，提出"肺朝百脉"理论的新认知和新的指导意义，研发了多种新诊法新功法，取得了良好结果。

（一）"肺朝百脉"理论的内涵思辨

1."肺朝百脉"的内涵溯源

"肺朝百脉"，源自《黄帝内经·素问·经脉别论》。经文记载："脉气流经，经气归于肺，肺朝百脉，输精于皮毛。毛脉合精，行气于府。府精神明，留于四藏，气归于权衡。权衡以平，气口成寸，以决死生。"

历代中医医家对"肺朝百脉"，多有论述或发挥。纵览中医古籍，历代医家的阐释主要有以下几条：①张景岳注解："经脉流通，必由于气，气主于肺，故为百脉之朝会。"②张志聪注解："百脉之经气，归于大经，经气归于肺，是以百脉之气，皆朝会于肺也。"③唐·王冰注为："言脉气流经，乃为大经，经气归宗，上朝于脉，肺为华盖，位复居高，治节由之，故受百脉之朝会也。由此故肺朝百脉，然乃布化精气，输于皮毛矣。"④明·张介宾注为："精淫于脉，脉流于经，经脉流通，由必于气，气主于肺，而为五脏之华盖，故为百脉之朝会。"

现代各版《中医基础理论》教材"肺朝百脉"均有阐述，如"朝，即会聚之意；肺朝百脉，即是指全身的血液，都通过经脉而会聚于肺，通过肺的呼吸，进行气体交换，然后再输布到全身。"邸若虹等通过对"肺朝百脉"的文理、医理分析，认为"肺朝百脉"为肺与全身脏腑组织之间存在经络上的直接联系。贺金等提出，"肺朝百脉"理论是对气血关系、心肺关系的高度概括，与西医学对循环系统的论述是不谋而合的。

2. "肺朝百脉"的理论内涵思辨

传统中医学往往依据"天人相应"的思维范式，采用"取类比象"的推理方式，认识人体结构与生命机能。肺在十二官中属"相傅之官"，主气、主治节。肺的"丞相职位"，决定了它有全方位的管理、调和职能，它是"心"即君主之官意志的贯彻者、执行者和体现者，因此，它不光可以管理自己的事情——肺气，它还可以在心的授权下，代替心管理心所主的血脉运行。

那么，肺作为"相傅之官"，是如何管理全身机能，其"主气"和"主治节"的机枢环节体现在哪呢？纵观人体的深邃奥秘，其发挥"相傅"之职的管理机枢与关键环节，就在于"肺朝百脉"这一天然而独特的生理结构与功能。

在古代，朝廷的指令要下达并贯彻落实，这个指令，最先是在朝廷中的朝会上通报的。皇帝一升早朝，文武百官皆到，人齐了，文官宣读君主旨意，宣读之后文武百官都听明白了，听明白了，回去再将此指令逐级往下通报，传至各自管辖的领域。

朝廷的指令要贯彻下去，必须通过这个"朝会"方式，而朝廷要了解全国的情况，也是通过这个"朝会"环节。朝廷的各个部门，收到下面递上来的折子，这些折子反映的就是下面存在的一些问题，一些需求，下面处理不了了，才需要向上面汇报，需要上面来协调，这些事情的解决也离不开一个"朝"字。

肺，这个相傅之官，光靠一个朝会，是不可能很好地辅佐皇帝、帮助皇帝贯彻、执行、落实、监督君主旨意的，它还必须有权，对下面一些不称职的官员进行任免，肺的这个作用就是"治节","肺主治节"讲的就是这个意思。治是治理的治，节则是节度使。节度使也就是全国的各级官吏，在人体也就是365个穴位。肺统管全国的节度使，也就是人体的365个穴位还不行，还需要有良好的信息流传递，这个信息流就像皇帝下达的诏书，也像下面上递的折子，而这个传递的信息流，就是人体之中的"气"。

由此可见，"肺朝百脉"，既是传统中医学探究人体结构与功能的结果，也是阐释心与肺"君相关系"、气流与血运"神秘交互转化机制"的认识方法。"肺朝百脉"，不仅只是一个的中医生理学论断或认知，而且是一个具有丰富而深邃内涵的医学理论，对基础医学研究和临床医学实践，均有重要而深远的指导意义。

（二）"肺朝百脉"理论的新认知

客观而论，"肺朝百脉"，既是中医学对人体内在生理结构的形象认识，也是中国古代医家对复杂而神奇的生理功能的抽象认知，更是对一个亘古未变、中外相同的生命存在的具有永久指导意义的理论升华。现今看来，虽然上述历代医家对"肺朝百脉"所做的注解，是古代前贤基于当时科技水平，做出的认知所及的阐释与描述，离现代医学的理解和认识有较大距离，但已经基本认识到了"肺脏在（氧）气与血（液）交汇渗透过程中"的关键环节和机枢作用，这也许正是"肺朝百脉"理论的精髓所在。这在两千多年前的人类认知水平上，能认识到如此接近真实真理的程度，堪称神奇、神妙。

对人体结构和生理功能，尽管中西医学认知方法不同、描述语言各异，但基于人体同一个结构和同一种功能的客观现象，应当有互通互鉴之处、汇通融合之径。因此，当今我们要准确地认识"肺朝百脉"的科学含义，就必须从肺的生理、功能、特点等多方面，用中西医融合的思维方法，用现代语言，进行研究与阐释。

笔者基于中西医融合思维方式，进行了较深入的探究，对"肺朝百脉"理论得出了不同凡响的新认知："肺朝百脉"是中国传统医学一个内涵丰富的经典理论，蕴涵着多重深邃的生理学认识，阐释的关键在于对"朝"和"脉"的完整准确的理解与把握，其核心内涵主要有四：

（1）"肺"，既指五脏之一的肺脏，更确切的意指应当为由肺泡、血脉与经脉等构成的网状组织结构。

（2）此处的"朝"，其意项有二：①意指朝会、会合，即气管中的气流与血管里的血液的交汇与渗透；②"朝"通"潮"，意指像潮汐般有节律地起伏流动，即组织间液犹如潮汐一样顺着经络循行路径的流动与输布。

（3）此处的"脉"，其意项有二：①意指为血脉，即营运输布血液的血管；②意指经脉，即营运输布津液（组织间液）的经络；脉的综合含义，则是指运行气血的脉道网络，亦即大小血液循环系统和经络系统。

（4）此处的"百"意指众多、丰富，即寓意人体周身的血脉系统与经络系统的丰富、复杂与庞大。唯有如此，才能完整而准确地认识"肺朝百脉"理论的深邃意涵。

（三）"肺朝百脉"的生理学特点新阐释

1. "肺朝百脉"的血脉生理学阐释

基于以上新认知，笔者认为，"肺朝百脉"在功能认知方面，与西医学的循环系统相一致；在结构认知方面，与现代生理学的肺循环基本一致；在生命信息和内稳态调控方面，与神经、经脉密切相关。通过对肺循环及其特点、神经—经络调节的阐述，可深化对"肺朝百脉"内涵的科学认识，可拓展"肺朝百脉"理论的临床指导意义。

（1）肺循环的循行途径，体现出"肺朝百脉"的朝会内涵：从右心室射出的静脉血入肺动脉干，肺动脉干起自右心室，是肺循环主干，向左后上斜行至主动脉弓下房，分左右肺动脉。左肺动脉较短，经食管、胸主动脉前方至肺门，分两支进入左肺。右肺动脉较长，经升主动脉、上腔静脉的后方达右肺门。经过肺的左右动脉在肺内的各级分支，与支气管的分支伴行，最后达肺泡壁，形成毛细血管网，在此进行气体交换，使静脉血变成含氧丰富的动脉血，经肺内各级肺静脉属支，再经肺静脉注入左心房。肺静脉起自肺泡壁的毛细血管网，逐级汇合成肺静脉，注入左心房。肺静脉分左右两支，分别称为左上肺静脉、左下肺静脉、右上肺静脉、右下肺静脉。肺静脉内为气体交换后含氧较高的血红色血液。血液沿上述路径的循环称为肺循环或小循环。肺循环的特点是路程短，只通过肺，主要功能是完成气体交换。流回右心房的血液，经右心室压入肺动脉，流经肺部的毛细血管网，再由肺静脉流回左心房。

（2）肺循环的两大特点，凸显着"肺朝百脉"的生理特征

①阻力小、血压低：肺动脉的管壁薄、分支短而、管径较粗，故肺动脉的可扩张性较高，对血流的阻力较小。肺循环动脉部分总的阻力和静脉部分总的阻力大致相等，故血流在动脉部分的压力降落和在静脉部分的压力降落相等。由于肺循环血管对血流的阻力小，所以，虽然右心室的每分输出理和左心室每分输出量相等，但肺动脉压远较主动脉压为低，利于气血交融、气体交换。

②容量大、伸缩强：肺部的血容量约为450mL，占全身血量的9%。由于肺组织和肺血管的可扩张性大，故肺部血容量的变化范围较大。在用力呼气时，肺部血容量减少至约200mL；而在深吸气地可增加到约1000mL。由于肺的血容量较多，而且变化范围较大，故肺循环血管起着贮血的作用。当机体失血时，肺循环可将一部分血液转移

至体循环，发挥代偿作用。

（3）肺—体循环相序联动，是"肺朝百脉"代心行血的体现：体循环和肺循环虽是两条不同的循环路线，但它们是同时进行的，循环的起止点都在心脏，有赖于心脏持续的收缩—舒张推动。心脏把两条循环路径紧密地联系在一起，形成了一个完整的"肺—体循环相序联动"的血运网络，为人体各组织细胞不断运来氧气和养料，又不断地运走二氧化碳和其他废物，从而完成体内物质的运输任务。依据中医学藏象理论的脏腑功能归属，血运应归属"心"脏，即所谓"心主血脉"。由完整的"肺—体循环相序联动"的血运系统可见，肺循环是"心主血脉"不可或缺的重要环节与组成部分，没有"肺朝百脉"的参与和协助，就无法实现心主血脉（血液循环）、吐故纳新（新陈代谢）等基本生命机能。由此可见，肺—体循环相序联动，是"肺朝百脉"代心行血的体现，也证明中医基础理论的科学性，足见中医祖先和中华民族的生命科学的超前智慧。

2. "肺朝百脉"的经脉生理学阐释

（1）组织间液经脉循行，体现着"肺朝百脉"的潮汐内涵：众所周知，人体内的液体除血管中流动的血液外，还有大量的广泛分布于组织间隙的组织液，即中医学所谓的"津液"。中医学认为，津液是人体不可或缺的组成部分，具有濡养、濡润机体组织器官的功能，也具有移动循行的特性，其循行依赖于肺的输布功能，有赖于"肺朝百脉"的潮汐式运行方式。人体经络的实质虽然至今仍未完全明了，其物质基础是多方面的，可能还有其他的内涵，但是，组织液这一物质内含是一定包括在内的主要内容之一。正如《素问·五脏生成论》所言："诸气者皆属于肺，此四肢八溪之朝夕（潮汐）也。"

对于"经络潮汐式运行输布体液，体现着'肺朝百脉'潮汐内涵"，主要有以下几项证据：

①统中医经典依据：《难经》开篇即说："人一呼脉行三寸，一吸脉行三寸，呼吸定息，脉行六寸"。由此不免让我们产生了这样一个问题：古代中医为什么不说心一跳脉行多少？从现代医学而言，应该是心一跳，人体血管中的血液运行多少，中医不说心一跳脉行多少，而是说"肺一呼脉行三寸，一吸脉行三寸"，这个速度很缓慢，三寸而已，一呼脉就走这么一点，一点点地走。为什么？唯一的解释，就是《难经》所说的"脉"，指的不是血管，只能是经络。既然此处"呼吸定息脉行六寸"中的"脉"，不是血管而是经络，那么循脉所行六寸的东西，就肯定不是血液，而是组织间液（亦即津液）。这种较缓慢的津液运行模式，是在肺呼吸推动下，所形成的经络潮汐式运行、输布的方式。

②"肺主治节"生理功能："节"意指犹如竹节一样，一段一段地相序连接延续，

延伸为运动或循行的节奏、节律。肺主治节，就是肺脏通过均匀的一呼一吸，来有节律地调节机体的经络运行。调整呼吸的作用，就是让你身体气血运行得更有力量，如果呼吸不匀，推动经络运行的力量是弱的。所以很多古老的修炼方式，比如气功、静坐、瑜伽等，都是从深长的、有节奏的呼吸开始的。明白了这点，就不难理解，为什么很多运动方式，都以调整呼吸为主要方式。为什么练打坐对身体有益呢？有人坐那儿打坐一点儿没动，到最后一身全是汗，为什么？因为他整个调整呼吸。瑜伽、气功等，把其神秘的东西抛去以后，它们最基本的就是让人调整呼吸。

③最新研究成果：经络究竟是什么，这一直是个谜。中国中医科学院针灸研究所张维波教授领导的课题小组的实验研究成果认为：经络是体内组织液流动的通道。把放射性同位素打到猪的肌体里边，进行跟踪拍照，结果发现，放射性同位素是沿着一定的线路行走的，这些线汇集之处，即"穴位"之所，这些行走的线路，与中医经络循行路径基本一致。在这些线路里面，营养物质在朝全身输送，不仅是血管在输送，组织液也在输送。当猪身上的各条经脉都找到后，他们把凝胶样的东西注射进猪的胃经，将胃经阻滞后，结果猪的食物摄入量急剧下降，导致实验猪死亡。课题组发现，实验猪没吃食物，肚子却明显膨隆胀大。解剖发现，一打开全是空的，一股气出来了，那个味很难闻。由此证明，经络确实与脏腑功能相关。

（2）交感迷走双重支配，发挥着"肺朝百脉"的权衡作用：肺循环血管受交感神经和迷走神经支配。刺激交感神经对肺血管的直接作用是引起收缩和血流阻力增大。但在整体情况下，交感神经兴奋，体循环的血管收缩，将一部分血液挤入肺循环，使肺循环内血容量增加。循环血液中的儿茶酚胺也有同样的效应。刺激迷走神经，可使肺血管舒张。乙酰胆碱也能使肺血管舒张，但在流经肺部后即分解失活。

（3）经—脉气血承续流通，是"肺朝百脉"双重输布的机能：以上两方面的阐释表明，血管、经络是人体气血运行与输布的两大途径。这两大途径，都有赖于"肺朝百脉"这一关键的枢纽作用，既相对独立、自成网络体系，又相互渗透融合、承续流通，共同发挥着运行、输布气血津液，以维持体内血液、组织间液的正常运行与新陈代谢。因此，经—脉气血承续流通，是"肺朝百脉"双重输布的机能。

（四）"肺朝百脉"病生理学特点新阐释

人体每一个经络与五脏六腑、官窍器官、四肢百骸有序相连，息息相通。脏腑组织的功能会影响经络，而经络的畅通与否，也影响着脏腑组织的功能。组织液通道跟海里的暗流一样，而人体也有类似的管道（经脉），管道会透过一些筋膜、肌肉，在体内流动，非常细微的流动，然后把营养物质输布到全身各部位，同时为体表提供防御物质。因此，经脉的通畅，是脏腑组织功能正常运行的前提，是人体生命健康的保障；经脉阻滞不畅、脉道堵塞或损伤，就会导致脏腑组织功能的损害，引起疾病的发生。

以上对"肺朝百脉"理论的新认知及其生理学的现代阐释，充分揭示了"肺朝百脉"与经脉、血脉的密切关系，进一步论证了"肺朝百脉"血液循环、体液输布的关键作用，"肺朝百脉"功能的失调或损害，将直接影响到经脉和血脉的功能状态，影响到血液和体液的正常运行与输布，其病理意义是可想而知的。整体而言，"肺朝百脉"异常，不仅是呼吸系统疾病发病及其病变发展的关键所在，也是人体病变、疾病的发生与发展的基本因素与重要环节之一。

基于"肺朝百脉"结构与生理学的阐释，我们可以对其病生理学特点，做如下的简要归纳与阐述。

（1）肺朝百脉的外环境接触特性，决定其特有的疾病谱特点：呼吸系统在人体的各种系统中与外环境接触最频繁，接触面积大。成年人在静息状态下，每日有12000L气体进出于呼吸道，在3亿～7.5亿肺泡（总面积约$100m^2$）与肺循环的毛细血管进行气体交换，从外界环境吸取氧，并将二氧化碳排至体外。在呼吸过程中，外界环境中的有机或无机粉尘，包括各种微生物、异性蛋白过敏原、尘粒及有害气体等皆可吸入呼吸道肺部引起各种病害。其中以肺部感染最为常见，原发性感染以病毒感染最多见，最先出现于上呼吸道，随后可伴发细菌感染；外源性哮喘及外源性变应性肺泡炎；吸入生产性粉尘所致的尘肺，以矽肺、煤矽肺和石棉肺最为多见；吸入水溶性高的二氧化硫、氯、氨等刺激性气体会发生急、慢性呼吸道炎和肺炎，而如果吸入了低水溶性的氮氧化合物、光气、硫酸二甲酯等气体，损害肺泡和肺毛细血管易发生急性肺水肿。

（2）肺朝百脉的经脉朝会特性，决定肺与脏器病变的互传趋向：肺有两组血管供应，肺循环的动、静脉为气体交换的功能血管；体循环的支气管动、静脉为气道和脏层胸膜等营养血管。肺与全身各器官的血液及淋巴循环相通，所以皮肤、软组织疖痈的菌栓、栓塞性静脉炎的血栓、肿瘤的癌栓，可以到达肺，分别引起继发性肺脓肿、肺梗塞、转移性肺癌。呼吸系统的肺癌，肺部病变亦可向全身播散，如肺癌、肺结核播散至骨、脑、肝等脏器；同样亦可在肺部发生病灶播散。

肺循环的血管与气管—支气管同样越分越细，细小动脉的截面积大，肺毛细血管床面积更大，且很易扩张。因此，肺为一个低压（肺循环血压仅为体循环血压的1/10）、低阻、高容的器官。当二尖瓣狭窄、左心功能衰竭、肝硬化、肾病综合征和营养不良的低蛋白血症时，会发生肺间质水肿，或胸腔漏出液。

一些免疫、自身免疫或代谢性的全身性疾病，如结节病，系统性红斑狼疮、类风湿性关节炎、皮肌炎、硬皮病等都可累及肺部。此外，肺脏还有非呼吸性功能，如肺癌异位性激素的产生和释放所产生内分泌综合征。

（3）肺朝百脉的气血枢机特性，决定浊气烟尘对肺的危害性：病因学研究证实，呼吸系统疾病的增加与空气污染、吸烟密切相关。有资料证明，空气中烟尘或二氧化硫超过 1000μg/m³ 时，慢性支气管炎急性发作显著增多；其他粉尘如二氧化碳、煤尘、棉尘等，可刺激支气管黏膜、减损肺清除和自然防御功能，为微生物入侵创造条件。工业发达国家比工业落后国家的肺癌发病率高，说明与工业废气中致癌物质污染大气有关。吸烟是小环境的主要污染源，吸烟与慢性支气管炎和肺癌关切。1994 年 WUO 提出，吸烟是引起死亡的最大"瘟疫"。经调查表明，发展中国家在近半个世纪内，吸烟吞噬生灵六千万人，其中 2/3 是 45～65 岁，吸烟者比不吸烟者早死 20 年。如按目前吸烟情况继续下去，到 2025 年，世界每年因吸烟致死将达成 1000 人，为目前死亡率的 3 倍，其中中国占 200 万人。现在中国烟草总消耗量占世界首位，青年人吸烟明显增多，未来的 20 年中，因烟而死亡者将会急剧增多。

（五）基于"肺朝百脉"的疗法功法研发进展

长期以来，"肺朝百脉"理论对中医药临床诊疗实践和养生保健方法，发挥着重要的指导作用。笔者在临床诊治和多元医学研究工作中深深体会到，以上"肺朝百脉"理论的新认知，对认识人体机能的整体性具有思维启迪作用，对个体化整体性诊疗模式，对新疗法—针法—功法的研发与运用，均具有重要的指导作用。借此机会，谨就笔者多年来基于"肺朝百脉"理论的新认识，在药物疗法、针灸疗法和保健功法的研发与运用的进展，做一简要阐述，希望对同道有所启迪与裨益。

1. 基于"肺朝百脉"的药物疗法研发及应用

"肺朝百脉"理论的新认知，对中医药在呼吸系统疾病诊疗中的治则确立、用药配方，均具有直接的指导意义。在急危呼吸系统疾病、重大慢性肺系病证的药物疗法研发过程中，尤其应当重视"肺朝百脉"的血脉、经脉双重生理特性和病生理特点。唯有如此，方能有的放矢。

（1）"非典安"口服液的研发及运用

背景与目的：2003 年初，急性传染病非典型肺炎（非典）在广州、北京暴发，迅即形成蔓延之势，人心惶惶，唯恐染病上身，全国各地进入隔离分割、严防非典状态。基于这种百年难遇的医疗危境，我们发挥中医药的优势，紧急开展了预防非典的中药制剂的研制，并快速拟定了组配严谨的中药协定方药——"非典安"口服液。

方药与制作：基于"肺朝百脉"与非典特点，拟订方药：黄芪 15g，藿香 15g，杏仁 10g，百部 20g，金银花 10g，板蓝根 15g，红花 5g，生甘草 10g。水煎服，每瓶 250mL，每次 125mL，每日 2 次，早晚餐后温服。按此比例，进行批量加工生产。

功效与运用：益气宣肺，清热解毒，预防非典。当时一周内生产 25000 瓶，广泛用于体系部队、海关公安、边防哨所和城乡居民等各界人员的非典预防、流感治疗。此后至今，仍广泛用于治疗普通感冒、咳喘、流感、上呼吸道感染、过敏性鼻炎、鼻窦炎等疾病，具有良好效果。

（2）通脉宣肺冲剂防治慢阻肺研发及应用

背景与目的：鉴于慢性阻塞性肺炎（慢阻肺）的常见多发性，是中老年人群的发病率最高的难治性呼吸系统疾病[6]，迁延不愈极易引发肺气肿、肺心病等严重后果，而现有的中、西成药疗效欠佳。我们利用中药颗粒剂可以随机组配的优势与特点，基于"肺朝百脉"理论新认知的基础医学研究成果，试图研制出有效防治慢阻肺的中药制剂——通脉宣肺冲剂。

方药与用法：方药——川芎 20g，水蛭 5g，地龙 10g，薤白 15g，杏仁 15g，百部 20g，郁金 10g，泽泻 10g，大黄 5g，藿香 10g，葛根 15g，生甘草 10g。制作与用法——采用广东三九集团产生的单味中药颗粒剂，按本方的药比配制成袋，开水冲服，每次 150mL，每日 3 次，早、中、晚餐后温服。

功效与运用：行气活血，化瘀通脉，利肺顺气；主治慢阻肺，亦可用于治疗急性肺水肿、肺纤维化、肺心病、慢性咳喘、矽肺等病证。基于"肺朝百脉"理论新认知，针对慢阻肺的中西医病生理病变的特点，改善气管、肺络和肺泡的通气功能，促进经气、血液的流通与运行，增强机体对痰浊、淤血和各种毒素的化解和排泄。

（3）咳喘疏通冲剂防治急慢性咳喘研发及应用

背景与目的：急慢性咳喘，是呼吸系统疾病最常见的病证，常常严重地影响着患者的正常呼吸与生活。如何针对这一病证进行有效地"对症治疗"，快速地缓解或消除患者的病情，达到"急则治标"的目的，是临床中的一大难题，也是呼吸内科疾病研究者的一大课题。有鉴于此，我们研制了针对这一病证的中药颗粒剂——咳喘疏通冲剂。

方药与制作：方药——麻黄 15g，杏仁 15g，百合 20g，陈皮 10g，麦冬 10g，枇杷叶 10g，菊花 15g，枳实 20g，红花 10g。制作与用法——采用广东三九集团产生的单味中药颗粒剂，按本方药比配制成袋，开水冲服，每次 150mL，每日 3 次，早、中、晚餐后温服。

功效与运用：理气宽胸，活血化痰，宣肺平喘；主治急慢性咳嗽、气喘，兼治感冒、胃肠型感冒、急慢性咽喉炎等。基于"肺朝百脉"理论新认知，和咳喘的共同病机"肺气不宣、呼吸不利"，通过梳理气管、加速血运、缓解肺系局部痉挛的途径，达到镇咳平喘的目的。

2. 基于"肺朝百脉"的针灸疗法研发及应用

"肺朝百脉"理论的新认知，对针灸康复治疗常见多发病证的理、法、方、穴、术五位一体的调治模式，具有直接的指导作用，因为在很大程度上，针灸防治疾病的基本作用机制，就在于通过刺激、调节经络、血脉和神经等的靶点靶位，激发、调动机体的自我调节机制，发挥、强化人体的自我平衡潜力。针灸疗法的研发，关键就在于如何探究出更有效、更快捷地激活或强化机体自身修复或平衡的方式方法。

（1）电针大椎穴 – 刺络拔罐疗法治疗感冒高热

背景与目的：本技术项目研究，为2006年国家中医药管理局设立的"穴典"重大专项课题之一，其目的在于规范临床常用穴位及其主治病证、操作规程。经过一系列课题申报和层层的严格评审，有幸中标了大椎穴的"穴典"规范研究项目。通过两年多的科研探索，质地完成了"电针大椎穴—刺络拔罐疗法治疗感冒高热的规范化临床研究"，建立了大椎穴治疗感冒高热的"中医理—法—方—穴—术"五位一体的诊疗模式。

穴方与操作：穴方——主穴：大椎穴；配穴：风池。操作方法与规程：第一步"电针大椎穴"，常规消毒后，用30号3寸毫针针刺大椎穴，深度达天部与人部之间（中等深度），实施"透天凉"的提插捻转手法1分钟；然后，将针尖置于人部，以大椎穴为正极、风池穴为负极，实施疏密波点真刺激15分钟。第二步"刺络拔罐"，即完成第一步后，穴区再次消毒，用三棱针在大椎穴点刺7次，深度为0.5cm，闪火拔罐，留罐10分钟，以罐内出血透彻为度，出血5～10mL。每日1次，3天为1个疗程。

功效与运用：疏经通络，散热解表。经对照观察，本针法的退烧降温效果优于普通退烧片，一般针后1～2小时达降温峰值，一两天即可控制感冒高热；同时，该针法对感冒的其他病证，亦有良好的调治效果。该成果技术现已得到较广泛的推广应用，并荣获2010年度军队医疗成果三等奖。

（2）三部针罐法治疗急慢性咳喘综合征

背景与目的：三步针罐疗法，原本是笔者研发的治疗脊柱病证的专病疗法，即所谓的狭义三步针罐疗法。后来，在"人文针灸学"的构建过程中[10]，将它升华为一种按照人体上—中—下三个区域取穴组方、远部针刺—邻近针刺—刺络拔罐三个步骤施治的针灸治疗方式，并命名为"三部针罐法"，即所谓的"广义三步针罐疗法"。三部针罐法作为一种针灸治疗的法则，可以因治疗不同的病证，确定相对固定和完整的穴位组方和操作规程。针对急、慢性咳喘综合征的针罐疗法，属于广义三步针罐疗法。

穴方与操作：穴方——①上下取穴：印堂穴、丰隆穴；②左右取穴：双侧孔最穴、内关穴；③前后取穴：膻中穴、大椎穴、肺俞穴。操作方法与规程：在患者心情平静、腹式呼吸状态下，采用3个步骤，依次用平补平泻手法针刺以上三组穴位。然后分别在大椎穴、肺俞穴，实施刺络拔罐，并依据患者的体质与病证的虚实情形，决定出血量。

功效与运用：宽胸解郁，活血化瘀，宣肺理气。主治各种急、慢性呼吸系统病变引发的咳喘综合征，肺心病的继发的咳嗽、喘息等。本针法的最大特点，就在于心肺为中心和调治靶位的上下、前后、左右三维取穴，构成了多向立体的梳理气机、止咳平喘的独特调治方式，起到强有力的对症治疗效力。这一调治方式方法，体现出了针灸医学的独特优势。

（3）四维情境运动针法在临床中的运用

背景与目的：经过多年的开拓性探索，笔者基本构建起了人文整体医学及其模式。这一新世纪的人类医学新模式，极力倡导和践行"身、心、灵、境四维"医疗范式，即从身体、心理、心性和体内外环境等四个维度，进行疾病的调治和生命健康的维护。基于"肺朝百脉"理论新认知、身、心、灵、境四维医疗范式，我们在中医针灸临床实践中，逐步研发了集针灸治疗、情志调节、呼吸运气和肢体运动于一体、高度融合与协调的复合型新针法——四维情境运动针法。

内涵与操作：复合型针法的基本要素——①相应疾病或病证的规范化针灸治疗，旨在疏通经络、调节血运、激发或增强人体的自我修复和平衡潜力；②简要而恰当的心理分析、情志调节，旨在平静患者心态、放松不良精神情绪，减轻或消除不良情绪、生活方式对机体的负面影响或损害；③指导患者养成平静均匀的深度呼吸习惯，学会"吐故纳新、气归丹田"调息方法；④针对患者的体质和病变情况，指导患者正确的运动或锻炼，学会"意念—呼吸—运动"三合一的情境运动方法。实行医患互敬互动的人文整体医疗模式。

功效与优势：实施以人文针灸疗法为主要调治手段个体化整体性医疗，实行身、心、灵、境四维精准调治模式，实现身、心、灵三维的整体性康复。经过多年的不断改进与完善，经过大量多病种的临床运用与验证，充分显现出了这一独特人文针灸疗法的理念新颖性、效验的显著性、适应病证的广谱性和诊疗模式的优越性，充分显示出该针法的广泛应用前景。

3. 基于"肺朝百脉"的保健功法研发及应用

"肺朝百脉"理论的新认知，进一步揭示了正常呼吸、清洁呼吸和深度呼吸对富于营养（精）与能量（气）的血液循环、体液循环的生理意义；进一步认识到"肺朝百脉"通过充分有效的"吐故纳新、气归丹田"，在康复治疗中的调理作用；进一步探析了"呼吸、意念、运动三者高度协调统一"，在传统保健功法的修炼、新疗养功法的研发中的极端重要性。

（1）人文呼吸导引功法在养生保健中的应用

背景与依据：该功法研创的基本背景有二：一是在多年来的人文整体医学及其模式构建过程中，一直寻思构想如何对传统健身功法的人文化；二是笔者在超负荷的繁忙工作之余，倍感辛劳与疲惫，在举手投足、深吸缓呼以舒缓身心之际，忽然顿悟"肺朝百脉"之真谛。其主要理论依据有三：一是"肺朝百脉"理论的新认知；二是各种中华传统强身健体功法的理论精髓——"吐故纳新，气归丹田"之论；三是西方文化与现代医学中的宁神镇静的常用法宝——"腹式呼吸，新陈代谢"之法。

功法修炼要领：主要修炼要求——人文意念、调息运气、肢体运动高度协调与融合，亦即"意、气、动三元合一"。修炼环节：①起势，立正姿势（站如松），微闭双眼，放松全身，两足分开，与两肩同宽；两手掌叠加，左上右下，护住丹田。②举手吸气，伴随徐缓地腹式吸气，两手向左右两侧分开；伸直两臂，并缓缓上举，上臂紧贴双耳，徐徐合掌，置于头顶之上；缓缓点起脚跟，一直保持吸气状态，直至吸气到极致。③放手呼气，保持合掌姿势、徐徐呼气状态，缓缓放下手掌，第一步合掌置于额前天目处（天部），念想"与宇宙进行良性信息沟通"；第二步合掌置于口鼻下颌处（地部），念想"感恩大地赐予空气水谷"；第三步合掌置于胸前心处（人部），念想"端正心态、感念正道、真诚相待"。④收功，缓缓呼气，完成一个呼吸周期，合掌徐徐放下，继而分掌、伸直手臂，双臂下垂，自然之域大腿两侧，完成一个修炼单元。随即开始下一个修炼单元，可视个人具体情形，连续修炼三、六、九次。姿势可视个人情况或喜好，采取站姿、坐姿或卧姿。

功效与适宜人群：功效——强化吐故纳新，贯通周身经脉，促进新陈代谢，增强生命机能。人文呼吸导引功法，老幼皆宜，适于各类人群；随时随地均可修炼，可作为全民修炼身心的"群众健身养生运动"。

（2）呼吸正脊保健功法在脊柱疗养中的应用

背景与依据：这一功法主要针对脊柱保健、脊柱病证的康复治疗。其研发背景与依据，除"人文呼吸导引功法"中所述外，其研发依据还有第四点："脊柱—经络—内脏"相关理论，"一源三岐—任督二脉经气环周循行"（小周天）理论，脊神经与呼吸系统的相关关系等。

功法修炼要领：主要修炼要求——人文意念、调息运气、肢体运动高度协调与融合，亦即"意、气、动三元合一"。修炼环节：①预备式：着装宽松舒适；平卧姿势，双眼自然闭合，全身放松，肢体舒展，始终保持均匀深度的腹式呼吸状态；双肘着地，双手微屈置于小腹两侧，护住丹田；双腿伸直。②顺呼吸提肛运动：吸气过程中，徐徐缓慢收缩提升肛门，念想"全身气血从四周向丹田会聚"；呼气过程中，徐徐缓慢放松肛门，念想"气血从丹田向四周弥漫扩散"，完成一次修炼；序贯修炼三、六或九次。③顺呼吸抬手运动：吸气过程中，舒展双臂，掌心朝上，徐缓地举手，至头顶时，双手转向、合掌，上臂紧贴耳朵，尽力舒展延伸脊椎和四肢，念想"脊柱和手足是向上下两端无限延伸的直线"；呼气过程中，让气从丹田徐缓地呼出，同时分掌，掌心朝下，徐徐放下双手，手掌自然垂落两侧床面，完成一次修炼。④伴呼吸 S 形运动：两手掌叠加，左上右下，护住丹田；双腿屈膝、并拢，双足稍稍分开、落地；随即，以脊柱为轴线，头颈、腰腿向左右相反方向，进行"S"形逆向摆动 12 ～ 15 次。⑤顺呼吸五体梳理运动：在完成第④步后，伸直四肢，舒缓肢体；双手搓揉头面、双耳，用十指梳理头皮；四肢通向屈伸运动，上下肢体交叉屈伸运动；腕踝屈伸、旋转运动；指趾屈伸、旋转运动。⑥收功：恢复到平卧姿势，全身放松，肢体舒展；静心凝神，微闭双眼，合口闭唇，念想"脊椎关节平衡，脊柱端庄匀称；脊髓神经通顺，任督通达日增"。

功效与适宜人群：功效——舒筋正脊，通督顺气，强腰补肾，宁心益智。呼吸正脊保健功法，老幼皆宜，适于各类人群；既可用于养生保健、延年益寿，更可用于颈腰椎脊柱病证、脊柱源性疾病的自我调治与康复。

五、脊柱病证专病研究进展评述

——脊柱源性疾病学理论与技术创新研究

自 1998 年以来，我们开展中医针灸防治脊柱疾病专题研究 18 年了。18 年来，从临床到理论、从常识学习到概念理念创新、从疗效观察到学科创建，步步深入、层层拓展、程程推进，2007 年成为国家中医药管理局颈、腰椎专病中心。如今已基本建构起了相对独立的理论技术体系，形成了可持续研究发展的学术思想体系和学科流派。现就相关的理论和技术研发进展，做一简要的梳理总结，以期承前启后之效。

（一）开展脊柱病证研究的背景与初衷

1998 年，诊治军地患者工作的广泛深入开展。我们发现，颈腰椎病发病率越来越高，严重影响了部队官兵的军事训练和战斗力的提升，严重影响了人们的工作和生活。虽然治疗颈、腰椎病的广告铺天盖地，方法层出不穷，疗效保证信誓旦旦，单据临床调研和患者反映，临床疗效尤其是远期效果和见效时间，却并不尽如人意，中外情形概是如此。同时，因脊椎病变引发的神经、血管、内脏、官窍和皮毛的功能失调或病证，即普遍存在又错综复杂的脊柱源性病证，往往因分科太细、研究不够、认识不足或因长期诊疗习惯使然等原因，常常被误诊误治，或失于调治，而贻害病家。

如何整体、快捷、高效和稳固地调治有泛滥之势、贻害无穷的颈腰椎脊柱关节病并成为了富于军人作风和医德责任心的学科带头人苦苦思索和决心攻克的新课题。1998 年春，学科带头人引领我们向这一危害广泛的病魔宣战。我们前循古训，研习历代医籍；后访今贤，广拜当今名师；纵向基层，到连队、工厂、学校和农村，广泛开展脊柱病证的流行病学调查研究；横向西医，系统学习现代医学解剖学、生理学、病理学和影像学。从此，始终立足中医针灸本位，持续开展了颈腰椎脊柱病的系列研究[1]。

（二）脊柱源性疾病学的理论研究进展

在长期的脊柱源性疾病防治研究过程中，我们陆续提出了一系列新的概念、理念、理论、学说和学科，逐步形成了基于脊柱源性疾病的相对完整的思想体系和学科理论，为进一步研究发展奠定了基础。

1. 提出并论证了系列新概念

（1）经络、经络系统新概念：基于系统论、信息论和中医经络理论，对长期困扰针灸医学发展的经络实质研究，开展了富于创意的探索，创造性地提出了具有划时代意义的新概念，即："经络，是生命调控信息的传递通道和生物能量的输布途径；经络系统，是以大脑为高级中枢，以脊髓、神经、筋膜等为实质结构的人体生命机能自我调控、自我平衡机制。"[2]

（2）大脊柱理念：2001年春，蒋博士从脊柱分别与内脏、官窍和情志三个方面（亦即三个层次），以传统中医学的经络理论和现代医学的神经生理学为主线，以经络系统的脏腑—脊背经穴相连互通规律与脊神经节段分布支配及神经血管伴行规律为主体，较系统地阐释了大脊柱理论[3]。

（3）大康复理念：2007年春，提出并倡导"以中医药针灸为主导，融合传统医药精华与现代理疗康复技术的大康复"理念。这对中医药针灸医学的生存发展，具有重大指导意义。

（4）颈柱源性疾病：颈椎源性疾病，也称颈源性疾病，简要而言，就是由于颈椎骨关节及其周围软组织发生增生、错位等病变，对邻近组织器官颈源性（尤其是血管、神经、经络等）或相连脏器造成病理性刺激或损伤而诱发的各种病证，为脊柱源性疾病的重要部分。

1998—2005年间，在开展"三步针罐疗法治疗颈椎病及颈源性疾病"专题研究中，蒋博士创造性地提出并论证了"颈源性疾病"新病名，先后提出近20种具体的新的病证名称，并对这些颈椎源性疾病做了较系统地临床及基础研究。如：颈源性高血压、颈源性脑梗死、颈源性听力障碍、颈源性视力障碍、颈源性头痛、颈源性眩晕、颈源

[1] 蒋戈利. 前沿医学披荆斩棘 亮剑病魔服务军民，军魂·中华英雄儿女 [M]. 北京：中国社科文献出版社，2010：186–188.

[2] 赵书馨. 精勤睿智创绝技 厚积薄发立新学 [J]. 中国科技成果，2010，11（5）：63–65.

[3] 吴长波. 国医智者蒋戈利 [J]. 中国科技，2010，13（3）：72–75.

性震颤、颈源性面瘫、颈源性冠心病、颈胃综合征、等等[1]。

（5）脊柱源性疾病：2014年6月在全军中西医结合内科学术会上，正式提出、论证这一概念。

（6）脊柱单元疗法：亦称蒋氏中西医结合脊柱单元疗法，是治疗脊柱病证及脊柱源性疾病的复合型调治方法，由中西医临床医生、中西医手法技师、专业护士、物理治疗师等医务人员组成的一种多学科合作的先进多元的医疗管理模式和诊疗体系[2]。

以上是具有代表性的新概念，其他新名词新术语不再赘述。

2. 揭示了该类疾病的病因与发病机制

（1）颈腰椎脊柱病证（脊痹）病机关键：肝肾亏损，气血瘀滞，筋脉痹阻，经气不利，引起血运不畅、营养能量输布障碍，导致以下两种发病机制：①经脉不通，不通则痛；②筋肉失养，不濡即痛。调治法则：依据"治病求本"总原则，当以益肾养精、强壮筋骨，舒筋活血、通经止痛为治则[3]。

（2）颈腰椎脊柱病证（脊痹）病生理机制：因脊椎关节及其周围软组织的退行性病变或损伤，造成脊柱失稳和脊椎关节紊乱，在一定的诱因作用下，脊柱或脊椎关节发生磨损/增生、移位/错位、变形/狭窄，甚至萎缩/变性等系列器质性病理变化，直接或间接地刺激、压迫甚至损伤脊神经/脊部经络、血脉、脊髓等生命信息通路（即经络循环系统，尤其是任、督二脉和足太阳膀胱经等）和能量营养通道（经络—血脉系统），导致生物信息传递或调制整合功能、能量营养输布或流通调节机能障碍，所支配的脏器组织的功能性或器质性病理变化，表现出一系列临床症候群/中医证候，从而形成一大类特殊的疾病群，即脊柱源性疾病[4]。

3. 建立了相关的人文整体诊疗观

（1）多元多系统多层次医学整体观：基于系统整体的医学人本体论、"生命乃多元文化载体与统一体"理念和生命的"四组分八构型"整体论，以及人的社会属性、生态属性和生活环境的多元多层次相对整体性，总体而言，凡涉及生命健康、疾病防治和养生保健的思维活动与行为措施，均应兼顾生命的方方面面，才是全面完整的[5]。

（2）身形—情志—心态—环境四维医疗观：基于医疗对象的针对性、医疗服务的整体性和医疗过程的独特性，依据多元多系统多层次整体医学观、生物—心理—社会—生态四维医学观和人体"身—心—灵"三维整体观，映照当今人类疾病谱的变化

［1］蒋戈利.脊柱源性疾病学的理论构建与人文针灸调治研究［J］.解放军医药杂志，2015，27（1）：1-6.

［2］蒋戈利，张凯.具有中国特色的脊柱单元疗法［J］.现代中医药与康复疗养杂志，2009，1（1）：7-11.

［3］蒋戈利，李坚将.颈腰椎病的病因病机探讨［J］.中医药学刊，2003，21（1）：64-66.

［4］蒋戈利.创新驱动医学新发展［M］.天津：赛可优数码印刷公司，2014：25-28.

［5］蒋戈利，刘文红，张彬彬.脊柱源性疾病学的理论构建［J］.中华脊柱健康医学，2014，3（7）：16-20.

我是如何爱中医的——蒋戈利的中医多维创新之道

发展的趋势，注重越来越广泛而严重的心因性致病因素，我们提出了人文整体医学模式下的"身形—情志—心态—环境四维"医疗观。

4. 创立了意义深远的诊疗学说

（1）颈椎病变与缺血性脑中风相关学说：这一创新学说，有效地指导了我们的在脊柱疾病学、心脑血管病的医教研工作。临床近十年来已在军内外得到较广泛的推广应用，产生了良好的社会经济效益。其学术意义：在医学思维方法方面，充分体现了人文整体医学模式的思想和中西医学融合的理念；在诊疗方法方面，较好地展示了整体调治、多病同治的人文整体医学特点。

（2）全息失衡标志与脊柱—脏器疾病相关学说：1995 年 9 月，陆续发现了多个新的全息元（或胚），以及这些全息元（或胚）与脊柱及相应脏器、组织的生理性对应关系、病理性反映作用。经过现象感知（临床病证及体征资料的观察观测、收集归类、验证性诊疗等感性认识）、规律总结（临床病证与体征表现与脊柱关节病变、脏器组织病理性变化的内在联系的多层次、多角度的理性探究）与理论升华（理念形成、理论建构和指导验证），2014 年 5 月，较完整提出了该学说[1]。

5. 建构了脊柱源性疾病学的学科框架

脊柱源性疾病学，是基于长期的颈腰椎脊柱病临床防治实践和作为国家中医药管理局颈腰椎脊柱专病中心的多年研究探索，于 2014 年 6 月正式提出并论证的又一新学科。在完整提出、系统论证一系列"脊柱源性疾病"新病名的基础上，提出的一门以整体与局部的辩证关系为医学哲学指导，依据中西医两大医学理论，研究脊柱源性疾病的发生发展规律、检测诊断方法；以融合中西医的优势非手术调治手段，预防、治疗脊柱源性疾病的临床医学分支学科。迄今为止，已完成了该学科的理论构建和临床诊疗体系[2]。

6. 建立了以诊疗脊柱病证为主的人文针灸学

简言之，人文针灸学即是赋予了人文理念和人文内涵的独特临床针灸学。特征性的定义，就是在传统中医基础理论和经络、经络系统新概念指导下，融合了现有的中医生理病理学、经络腧穴学、治法技法学和西医基本的解剖、病生理学、检诊诊断学等中西医精华，采用新研发的专病或专项针灸疗法融合辨证适用的情境疏导、呼吸调节和身心运动等人文调治方法，进行身、心、灵三维整体调治的新型针灸医学。

早在 2005 年，在完成"三步针罐疗法治疗颈腰椎脊柱病系列研究""醒脑通径针法治疗脑中风及其后遗症系列研究""益气复脉针法治疗冠心病、病窦综合征等系列研

---

［1］蒋戈利.杏林探索新征程［M］.天津：赛可优数码印刷公司印刷，2015：76.

［2］侯洁，付晓亮.杏林求真功 妙针蕴真情［N］.科技文摘报，2014-06-13.

究"和"中医药针灸配合身心解析疗法调治身心、情志疾病系列探讨"之后，我们就开始了近10年的现代新型针灸医学的探索与构建，现已基本建立起了以诊疗脊柱病证为突破口的、具备独创学科理念、理论和检查诊断规程、施治方法的临床针灸学。经多年的临床实践表明，其理论独特、疗法简便、疗效快捷，已产生了显著的学术、社会影响和经济效益，自成体系的人文临床针灸学著作，即将出版问世。这必将给传统针灸、近现代针灸，带来极大地推动作用。

（三）脊柱源性疾病学的技术创新进展

在长期的防治脊柱源性疾病临床研究实践中，我们先后提出了一系列新的检测方法、检诊方式、医疗理念、调治疗法，逐步形成了基于脊柱源性疾病的相对完整的诊疗体系和调治理论，为进一步研究开辟了广阔空间。

1. 研发了系列准确的诊查方法

（1）全息失衡标志综合检诊法：依据"全息失衡标志与脊柱—脏器疾病相关"学说，经过大量"全息失衡标志与脊柱、脏器疾病对应关系"的临床观察，研创的简便灵验的检测、诊断方法。这一独特的系列检诊法，极大地丰富了中医望诊的内容，也大大地提高了临床检诊的准确性，也是人文整体医学研究的重要成果之一。

（2）蒋氏舌下全息观测法：这一绝妙新诊法也是依据的"全息失衡标志与脊柱—脏器疾病相关"学说，经过大量"全息失衡标志与脊柱、脏器疾病对应关系"的临床观察，总结而成的简便灵验的检测、诊断方法。

其特点有：①蒋氏舌下全息胚，张嘴卷舌诊查时，其形态犹如一个"合掌端坐、盘腿打坐的活佛"，真可谓上天之杰作！②蒋氏舌下全息胚，堪称迄今发现的全息胚中，结构最完整、信息含量最大、检诊意义最突出、诊治效应最简洁、理论最奇妙的全息胚；③蒋氏舌下全息胚，生物学意义重大，研究价值最高的微系统。

（3）人体斑痣检诊法：依据"人体体表斑痣与内脏筋骨疾病相关"原理，发明的通过诊测体表斑痣的分布部位、分布规律及形状大小、斑痣颜色等情况，用以推断或诊断疾病的方法。

（4）人体体态检诊法：在"人体结构对称平衡法则"指导下，经多年有针对性地观察总结而成的宏观检诊法，于2012年8月提出的。基本原理：在正常生理状态下，人体的宏观结构保持着一种以前后正中线（以任督二脉为基准）为中轴、静态性左右对称、动态性整体协调的健康体态。一旦发生相当程度的结构性、功能性病变，必然会偏离或丧失这种对称、协调的体态，表现出相应的病理性体态变化。通过观察、观测人体体态的病理性体态，即可做出相应的临床诊断。主要检诊方法：①观测人体左右对应部位或器官组织的非对称性改变情况。②观测人体上下对应部位或器官组织的非对称性改变情况。③观察人体运动及运动过程的体态、状态的病理性变化。

2. 研创了身—心—灵—境四维解析法

身、心、灵解析疗法于 2010 年正式提出，是人文整体医学独特创新诊疗方法之一，是在"人体身、心、灵整体健康观"理论指导下，根据患者具体病证表现及其形成原因，进行病因分析、病情解读、自我康复方法指导和生活方式改进指南的行为疗法，迄今已在临床服务中显示出了业务特色和疗效优势[1]。

3. 研创了系列简便灵验的调治新技术

（1）蒋氏三部取穴组方法则：该取穴施治法是我们根据中国文化的"天地人整体观念"和人体各部位的上中下、前中后三部划分法，发明的简便高效的辨证施治取穴组方法则。如：①取膻中穴、中脘穴和气海穴，调治上中下三焦病证；②取素髎穴、人中穴和承浆穴，调治颈胸腰椎疾病；③百会穴、中脘穴和足三里穴，调治脾胃病证等。这一取穴组方法则，为三步针罐疗法、四步针药疗法等专病疗法的取穴组方依据，具有较强的临床取穴组方指导意义。

（2）三步针罐疗法：由远道平衡针刺、夹脊电针和局部刺络拔罐三步有序构成的综合性专病针灸疗法，蒋氏系列针灸专病疗法的标志性疗法之一。已发表相关论文论著 40 余篇，2005 年获重大军队科技成果奖，军内外、国内外已广泛应用。穴位组方：①百会穴、整脊穴、环跳穴、中平穴；②相应病变阶段华佗夹脊穴；③阿是穴。技术要领：三步治疗有序进行，并配合相应的人文情境解说和尽量自主有序运动[2]。

（3）三维一体调神针法：人文针灸方法（绝密技术），可进行快捷高效的身、心、灵三维整体调治，达到当即减轻或消除临床病痛或功能障碍、逐步缓解器质性病变的蒋氏专病针灸疗法。这是继三步针罐疗法，又一品牌性蒋氏绝技专病疗法[3]。

（4）舌下微针点刺法：依据蒋博士的"舌下微缩人体全息胚"理论，点刺相应脏器或组织阳性反应点，用以防治疾病的一种微针疗法，作为辅助针刺方法，可以用于调治几乎所有的常见病证。

以上所述充分表明，经过多年的实践研究和理论探索，针对颈腰椎脊柱病证，我们基本构建起了融合中西医学理论精髓与临床诊疗优势的分支学科——脊柱源性疾病学。随着这一创新学科的逐渐完善、推广应用，必将为全球性常见多发的颈腰椎脊柱病证的防治，提供一整套全新的理论认识、诊疗方法，从而极大地推动人类脊柱医学的进步与发展。

[1] 蒋戈利.杏林正道［M］.天津：天行办数码印刷公司印制，2014：156.

[2] 臧喜林.精勤慈诚的国医传人［N］.天津老年时报，2008-08-01.

[3] 张彬彬，蒋戈利.三维一体调神针法治疗颈性眩晕［J］.辽宁中医药大学学报，2013，29（4）：665-666.

六、情志病证专病研究进展评述

从中医角度考查,情志病,病名首见于明·张介宾《类经》,系指发病与情志刺激有关,具有情志异常表现的病证。情志病包括:①因情志刺激而发的病证,如郁证、癫、狂等;②因情志刺激而诱发的病证,如胸痹、真心痛、眩晕(高血压病)等身心疾病;③其他原因所致但具有情志异常表现的病证,如消渴、恶性肿瘤、慢性肝胆疾病等,大都有异常的情志表现,并且其病情也随其情绪变化而有相应的变化。

从现代医学心理学来看,心理疾病是一种病,是指一个人由于精神上的紧张、干扰,而使自己思维上、情感上和行为上发生了偏离社会生活规范轨道的现象。心理和行为上偏离社会生活规范程度越厉害,心理疾病也就越严重。长期过度紧张可能会导致一系列的心理疾病。长期处于这种状态可能使人产生精神病变。

从人文整体医学模式的角度而言,心理疾病与情志病证应是同源的,只不过是认识角度、阐释方式不同而已。所以,在临床医学层面,用"心理情志病证"概括性表述这类疾病,更为合理和恰当。

(一)疾病及其诊疗概述

心理情志疾病,是很普遍的,只不过存在着程度区别而已。而且,现代文明的发展使人类愈发脱离其自然属性,诸如多因素,如环境污染、生活节奏、紧张压抑、信息量空前巨大、社会关系复杂、作息方式变化、消费取向差异、在公平的理念下不公平的事实拉大、溺爱等,都可能促使心理情志疾病呈现出逐渐多发并恶化的趋势。

1.病生理特点

(1)生理基础:心理疾病虽然属于心理范畴,但所有的心理活动,都是建立在大脑的生理活动之上,因此心理疾病有明显的神经生理基础。

目前常规理论认为,神经症的病因是由于大脑内神经递质的失调(5-羟色胺和去甲肾上腺素),也有人说神经递质失调仅是神经症带来的结果,而不是导致神经症的原因。

2007年,国际权威科学杂志《自然》发表了美国杜克大学教授冯国平的研究成果,首度揭示了强迫、焦虑和压抑的生理机制,指出"皮质—纹状体—丘脑—皮质回路"出现信息传导不畅是焦虑的病理原因。在清华大学出版社出版的《心灵杀毒2.0——弗洛伊德的拼图》一书中进行了详细的研究,提出了新的原理,揭示了心理疾病的神经生理基础。

（2）主要诱因：可以概括为如下 10 个诱因：①超负荷的工作压力；②感情与家庭的变故；③对网络的依赖心理；④生活贫困加重心理压力；⑤急功近利的心理倾向；⑥过分溺爱独生子女；⑦学习繁重、应试失意；⑧难以适应社会发展；⑨投资受损后无法承受；⑩老年人缺乏精神关爱。

（3）发病机理：哲学家、精神病学家时效波在《需求斗争奖赏与精神疾病》一文中，从生物学、心理学和哲学的角度，科学地论述了心理疾病的发病机理：人的一切心理、行为活动只有在意识和潜意识的本能协同协作下，遵循"需求—斗争—奖赏"规律，进行着有动机和兴趣、有进展和奖赏的斗争，人脑才能体验到自信、愉悦等积极的情绪，才能成为正常人。否则，就要受到惩罚。"需求—斗争—奖赏"，是人类正常生存、发展与进化的前提和基础，没有需求，没有斗争，没有奖赏，人类就不会进化和发展。同理，进化发展到今天的人类，如果迷失斗争方向，丧失了需求动机和斗争热情，不愿再进行斗争；或者违背规律，选错斗争对象，斗争了而毫无进展，不能获得愉悦奖赏，就必然要产生副面的消极情绪，乃至发展为心理疾病。

发病类型有如下几种情况：①有主导需求，进行着有动机和兴趣、有进展和奖赏的斗争（正常人）；②无主导需求，进行着无动机、无兴趣的斗争（抑郁症）；③以消除身心的不良认知感受为主导需求，进行着无进展、无奖赏的斗争（神经质症：包括普通神经质症、强迫神经质症和焦虑神经质症）；④虽有主导需求，却逃避斗争，奖赏自然也无从谈起（癔症）；⑤无法正常斗争（精神病）[1]。

2. 临床表现类型

心理情志疾病种类繁多、分类复杂、表现多种多样，可简略地分类如下：

（1）常见心理情志病证：(1)神经症，如焦虑症、恐惧症、强迫症、躯体形式障碍、神经衰弱、抑郁症；②癔症；③人格障碍，如偏执性、情感性、分裂性、冲动性、强迫性、表演性、反社会性、依赖性、边缘性、其他类型等；④习惯与冲动控制障碍，如病理性偷窃、病理性纵火、病理性网瘾等；⑤性心理障碍，如恋物症、异装症、露阴症、窥阴症、易性症等。

（2）重型心理情志病证①功能性精神障碍，如精神分裂症、心境障碍、分裂情感性精神病、应激障碍、偏执性精神障碍等；②器质性精神障碍，如意识障碍综合征、痴呆综合征、遗忘综合征等。

3. 常规诊疗方法

对心理情志病证的调治，中医大多采用中药、针灸等，进行辨证施治；西医主要采用神经、精神类药物，进行镇静、抑制或兴奋对症治疗；临床心理学则因病因不同

---

[1] http://baike.so.com/doc/6294769–6508286.html.

采用不同的疗法，如心理分析疗法、生物反馈疗法等。

4. 疾病特点

心理情志疾病，是由于个人及外界因素引起个体强烈的心理反应（思维、情感、动作行为、意志），并伴有明显的躯体不适感，是心—脑功能失调的外在表现。具有如下显著特点：

（1）心理情志反应强烈：可出现思维判断失误，思维敏捷性下降，记忆力下降，头脑黏滞感、空白感，强烈自卑感及痛苦感，情绪低落忧郁，紧张焦虑，行为失常（重复动作，动作减少，退缩行为等），意志减退等。

（2）躯体不适感明显：中枢控制系统功能失调，可引起所控制的人体各个系统功能失调：如影响消化系统，可出现食欲不振、腹部胀满、便秘或腹泻（或便秘—腹泻交替）等症状；影响心血管系统，则可出现心慌、胸闷、头晕等症状；影响到内分泌系统，可出现女性月经周期改变、男性性功能障碍……

（3）心身痛苦损害极大：患者不能或勉强完成其社会功能，缺乏轻松、愉快的体验，痛苦感极为强烈，哪里都不舒服、活着不如死了好是他们真实的内心体验。

（4）需要及时治疗：患者一般不能通过自身调整和非专业医生的治疗而康复。心理医生对此类患者的治疗，一般采用心理治疗和药物治疗相结合的综合治疗手段。早期治疗通过情绪调节药物，可快速调整情绪；中后期结合心理治疗解除心理障碍，通过心理训练达到社会功能的恢复，并提高其心理健康水平。

（二）专病疗法研发概况

1. 开展心理情志疾病研究的现实背景

放眼人海漫漫的现实社会，心理情志障碍是相当普遍的，只不过存在着程度上的区别而已。由于前述的种种原因，心理情志疾病已显现出日渐多发与严重的趋势；感念医疗现实，身、心、灵复合性病变几乎存在于所有患者，绝对单纯单一的疾病少之又少；审视医界现状，无论是医学研究者还是医疗从业者，对心理情志疾病的基础研究与临床诊疗，均重视不足、研究不够、发展滞后，有待加深认识、加强研究、促其发展。

（1）心理情志障碍呈现出多发、普遍与恶化的趋势：由于当今社会科技快发展、经济利益竞争激烈、生活工作压力剧增、人际关系复杂、生态环境恶化等，人们的身心受到越来越复杂而剧烈的冲击，给人们心理心灵带来严峻的考验与难以承受的刺激；相比之下，人们的个人能力是相当有限的，心理情志的适应能力和自我调节能力也是有限的，自然形成了心理情志障碍的多发、普遍与恶化的趋势。

（2）心理情志疾病具有危害大、调治难、效果差的特点：深入于患者心理和心灵、

我是如何爱中医的——蒋戈利的中医多维创新之道

严重危害患者情志行为规范的心理情志疾病，既难治疗更难治愈，既使患者痛苦难耐，又给家人家庭与社会带来极大的精神、经济负担。严重而频发的心理情志疾病，不仅对患者危害极大，常常折磨得患者痛苦不堪、生不如死，同时，对服务于他们的医护人员也是个巨大的考验，甚至是一种"折磨"。一是需要长期保持高度紧张的执业状态；二是常常要为追求尽可能好的疗效而绞尽脑汁；三是经常会遭到狂躁患者的谩骂或误伤、患者家属的埋怨或误会等，缺乏安全感。所以，久而久之，部分医护人员自身也罹患心理情志疾病、甚至自杀，就不足为奇了。

（3）心理情志疾病的基础研究滞后、防治方式有待改进：现代研究证实，几乎所有的疾病都与社会心理因素关，其中就有心灵、精神因素[1]。然而，当今中西医学与心理学的研究发展，虽然取得了不少的成果并时有进展，但由于思维范式比较僵化、视野相对局限、思路相对狭窄、门派学科观念较强等，目前有关心理情志疾病的基础理论研究明显滞后，诊疗技术及效果还远远不能满足临床医疗的需要、患者们的需求。因此，针对心理情志疾病的思维观念、认识方法、诊疗技术和调治疗效等全面研究、整体提升已势在必行。

2. 心理情志疾病的基础医学研究进展

实际上，正是基于心理情志病变与躯体病变交互影响的客观认知，基于心理情志疾病日益盛行的忧患意识，基于对心理情志问题认识思维、临床研究的理性思辨，和基于严重而复杂心身疾病缺乏有便捷的诊疗方法与满意的调治疗效，驱使笔者开启了对医学观念、医学模式的审视与重构，开始了对基于心理情志疾病的基础医学理论的探究与建构。早在1998年，笔者就提出来"中国心身医学的整体综合思维"[2]，经过多年的不懈努力，这方面的研究取得了如下阶段性的进展和成果。

（1）构建了认识自我、改造自我的医学哲学认识论：先后创立了人文整体辩证认识论、人文整体医学观、人文整体医疗观和身、心、灵、境四维健康观/疾病观等系列理论，变革了传统的相对僵化、局限的医学思维观念，为全面、整体和深入的认识、研究心理情志疾病，提供了全新的思维方法与理论指导。

（2）建构了整体性一体化的身、心、灵、境四维诊疗模式：依据人文整体认识论和全科医疗实践，而建构的身、心、灵、境四维诊疗模式，能引导医务人员从心理情志疾病患者的身体、心理、情志和相关的环境因素四个维度或层面，整体性、一体化地检诊、调治心理情志病变，克服单一、局限的"就病论病、就病治病"的不足，为提高心理情志疾病的诊疗效果奠定了基础。

---

[1] http://baike.so.com/doc/4050308-4248479.html.

[2] 蒋戈利.略论中国心身医学的整体综合思维［J］.美国中华心身医学杂志，1998，（1）：15-17.

（3）疏通了中西医融合调治心理情志疾病的思维路径：既提出了发挥中医药整体、绿色医疗优势的"四化战略战术"，也建立了汇通融合中西医学理论精髓、医技精华的"包容超越型思维模式"，为中西医融合治疗心理情志疾病，研发更科学有效的防治心理情志疾病的方法、方药和技术，从而促进身心医学的发展，开拓了思维路径。

3. 整体调治心理情志疾病的技术研发

在长期的临床医疗过程中，笔者以"立足临床、注重疗效、超越现有"为研创策略，从心理疏导、针灸治疗和药物调治三条路径，开展了针对心理情志疾病的方法、方药的探索，现已取得以下三方面的可喜进展。

（1）心理疏导疗法研创方面：先后研创出"身、心、灵"三维疾病检诊法、"身、心、灵、境"四维疾病解析疗法、情境心理调治法等。这些心理疏导疗法，应密切结合患者具体病情病证、全程病史及人生经历、工作情况及社会关系、居住与生活环境，以及生活习惯、脾气品性、职业与文化背景等情况，给予富于人性、人情与正能量的解析与引导。多年的临床运用表明，对心理情志疾病确有神奇的调治效果。

（2）针灸治疗技艺研发方面：先后研发、应用了疏肝解郁针法、宁心益智针法、三维一体调神针法等一系列主治心理情志疾病的人文针灸疗法。临床中，可根据患者身心疾病的具体情况，配合运用其他专病针法，以达到身心同调、整体康复的功效。经过多年的不断改进、广泛运用，这些理—法—方—穴—术五位一体、操作规范的针灸技艺，在调治心理情志疾病方面，已充分显示出技艺的独特性、疗效的优越性。

（3）药物调治方药研制方面：多年来，我们摸索出了一整套调治心理情志疾病的中药协定处方，这些方药既体现了中医辨证论治的特点，也实现了人文整体医学所追求的"整体调治、绿色无害"风格。因为调治心理情志疾病，大多需要较长时间的服用，"是药三分毒"，无论中药制剂还是西药制品，均应充分注意其毒副作用，以及对机体脏器组织及其功能的不良影响。

（三）人文整体调治方法

1. 心理情志疾病的调治策略

基于心理情志病变的普遍性、复杂性和难治性，人文整体医学治疗心理情志疾病，除应遵循前两节提到的三项基本策略外，还须严格辨析、科学处理好以下10大关系或矛盾：

（1）人体生理与心理的辩证统一关系，亦即中医所谓的"形神相依"关系。

（2）人的情感意志（七情）与情绪性情的区别，以及二者的病生理意义。

（3）引起心理情志疾病的自身内部因素与外界致病因素，以及二者的主次、先后、因果等关系，及其交互影响的病生理机制。

（4）患者罹患的身体病变与心理病变的具体情形，以及二者的标本、主次、先后、因果关系及其相互影响的病生理状态。

（5）心理情志疾病与躯体脏器疾病的关系，二者的主次、先后、因果等关系及其交互影响的病生理机制。

（6）心理情志疾病的病证表现与内在病变机制的关系。前者往往是易变、多变、多样的，后者常常是相对稳定、富于规律地发生、发展的。

（7）心理情志病变与大脑中枢、脊柱中心和内脏机能状况的关系及其对诊疗的影响。

（8）功能性心理情志疾病与器质性心理情志疾病的辨别区分及其对诊疗的参考意义。

（9）心理情志疾病调治过程中，心理情志疏导、针灸调治等非药物治疗与中西药物治疗的关系及其主次、先后与协调安排。

（10）心理情志疾病调治过程中，患者及其家属与医护人员的关系等。

2. 心理情志病的调治方法

人文整体医学对心理情志病的具体治疗，应谨守"必要、适度和多种疗法综合运用"的原则，其具体调治要领如下。

（1）专病针法的选用及实施：依据心理情志疾病的类型、专病疗法主治特点，选用和配用相应的专病针法。如：实证热证的病例，采用具有清热泻火、镇静安神功效的针灸疗法；虚证寒证的患者，宜用具有温阳散寒、扶正益气功效的专病疗法；并发或继发于脑中风的患者，可配用醒脑通径针法；并发或继发脊柱疾病的，宜配用三步针罐疗法、通督正脊疗法等。

（2）传统中西医治法的选择应用：调治心理情志疾病，原则上以心理疏导、人文等非药物的绿色疗法为主，对于严重或反应剧烈的患者，中西药物治疗也是必要和重要的，可选用对症的中西药治疗，同时要注意到药物的毒副作用或过敏反应。

（3）身、心、灵、境疾病解析疗法的运用：对于心理情志疾病而言，这一独特的人文整体医学调治法是首要的、主要的。由于心理情志疾病一般多与不良的生活工作方式、严重精神刺激，甚至环境因素、医源性因素等有关，应给予深入细致的身、心、灵、境四维疾病解析疗法调治，做好分析、指导工作。

（四）调治效能基本评估

多年来，人文整体医学调治法治疗常见的心理情志疾病的有效性、适用性和实用性，逐渐为临床实践所证实。随着人文整体调治法的不断丰富和完善，调治疗法的技术内涵会进一步充实，临床效果也会逐步的提高，同时，其主治病证、适应范围也得到了拓展。在此，对近五年来人文整体调治法治疗常见的心理情志疾病的基本疗效，做一统计分析，仅供同道参考（表 13-2）。

表 13-2　人文整体调治法治疗心理情志疾病疗效评估（n，%）

病　症	例　数	临床治愈	显　效	好　转	无　效	总有效率
抑郁症	249	133/53.4	70/28.1	43/17.3	3/1.2	98.8
焦虑症	218	107/49.1	57/26.1	35/16.1	19/8.7	91.3
强迫症	64	30/46.9	15/23.4	13/20.3	6/9.4	90.6
癔　病	86	58/67.4	11/12.8	17/19.8	0/0.0	100
厌食症	59	41/69.5	7/11.8	8/13.6	3/5.1	94.9
睡眠障碍	452	283/62.6	76/16.8	76/16.8	17/3.8	96.2
神经衰弱症	172	111/64.5	21/12.2	31/18.0	9/5.2	94.8
心脏神经症	243	168/69.1	43/17.7	32/13.2	0/0.0	100
小儿多动症	105	56/53.3	31/29.5	13/12.4	5/4.8	96.2
癫痫病	52	33/63.5	6/11.5	7/13.5	6/11.5	88.5
围绝经期综合征	264	193/73.1	37/14.0	34/12.9	0/0.0	100

人文整体调治法治疗心理情志疾病的效能评估：

（1）富于人文内涵与整体调节作用的人文整体调治法，对心理情志病证的治疗具有简便灵活、见效快、经济灵验等特点，对增进医患合作、增强医患调治信心具有现实意义。

（2）富含人文精神与身心调治作用的"身、心、灵、境思维"解析疗法，能让患者及其家属全面地认识到，心理情志病证的病因病理及其严重危害，以及与不良心态、情绪、生活方式等的密切关系，从而可以提高患者的依从性。

（3）人文整体调治法对心理情志疾病，具有多元整体调治优势，既注重治疗患者的心理精神病证，也重视改善患者的整体生命机能和生活质量，而非只注重对患者症状或情绪的控制，或单一检测指标的改善，相对于常规的中西医治疗方法，具有明显的疗效优势。

（4）以上多种常见的心理情志疾病的疗效观察结果表明，在临床治愈率、显效率和总有效率方面，均有相当的疗效优势，证明人文整体调治法治疗心理情志疾病，具有良好的应用前景，应进一步研究与推广。

七、生活方式疾病研究进展

生活方式，是指人们在衣食住行、爱好、业余活动、风俗习惯等方面的行为和方式，以及由此产生的对待现实生活的心理状态。生活方式包括饮食习惯、衣着习惯、运动习惯、作息习惯、交流习惯、嗜好等。每个人都有自己的生活方式，不同地区的生活方式各有不同。

生活方式病，是发达国家对一些慢性非传染性疾病进行了大量的流行病调查研究后得出的结论，即由于人们衣、食、住、行、娱等日常生活中的不良行为，以及社会、经济、精神、文化等各个方面的不良因素而导致的躯体或心理的非传染性疾病。简而言之，生活方式病是指不科学的生活方式和不科学的生活习惯、行为所导致的疾病，主要包括肥胖、高血压、冠心病等心血管疾病，脑中风等脑血管疾病，糖尿病和一部分恶性肿瘤等。现代文明病，则是指由于长时间工作压力增大、生活节奏加快、膳食营养失衡、少运动或缺乏运动，非由细菌或病毒感染引起的疾病。因为以上两种疾病的病因、发病与临床表现密切相关，所以，我们将现代文明病与生活方式病"合二为一"，统称为现代生活方式病。

世界卫生组织发布研究结论指出"影响人类健康的因素中，生活方式因素占60%"，发出了振聋发聩的宣布："21世纪对人类的最大威胁不是癌症、不是核扩散，也不是艾滋病，21世纪对人类的最大威胁是生活方式病[1]！"并将"生活方式病"列为21世纪威胁人类健康的"头号杀手"。

防治日益多发而严重的现代生活方式病，既是人文整体医学及其模式的神圣使命，也是这一新世纪创新医学体系与模式的优势之一。在此，笔者将简要梳理现代生活方式病的研究概况，概括性地阐述人文整体医学对这类疾病的防治方略、干预策略与方法。

（一）现代生活方式病研究进展概述

1. 流行病学特征

21世纪人类最大的威胁是生活方式病。世界卫生组织指出：因不良的生活方式导致的疾病，如高血压、心脏病、脑卒中（中风）、癌症和呼吸道疾病等导致死亡的人数，在发达国家占总死亡人数的70%～80%，在发展中国家中也占40%～50%。世界

---

[1] 林木盛．生活方式病．http://www.doc88.com/p-0761919074340.html.

卫生组织的专家曾预测，2015 年生活方式病将成为人类健康的头号杀手。我国城乡居民死亡的前三位疾病是恶性肿瘤、脑血管疾病、心脏病，三种疾病导致的死亡人数占到总死亡人数的 60% 左右，生活方式病已经成为我国居民的头号杀手[1]。

目前，现代生活方式病成为我国主流的疾病。最近统计的数据显示：我国已有高血压患者 2.4 亿，占总人口的 17.39%；血脂异常者约有 2.0 亿，占总人口的 15.30%；肥胖症患者约有 1.2 亿，占总人口的 9.2%；脂肪肝患者 1.03 亿，占总人口的 8.35%；骨质疏松症患者 1.05 亿，占总人口的 8.77%；肿瘤患者 900 万，占总人口的 0.72%；糖尿病患者 9000 万，占总人口的 6.67%；冠心病患者 1.02 亿，占总人口的 8.61%；脑卒中患者 950 万，占总人口的 0.67%。如果这些疾病不在每个人身上重复出现，我国上述 9 种疾病将占到总人口的 55.13%，几乎每两个人中就有一个人患上生活方式病。

2. 主要发病原因

现代人类所患疾病中有 45% 与生活方式有关，而死亡的因素中有 60% 与生活方式有关。

一方面，随着社会经济的快速发展，现代人养成了很多不健康、不科学乃至"不文明"的生活方式，甚至堪称"自杀式"的生活方式，诸如吸烟成瘾、嗜酒如命、长期失眠、经常熬夜、生活无规律、过度紧张、消极悲观、极少运动、久坐不动、反复减肥、噪声中生活、不体检、不看病、不运动、空虚寂寞、无知心朋友等。

另一方面，科技改变了世界，同时深刻地改变了我们的生活。空调让四季如春，电灯让黑夜如昼，电话让我们的距离不再遥远，微波炉、洗衣机、小轿车等让现代人不再劳累，人们时刻感受到科技带来的舒适和便利。然而，生活在舒适、便利中的现代人出现了很多不科学、不文明的生活方式：很多人不吃五谷吃代食品，不穿棉布穿化纤，烟酒有害却要比档次，电脑越聪明人越懒，生活越舒适人越得怪病，肥胖症、高血压、高血脂、脂肪肝、冠心病、糖尿病、肿瘤等越来越多，电脑病、空调病、肥胖病、亚健康状态等生活方式病的发病率逐年上升，而且值得关注的是发病群体呈现低龄化趋势。同时，不健康的生活方式也直接与性病、艾滋病等传染病相关。

对于生活方式病，真正的危害不是来自疾病本身，而是来自日常生活中对危害健康因素的认识不足，不懂得生活方式与疾病的关系，脑子里还没有"健康生活方式"的概念。这才是今后生活方式病对人类真正的威胁所在。

3. 主要病证的分类

医学专家将现代生活方式病分为：结构病、能量过剩病、精神疾病三大类。其中结构病是指人的身体结构（骨骼、肌肉、韧带、关节）由于长期缺乏力的刺激或受到

---

[1] 扬六香. 生活方式病检出率最高. http://www.people.com.cn/GB/paper53/11193/1012218.html.

的力刺激不合理而引发的一类疾病，这类疾病又分为三个种类：①脊柱疾病，主要有颈椎病、腰椎间盘突出症；②关节疾病，主要有髌骨软化、股骨头疾病、肩周炎等；③骨骼疾病，主要有骨质疏松等。能量过剩病是人体长期能量摄入相对过剩所引发的一类疾病。这类疾病又可分为：①心脑血管疾病；②肥胖及脂肪肝；③糖尿病等。

4. 现代生活方式病的易发人群

生活中未必人人都能时刻保持科学的生活方式，当人们把不科学的生活方式付诸行动、养成习惯时，就会变成生活方式病的制造者。现代生活中，这类不科学的生活方式常见于下列人群。

（1）时尚族：这一人群包括染发、彩绘文身、涂口红、穿高跟鞋、束身等人。现代医学研究证明，束腰危害很大。束腰压迫主动脉以及下腔静脉，使心脏在收缩时的负荷增加，静脉血回流受阻，导致心、脑、肝、肺、肾等重要脏器长期供血不足，会出现头晕、心慌、胸闷、呼吸不畅等表现，长时间容易引发各种疾病。束腰还易给女性留下不孕和子宫下垂的后患。青春期少女束腰，子宫因供血不足而发育迟缓，甚至停止发育，导致"幼稚型子宫"出现。

（2）劳累族：当今社会，竞争压力大。人们总是忙忙碌碌，被时间追赶得步履匆匆。工作繁忙以及家务操劳让人疲惫不堪。疲劳是机体内许多生理变化的综合反应，是身体向大脑发出的告急信号。之所以产生疲劳是因为人体大量的能量被消耗，同时产生乳酸、氨、氧自由基、过氧化脂质、脂褐素等物质，这些物质刺激中枢神经系统，产生全身性疲劳反应。这些物质过多，造成疲劳组织中的细胞损伤，甚至导致细胞死亡。

（3）美食族：在这个快餐满地、美食满街的世界里，要维持健康、合理的膳食似乎太难为现代人了。现代人并不懂得如何科学地饮食，吃的都是精米白面、鸡鸭鱼肉、生猛海鲜、烧烤油炸、香烟美酒，不自觉地走向发达国家的"三高一低"（高热量、高蛋白质、高脂肪、低纤维）的膳食老路。

（4）紧张族：人的紧张状态会对身体造成危害，使人体处于自身激素和高代谢的应激状态之中。长期处于这种状态易导致高血压、心脏病、胃溃疡、结肠炎、糖尿病、脑卒中（中风）等疾病。

（5）不动族：长期不运动易出现肺活量减少，全身组织供氧不足，易衰老；容易肥胖，血脂升高，动脉硬化，易得心脑血管疾病；肌肉松弛，肌力差，骨质疏松，运动功能退化；易出现免疫力低下，体弱多病，百病缠身。

（6）久坐族：世界卫生组织有关行为危险因素的研究表明，久坐是导致死亡和残疾的十大原因之一，可增加几乎所有疾病的死亡率，包括高血压等心血管疾病、2 型糖尿病、肥胖、结肠癌、胆囊癌、乳腺癌、抑郁和焦虑等。

（7）孤独族：社会越发展，人情似乎越冷淡，高楼大厦越盖越多，人们也越来越孤独。孤独，已成为现代人比较普遍的精神状态。孤独的人形单影只，孤苦伶仃，容易出现很多不良心理，如伤感心理、失落心理、孤独心理、怀旧心理、抑郁心理、多疑心理等，长期处于这种心理对人的身心危害很大。

（8）电子族：如长期沉迷于网络的人最容易形成网络成瘾综合征，并长期受到电子产品的辐射，如电脑、手机等。现代医学研究发现，过高的电磁辐射污染会对视觉系统造成影响，表现为视力下降、引起白内障等疾病；对心血管系统的危害也很大，表现为心悸、失眠、心动过缓、心搏血量减少、窦性心律不齐等，如果装有心脏起搏器的患者处于高电磁辐射的环境中，会影响心脏起搏器的正常使用；电磁辐射对生殖系统的危害主要表现为男子精子质量降低，孕妇发生自然流产和胎儿畸形等；最可怕的是电子辐射能诱发癌症并加速癌细胞增殖。

5. 现代生活方式病的防止

目前，公认的防止现代生活方式病的方法，就是生活方式管理。所谓的生活方式管理，就是通过科学的方法和手段，指导或帮助人们进行科学的生活，矫正不良生活方式，预防和减少因生活方式引起的疾病。生活方式管理主要包括如下四个部分[1]。

（1）了解生活方式以及病证信息：包括个人的膳食信息、不良嗜好（烟、酒、毒、赌等）信息、生活习惯信息、既往病史与家族疾病史信息、体检信息、实验室检查和特殊检查信息等。个人生活方式信息管理是生活方式管理的基础，对判断个人生活方式科学与否起决定作用。

（2）生活方式与疾病危险性评估：进行个人生活方式评价、健康危险因素评价、疾病风险评价以及疾病并发症风险评价，获得个人不科学的生活方式和相关疾病的信息，从而掌握个人的生活方式与所患疾病的关系。

（3）拟订不良生活方式改善计划：依据个人不良生活方式及其危险因素，在专业人员的指导下，拟订改善计划和改善的目标，获取个人生活方式改善指导、生活方式管理处方、建立个人生活方式改善计划。

（4）干预不良生活方式：通过多种形式的健康教育与健康促进手段，如健康专题讲座、门诊、电话、网上专家咨询答疑、专项健康维护干预指导等，支持和帮助个人有效落实相应措施。

（二）人文整体医学对本病的基础研究进展

我们应当首先明确什么是生活方式、生活方式病、现代生活方式病，以及健康或

---

[1] http://blog.sina.com.cn/s/blog_4e1ba5d90102dtt0.html，2011-9-21.

科学的生活方式、不良或不科学的生活方式等基本概念及其内涵。唯有在此基础之上，我们才能更清醒而理性地探究这一普遍而复杂的医学问题。

有鉴于此，笔者愿借此机会，从人文整体医学模式的基本观念出发，基于相关文献资料与自身研究感悟，对现代生活方式病的本质属性、防治策略，做一简要阐释，希望对同道和读者们有所启迪。

1. 对生活方式实质的理性思辨

从总体而言，"生活方式"的内涵包括如下五项基本内容：①人们在衣食住行、爱好、业余活动、风俗习惯等方面的行为和方式；②由以上行为和方式产生的对待现实生活的心理状态；③具体内容包括饮食习惯、衣着习惯、运动习惯、作息习惯、交流习惯、嗜好等；④每个人都有自己的生活方式；⑤不同地域、国家和民族的生活方式各有不同。

生活方式具有以下特征：①生活方式是个人的"生命存在形式与内容"为实质内容；②生活方式的实质内容，既包括了衣食住行等物质内含，又包括了兴趣爱好、情感交流等心理情志因素；既包括了个人学习、工作和生活的所有内容，也包括了人际交流、地域风俗等社会环境因素；③不同家庭、群体、单位、地域或国度，对个人的生活方式具有直接或间接的影响；④人们的衣食住行，亦即生活方式，必然随着科技进步、经济发展和社会政经状态等综合因素的变化而改变。

根据以上的理性思辨，我们完全可以对生活方式的实质做出如下界定：生活方式，其实就是人们"生命主体"的生存、发展的动态体现，包含着"人—生命"的身、心、灵、境四维整体性；生活方式决定或主导着人体的健康；生活方式的观念与知行，主导或影响着人体的生命机能状态、生活质量和健康状况。

2. 人文整体医学对本病的认识

基于以上对生活方式实质的理性思辨，以人文整体医学模式的思维方式，我们可以更全面地认识现代生活方式病发病原因，更深刻地揭示现代生活方式病的本质属性。

（1）现代生活方式病的发病原因：人文整体医学认为，本病的发病原因是多方面、多层面的，也是极其复杂多元的。我们将其发病原因归纳成如下几个方面：①不良的个人生活行为，包括人们在衣着、饮食、居住、行动、娱乐等日常生活中各个方面的不良行为；②不良的社会环境性因素，包括社会的、环境的、经济的、精神的、文化的各个方面的不良因素；③不良的时代因素，包括长时间工作压力增大、生活节奏加快、膳食营养失衡、少运动或缺乏运动等；④不良的科技产品使用方法，如过度依赖现代交通工具、过度使用电子产品等。

（2）现代生活方式病的本质属性：众所周知，"万物之灵"的人体生命，是长期生物自然进化的结晶，是生、长、老、病、死的人生过程，具足"身、心、灵、境四维"

生命整体特性，具有生长、衰老和消亡的生命规律，任何人体脏器、组织和细胞都有其固有的新陈代谢机制和周期均有一个动态平衡、适度—幅度的问题。

依据现代生命科学研究，人的自然寿命（也称理论寿命）应为 150 ~ 175 岁；因遗传、自然等非人为因素的影响，使人的正常寿命减到 120 岁左右，而现实中人们的实际寿命却仅为 70 ~ 80 岁。正是由于不良的生活方式，违背了人体生命的自然规律，损害了身、心、灵、境四维生命的整体性，超出了人体生命机能的固有的"适度—幅度"，打破了生命机能的动态平衡状态（自稳态），从而所引发了生活方式病。也正是由于普遍而严重影响着人类健康的种种现代生活方式疾病，损害或消磨了人们 40 ~ 50 年的人体自然寿命。

实事求是地讲，一方面，不良生活方式是人们自觉不自觉地、自我造成的"病因"；另一方面，现代生活方式病，是人类各种不良生活方式自然、必然造成的"病果"。这便是人文整体医学所认定的现代生活方式病的本质属性。

3. 预防生活方式病的共同理念及其意义

以上从生命哲学、医学哲学和人文整体医学的角度，揭示了"生活方式"的实质，即身、心、灵、境四维整体性和生命主体的动态体现；阐释了"生活方式疾病"的本质属性，即人类各种不良生活方式自然、必然造成的"病果"。我们主张并极力倡导：为了维护自身和人类的健康，防止现代生活方式病的发生，尽量减少已成为 21 世纪人类健康"头号杀手"的人类生命健康危害，所有人都应当树立如下预防生活方式病的共同理念：自觉养成良好生活方式，主动改善不良生活方式，践行身、心、灵、境四维生命健康观念，积极预防生活方式疾病，有效防止新世纪人类健康大敌。

如此一来，不仅为我们认识防治现代生活方式病的重要性，提供了一个全新的视角，提升到了一个新的高度，也为我们进一步阐释防治现代生活方式病的作用与意义，拓宽了视野，深化了认识的层次。接下来，笔者就简要阐释一下人文整体地防治现代生活方式病的意义。

（1）体现与深化了中医"治未病"的思想：人文整体医学所倡导的预防生活方式病的共同理念，不仅充分体现了传统中医的"无病防病、既病防变"和"不治已病，治未病"的思想，还基于当今疾病谱变化现实，从更宽广的视野、更多元的层次，深化了这一思想理念。

（2）践行与丰富了预防医学的思维和理论：人文整体医学所揭示的身、心、灵、境四维生命观/健康观，所倡导的这一共同预防理念，既忠实地践行了现代预防医学"预防为主、治疗为辅"的基本学科追求，又基于新世纪非传染性慢性疾病剧增的问题，针对日益泛滥的现代生活方式病，极大地丰富了的预防医学的学科内涵。

（3）拓展与完善了人文整体医学运用范围：依据人文整体医学模式的思维观念和

研究方法，经过对生活方式病本质属性、预防理念和防治方略的系列研究，拓展了人文整体医学的研究范围和运用领域，也更好地实现了人文整体医学研究对人类医学各学科领域的全覆盖，进一步完善了人文整体医学的整体学科建构。

（4）为深化生活方式病的研究指明了方向：纵观此前对生活方式病的研究及其进展，主要着眼于不良生活方式的分辨解析，和生活方式病的流行病学、病因学及初步防治的探讨，均属于"初级"阶段的研究，尚未进行深层次的医学哲学探索和整体性防治的研究。人文整体医学通过以上的立体式探究，已为深化生活方式病的研究指明了方向。

（5）为推进预防保健医学发展拓展了路径：迄今为止还未见到，从预防保健角度探讨防治现代生活方式病的意义，从防止生活方式病的途径拓展预防保健医学新领域、新方法的研究和报道。人文整体医学倡导身、心、灵三维人体观、身、心、灵、境思维生命观/健康观，倡行"谨守良好生活方式，全程整体护卫生命"的养生保健理念，为推进预防保健医学发展拓展了路径。

（三）人文整体医学防治本病的方略与运用

基于"包容超越型"思维和人文整体观创建起来的人文整体医学，本身就是通过吸纳和融合中西医理论精髓和技术精华得以产生与成长的。人文整体医学防治现代生活方式病的策略与方法，是在充分肯定和转化既有的相关成熟认识、研究成果基础上，经过创新、提升而逐步形成的，并多年的实践运用，产生了良好的指导效应和调治效果。在此，简要介绍如下。

1. 人文整体医学防治本病的基本策略

近五年来，我们着眼于客观实际和全面全程考量，逐步形成了较成熟的条理化、理念性认识，并逐渐升华为人文整体医学防治现代生活方式病的基本策略。笔者坚信，这些基本策略对医者、患者、读者、甚至社会大众，都将大有裨益。

（1）全民大众应树立"珍惜生命、遵循规律、健康人生"的生活意识：要想真正预防和防防治生活方式疾病，必须从思想意识、人生观念的高度，深刻认识到养成、坚持科学良好的生活方式的极端重要性，确实意识到生活方式疾病对自身、家庭和社会的危害性。任何轻视、忽视甚至藐视不良生活方式及其危害的行为，都不是正常、明智和负责任之举。

（2）全球大众应践行"尽早树立、持恒重视、知行并举"的防患意识：正如世界卫生组织（WHO）所警示的，生活方式病已成为人类健康的头号杀手。尽管人们认识到了预防心脑血管病、糖尿病等严重疾病的重要性和必要性，但众多的人平时仍然放任自流、我行我素甚至毫不在乎，真正病倒了才追悔莫及。有道是"说了，但未听见；

听见了，但未理解；理解了，但未接受；接受了，但未付诸行动；行动了，但没坚持多久！”就是因为不能持之以恒。所以，保持终生全程防患意识至关重要。

（3）大力倡导积极促成"身、心、灵、境四维健康观念"成为全民健康共识：生命是多维的，生活是立体的，健康应是整体的。"身、心、灵、境"四维，任何一个维度或方面发生问题，都会引起其他生命维度，而导致疾病的发生。对于生活方式病，尤为如此。所以，人文整体医学模式极力倡导、倡行"身、心、灵、境四维"生命健康观念。

（4）针对现代生活方式病的"易感人群"，采取积极有效的对治措施：即针对前文所述的不同易感人群，施以相应的有效调治方法，努力改变他们的不良生活习惯或方式，逐步养成科学良好的生活方式，是防治现代生活方式病的唯一有效途径。

（5）针对已罹患的现代生活方式病，采取人文整体的调治方式方法：可根据具体的生活方式疾病，选择相应的诊疗方法，基于医患互动式的有效治疗。

2. 人文整体医学防治本病的绿色疗法

绿色医疗，是人文整体医学模式倡导和践行的医疗特征，也是人文整体医学的基本属性之一。崇尚绿色，意蕴有二：一是绿色象征天然、自然，天宇广袤无垠，大地草木茂盛生机无限，意涵纯朴、无邪、无害；二是生活中颜色也是一种语言，在交通信号灯上，红色提示"危险、禁行"，绿色表示"安全、畅通"，延伸到医疗中，绿色的医疗、医药意指安全可用、无损害、无毒副作用。

针对生活方式、生活方式病而言，绿色的生活方式特指文明的、科学的、良好的和健康的生活习惯或行为；绿色的生活方式病防治方法，特指无毒无害的疗法或药物。人文整体医学防治生活方式疾病的绿色疗法，可分针对"未病"的预防性干预疗法，和"已病"的治疗性疗法。后者在前文中已有详细阐述，在此简要介绍一下主要的预防性干预方法。

（1）心理情志疏导法：各种生活和工作压力易使人们出现不良心理反应和情绪障碍。针对有心理问题的人，及时施以恰当的心理疏导，给予正确的心理"搀扶"至关重要。

（2）饮食习惯干预法：现代人的饮食出现"六多六少"：吃得多，杂粮少；饮料多，喝水少；荤腥多，蔬菜少；烟酒多，水果少；细粮多，粗粮少；零食多，主食少。这样的膳食结构对健康极为不利。应给予平衡膳食的正确引导，根据个人的体质、营养等身体状况，要做到饮食多样化，饮食适量化，热量适度化，用餐规律化，等等。

（3）科学运动干预法：对于不运动或少运动的人，应根据个人的年龄、体质等情况，施以科学、合理的运动干预疗法。运动可以预防疾病，给人带来快乐，提高生活质量，建议现代人努力持之以恒进行适时、适式、适度的有氧运动。

（4）不良嗜好干预法：针对个人的具体情形或情况，给予有效的劝解或对治方法，努力戒除不良嗜好或行为，如吸烟、酗酒、吸毒、赌博、洁癖或不洁性行为等。

（5）卫生习惯干预法：无论男女老少，都有可能存在一些不良对身体健康不利的个人习惯，诸如不刷牙、不常洗澡、刮胡子、剪指甲等，均应给予合理的干预。

（6）压力烦恼疏解法：这对生活工作中、社会交往里，难以避免的种种压力、委屈、不公、误会，甚至刁难、欺辱、冤屈等情形，所引发的种种烦恼忧愁，应施以适当的疏解方法，及时消解，消除隐患。

（7）紧张关系梳理法：不良的人际关系，常使人紧张、不安和抑郁；极差的人际关系，还会使人焦虑、痛苦、憎恨和愤怒，甚至引发争吵、争斗或自杀等严重事件。遇到这类情形，应给予及时正面的梳理或调解，化解矛盾，缓解冲突，恢复正常人际关系。

（8）睡眠障碍干预法：世界上约27%的人有不同程度的睡眠障碍，中国成年人失眠发生率约为38.2%，远远高于发达国家的失眠发生率。长时间的睡眠障碍会引起人体器官，比如消化系统、心血管系统、免疫系统、心理情绪功能的障碍。针对具体睡眠障碍，给予有效干预或治疗。

（9）生活节律干预法：由于工种、工作需要，或不良的生活习惯等原因，不少人饮食、起居节律杂乱，迟早会危害人的身心健康，引发各种疾病。对此，应给予积极正确的干预，帮助患者制订规律生活的计划，逐步顺应生物节律。

（10）医疗保健指导法：给予专业的人文整体医学健康指导，逐步人们提高预防生活方式病的知识，定期体检，及时就诊，积极康复。

倡导健康的生活方式，一方面要有一个良好的意愿和坚定的信心，另一方面要有科学的方法。这就需要我们不断地学习、掌握科学的生活方式管理技能，拥有"绿色健康"的生活方式。

14

第十四章

多维丰富医学原创概念术语

本章内容，是在医学模式创建背景下，基于医疗实践体验、学习感悟和思索顿悟，经过理智提炼、理性升华而形成原创性的观念、理念和概念，共分医学医疗类、医学哲学类和医学文化治学理念类三大类，总计 198 条。

一、医学哲学原创概念术语

（共 83 条）

（一）哲学思维创新观念（21 条）

01. 人文整体观（the Humanistic Whole Concept）

02. 人文整体世界观（the Humanistic Whole Worldview）

03. 人文整体人生观（the Humanistic–Whole Life–concept）

04. 人文整体生活观（the Humanistic–whole Living–view）

05. 泛人文理念（the extended humanities concept）

06. 科技人文化（Humanistic Science–technology）

07. 人文科技化（Scientific humanities）

08. 科学的人文理念（Scientific humanism）

09. 人文的科技理念（the Humanistic concept of Science and technology）

10. 专业技术美学化（aesthetic professional technology）

11. 专业技术艺术化（Artistic professional technology）

12. 大治大和大同梦想（the great ideal of grand governance– harmony–unification）

13. 普适普济普及理念（the concept of universal suitability and Widespread relief）

14. 学科专业隔膜化（The diaphragm of disciplines）

15. 多元文化兼容理念（Concept of multi–cultural compatibility）

16. 多元多层主客体辩证观（Multiple layers subject and dialectical view）

17. 复合型思维模式（Complex thinking mode）

18. 多元综合—单元分析思维模式（Thinking mode of multiple comprehensive and unit analysis）

19. 模糊思维—精确思辨推理模式（Reasoning mode of Fuzzy thinking and accurate speculation）

20. "心映客观相由心生"认识论（the Epistemology of "Heart reflected the objective, itself produced in the mind"）

21. 学科思想政治工作二分法（the dichotomy of ideological and political work）

（二）人文生命观新理念（29条）

01. 开放性包容心态（the open inclusive mentality）

02. 包容性开放心态（the inclusive open-mind）

03. 正性心态（心灵）（Positive attitude or mind）

04. 负性心态（心灵）（Negative mentality or mind）

05. 正性人本特性（Positive humanistic features）

06. 天良人学特性（Good human characteristics）

07. 人的多元文化载体性（The people's characteristics of Multicultural carrier）

08. 自我否定超越精神（the Spirit of self-denial and beyond）

09. 自我净化升华意识（the consciousness of self purification sublimation）

10. 人类文化整体性意识（the unity consciousness of human culture）

11. 正性正道正能量意识（the consciousness of positive path and energy）

12. 四组分 - 八构型生命整体观（the holistic concept of "Four-component and Eight-configuration"）

13. 身—心—灵三维人体观（the three-dimensional physical view of body-emotional-soul）

14. 身—心—灵—境四维人本论（the four dimensional physical view of body-emotional-soul- environment）

15. 身—心—灵—境四维生命观（the four dimensional life view of body-emotional-soul- environment）

16. 良心良知良能一体化意识（the integrative consciousness of conscience, innate knowledge and ability instinct）

17. 科学人文人性一体化意识（the integrative consciousness of science and human nature）

18. 天地人三维大环境观（the Three- dimension Big Environmental Concept of Heaven-Earth-Human）

19. 内中外生存环境观（the Survival Environment View of Internal-Middle-External）

20. "心—身—生"三境观（the three- landscape View of Psychological situation, Physical condition and Living environment）

21. 人体内外环境兼容生态观（the Compatibility Ecology View of the Internal and External Environment）

22. 人体对称平衡法则（Symmetrical Balance Principle of Human Body）

23. 病变矛盾相适法则（Lesions Contradiction Phase Rule）

24. 病变因果相生法则（Lesions begets causal laws）

25. 灵魂与肉体的相适性（Phase eligibility of soul and body）

26. 人心人体整体观（The overall view of body and soul）

27. 人的微粒尘埃意识（Particles of dust consciousness）

28. 多元多层级生态概念（the ecological concept of multivariate multiple levels）

29. 多元多层级 / 次平衡（Multiple level balance）

（三）医学哲学创新观念（33条）

01. 人文整体医学观（the Medical View of Humanistic Overall）

02. 人文整体医疗观（the Health Care View of Humanistic Overall）

03. 人文整体医德观（the Medical Ethics View of Humanistic Overall）

04. 人文整体医学体系（the Medical System of Humanistic Overall）

05. 人文整体医学模式（the Medical model of Humanistic Overall）

06. 人文整体生理观（the physiological view of Humanistic Overall）

07. 人文整体病理观（the Pathological View of Humanistic Overall）

08. 人文整体病因观（the Cause of View of Humanistic Overall）

09. 人文整体发病观（the Onset of View of Humanistic Overall）

10. 人文整体检诊理念（the Inspection Diagnosis Idea of Humanistic Overall）

11. 人文整体诊断理念（the Diagnostic Idea of Humanistic Overall）

12. 人文整体诊疗方案（the Diagnosis and treatment Plan of Humanistic Overall）

13. 人文整体调治理念（the Modulation Concept of Humanistic Overall）

14. 人文整体预防理念（the Prevention Ideas of Humanistic Overall）

15. 人文整体养生理念（the Health Care Ideas of Humanistic Overall）

16. 人文整体养生保健观（the Health care view of Humanistic Overall）

17. 人文整体疗效评价体系（the Curative Effect Evaluation System of Humanistic Overall）

18. 人文整体医疗保障观（the medical security view of Humanistic Overall）

19. 人文整体医疗保障体系（the Medical Security System of Humanistic Overall）

20. 身—心—灵—境四维医学观（the Medical View of body–emotional–soul–environment）

21. 身—心—灵—境四维健康观（the Health Concept of body–emotional–soul–environment）

22. 身—心—灵—境四维诊疗理念（the Diagnosis and treatment concept of body–emotional–soul– environment）

23. 身—心—灵—境四维调治理念（Modulation concept of body–emotional–soul–environment）

24. 身—心—灵—境四维效能评估理念（Effectiveness evaluation concept of body–emotional–soul– environment）

25. "哲学医学"论（the theory of medical philosophy）

26. 医学的"人本文化"论（Medicine's theory of "humanistic culture"）

27. 医学的人文—科学双重性（the Medical duality of humanities and science）

28. 生物—心理—社会—生态医学观（the Medicine View of Biological – psychological – social – ecological）

29. 身形—情志—心态—环境医疗观（Size – modern – mentality – environment Medical view）

30. 疗效全程决定法则（the whole decision rule of curative effect）

31. 中医四化战略（the Four Modernizations Strategy of Chinese Medicine）

32. 包容超越型中西医汇通理念（the Inclusive transcendental concept for the accommodation of Chinese and western medicine）

33. 医患互动式整体调治理念（The Holistic medicine concept of Doctor–patient）

二、基础医学原创概念术语
（共 37 条）

（一）医学科学创新观念（12 条）

01. 大学科观念（Big Subject Concept）

02. 人文整体科学观（Scientific concept of Humanistic Overall）

03. 人文科技学科观（the humanistic disciplines concept of science and technology）

04. 学科核心价值观（Subject's core values）

05. 心念全程转化法则（the whole transformation rule of a mind or ideas）

06. 医学科技异化趋向（Alienation tendency medical science and technology）

07. 医学科技双刃性质（Double characteristics of medical science and technology）

08. 医学科技资本化（the capitalization of medical science and technology）

09. 科技与人文二元对立（the binary opposition of science-technology and humanism）

10. 宗教科技汇通互补理念（the Complementary ideas of religion and science-technology）

11. "人本技用"人文科技观（the Humanistic science-technology concept of "Humanities as a master，Technology as a servant"）

12. 医学科技的人文宿命属性（The human destiny of Medical science and technology）

（二）医学理念创新术语（11条）

01. 大脊柱理念（Whole spine concept）

02. 大健康理念（Overall health concept）

03. 大医学理念（Holistic medicine philosophy）

04. 大调治理念（Concepts of modulation）

05. "物质—能量—信息传输"经络理念（The Meridian concept of "Material – energy – information transmission"）

06. 身、心、灵三维检查理念（The effective concept of the 3-dimensional of body – psychology – spirituality）

07. 身、心、灵、境四维辨病理念（Diagnostic Idea of the 4-dimensional of body – psychology – spirituality- environment）

08. 四层次临床思维理念（The thinking Concept of four clinical. levels）

09. 身、心、灵、境四维调治理念（The four-dimensional modulation concept）

10. 人文整体护理理念（Humanistic holistic nursing concept）

11. 人文整体康复理念（Humanistic rehabilitation concept as a whole）

（三）医学理论创新术语（5条）

01. 脊柱人体中心论（The Idea of the spine center for human body）

02. 人体斑痣疾病反映论（The Concept of body against reflecting diseases）

03. "多元文化载体"的人本体论（"Multicultural carrier" Ontology）

04. "四组分八构型"生命整体论（The overall hylozoism of "Four-component and

Eight-configuration"）

05. 医德异化论（Medical ethics theory of alienation）

（四）医学学说创新术语（4条）

01. 整体解析学说（The overall analytic theory）

02. "颈椎病变与缺血性脑中风相关"学说（The theory of Cervical spine related with ischemic stroke）

03. "全息失衡标志与脊柱—脏器疾病相关"学说（The theory of "Holographic imbalances signs associated with spinal - viscera disease"）

04. "人体斑痣与脏器疾病相关"学说（the theory "the body against and viscera disease"）

（五）医学学科创新术语（5条）

01. 人文整体医学（Humanistic- holistic Medicine）

02. 人文整体针灸学（Humanistic- holistic Acupuncture Medicine）

03. 脊柱源性疾病学（Clinical Medicine for Spinal source disease）

04. 人体斑痣医学（Human Body-against Medicine）

05. 中西医融合心脏康复学（Cardiac Rehabilitation Medicine of Chinese-western Medicine Fusion）

三、临床医学原创概念术语

（共62条）

（一）医疗基础创新术语（29条）

01. 颈椎源性疾病（Diseases from cervical spondylosis）

02. 颈椎源性头痛（Headache from cervical spondylosis）

03. 颈椎源性面瘫（Facial paralysis from cervical spondylosis）

04. 颈椎源性高血压病（Hypertension from cervical spondylosis）

05. 颈椎源性类冠心病（Similar CHD from cervical spondylosis）

06. 颈椎源性听力障碍（Hearing impairment from cervical spondylosis）

07. 颈椎源性视力障碍（Visual impairment from cervical spondylosis）

08. 颈椎源性胃肠综合征（Gastrointestinal syndrome from cervical spondylosis.）

09. 颈椎源性情志障碍（Modern obstacles from cervical spondylosis.）

10. 脊柱源性疾病（Diseases from spinal lesions）

11. 脊柱源性乳腺增生（Hyperplasia of mammary glands from spinal lesions）

12. 脊柱源性乳腺肿瘤（Breast tumor from spinal lesions）

13. 脊柱源性呃逆（Hiccups from spinal lesions）

14. 脊柱源性胃肠综合症（Gastrointestinal syndrome from spinal lesions）

15. 脊柱源性子宫肌瘤（Uterine fibroids from spinal lesions）

16. 脊柱源性卵巢囊肿（Ovarian cyst from spinal lesions）

17. 脊柱源性前列腺肿大（Prostate enlargement from spinal lesions）

18. 脊柱源性前列腺炎（prostitutes from spinal lesions）

19. 脊柱源性震颤麻痹（Parkinsonism from spinal lesions）

20. 心—脑联合体（Heart – brain consortium）

21. 血脉实体之心（The heart of blood entity）

22. 灵慧虚体之心（The heart of Lingui（wisdom）incorporeal）

23. 全息失衡标志检诊法（Diagnostic method based on the Holographic imbalances signs）

24. 人体斑痣检诊法（The Diagnostic method based on body–against）

25. 人体体态检诊法（The Diagnostic method based on body–posture）

26. 蒋氏舌下全息观测法（Chiang sublingual holographic observation method）

27. 人文情境科普解说法（Medical humanities situation solution）

28. 身、心、灵、境解病法（Disease analysis based on the states of body–mind–spirit–environment）

（二）医疗调治创新术语（23条）

01. 三位取穴法（Selecting Seethed in Three Area）

02. 三维一体取穴调治法（Modulation Method of Ace–points）

03. 益气复脉针法（YIQIFUMAI Acupuncture Method）

04. 三步针罐疗法（Three–step Acupuncture–cupping Therapy）

05. 三维一体调神针法（Psychosomatic Modulation Acupuncture Therapy of Three–dimension）

06. 四步针药疗法（the Four–step Needle–medicine therapy）

07. 通督正脊针法（Acupuncture– therapy for Dredge Du–meridian & Reset–spine）

08. 舌下微针点刺法（Sublingual Micro Needle Prick Method）

09. 滞针通经接力针法（the Relay Tight-needling Method for Dredging Meridian）

10. 情境解说运动针法（Sports Acupuncture-therapy Along with Situation Commentary）

11. 非接触复位针灸法（Acupuncture- therapy for Non-contact reset）

12. 脊柱单元疗法（Spine cell therapy）

13. 人体斑痣针灸疗法（Acupuncture-therapy based on body-against）

14. 人文整体针灸（Humanistic holistic acupuncture）

15. 人文针灸疗法（Humanistic cup- therapy）

16. 人文九针调治法（Humanistic Acupuncture-therapy with nine needles）

17. 四教三维醒神针法（Three-dimensional Acupuncture-method Four-religious）

18. 围刺祛斑针法（Around needling therapy for eliminating against）

（三）医疗保健创新术语（10条）

01. 人文心灵静升功法

02. 人文呼吸运动功法

03. 人文仿生健身功法

04. 针刺瘦身美体针法

05. 针刺牵拉美容针法

06. 刺络拔罐美白针法

07. 滞针美容针法（Tight-needling beauty therapy）

08.S 形反向运动复位法（Reset method by inverse kinematics of S-shape）

09. 耳部全息失衡标志（Ear mark of holographic imbalances）

10. 人文导引健身术（Humanities guided fitness）

四、医学文化原创概念术语

（共 16 条）

（一）医学文化创新术语（9条）

01. 文根（Cultural roots）

02. "文根"理念（"Cultural roots" concept）

03. 易道洗心理念（the Washing Heart View of the classic "The Book of Changes"）

04. 儒家仁心理念（the Kindness View of the Confucian）

05. 道家炼心理念（the Uniting the heart View of Taoism）

06. 佛教心源理念（Buddhist inwardness full view）

07. 基督心灵理念（Christ soul view）

08. 中医养心理念（Curing Hear View of TCM）

09. 凤仪孝心理念（Wang Fungus Filial Piety Wien）

（二）治学执业理念创新术语（7条）

01. 人文整体大医梦（Human overall medical dream）

02. 现实完美治学风格（Real perfectionism research style）

03. 信—达—雅—善执业观（The Practice View of elf-confidence，Open-minded，Elegant and Kindness）

04. 心—性—情兼容服务理念（The he Practice View Compatible with Really - integrity - situation）

05. 东南西北中从师（The Seek wisdom In all directions）

06. "己所能事惠及大众"精神（The spirit of "Do as you can，Universal benefit"）